本书获得国家社会科学基金项目（14BJY155）、广东财经大学学术著作出版资金的资助

广东财经大学学术文库

Study on Governance Structure and
Public Finance Disbursement of the Public Hospital:
Based on Specificity of Medical Treatment Service

公立医院治理结构与财政投入研究

基于医疗服务特异性

王根贤◎著

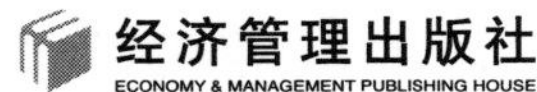

图书在版编目（CIP）数据

公立医院治理结构与财政投入研究：基于医疗服务特异性/王根贤著.—北京：经济管理出版社，2022.3

ISBN 978-7-5096-8371-2

Ⅰ.①公…　Ⅱ.①王…　Ⅲ.①医院—管理体制—研究—中国 ②医院—财政支出—研究—中国　Ⅳ.①R197.32

中国版本图书馆 CIP 数据核字（2022）第 050966 号

组稿编辑：郭丽娟
责任编辑：张莉琼
责任印制：黄章平
责任校对：张晓燕

出版发行：经济管理出版社
（北京市海淀区北蜂窝 8 号中雅大厦 A 座 11 层　100038）
网　　址：www.E-mp.com.cn
电　　话：（010）51915602
印　　刷：唐山玺诚印务有限公司
经　　销：新华书店
开　　本：720mm×1000mm/16
印　　张：15.25
字　　数：274 千字
版　　次：2022 年 5 月第 1 版　　2022 年 5 月第 1 次印刷
书　　号：ISBN 978-7-5096-8371-2
定　　价：88.00 元

联系地址：北京市海淀区北蜂窝 8 号中雅大厦 11 层
电话：（010）68022974　　邮编：100038

前　言

自人类诞生以来，疾病风险就一直伴随并威胁着每个人。疾病给患者造成的折磨和痛苦、惊恐和危害无法用言语来表达。一个国家的公民身体健康状况既是社会经济发展的基础，也是社会经济发展的重要目标。因此，医疗卫生成为人类社会永不消失的社会经济热点问题。

2009 年 3 月，《中共中央　国务院关于深化医药卫生体制改革的意见》（以下简称“新医改”）发布，新医改在建立全民社会医保制度方面取得了共识并在实践中成绩显著。但是，公立医院治理结构与财政投入制度改革出现了三种改革思路，如何抉择值得深入研究。现实中医院、医生没有动力使用便宜、可靠的药，公立医院的趋利动机并未消除，凸显了这一专题研究的重要性，使这一专题的研究具有极强的现实意义和实际应用价值。尤其是面对现实中医、患冲突不断和卫生费增长快速等突出问题，公立医院的市场化改革呼声愈演愈烈。然而，公立医院的市场化改革是否是解决突出医疗卫生问题的“灵丹妙药”？本书基于医疗服务的特异性，从公立医院的治理结构和财政投入制度两方面进行了深化研究。

本书主要分为七章，其主要内容和基本观点如下：

第一章，医疗卫生内涵与拓展及财政投入路径选择。从公共财政理论和经济学的视角，对医疗卫生的内涵进行界定和拓展。由于现代社会外部效应公共卫生对于人类社会影响很大，所以，单独对外部效应公共卫生进行了分析。将公共卫生分为公共产品性质的公共卫生项目和外部效应公共卫生项目，拓展了公共卫生的内涵。基本医疗服务界定为准公共产品性质的医疗服务；非基本医疗服务界定为私人产品性质的医疗服务，即使是非基本医疗服务也是契约失灵的领域。公共卫生和医疗服务在很多时候难以截然分开。因此，公立医院既有医疗也有公共卫生的主要任务。

要保持身体健康，第一道防线是健康预防，第二道防线是疾病的治疗。以利润或创收为目标的医疗服务机构，将医疗卫生资源更多地投入在疾病治疗上。

“公益性”医疗卫生服务与财政投入的路径选择是：公民→健康预防→医疗服务→公民健康。

第二章，医疗服务特异性分析。医疗服务的消费具有不同于普通消费品的特异性。医院、医生与患者间存在强信息不对称。患者在治疗过程中，选择什么药、选择什么治疗方案是医生给患者选择。若医院和医生为了经济利益，在信息不对称条件下，就会很容易出现医院、医生选择费用较高的治疗方案和药品。若在市场机制作用下，医院独立核算、自负盈亏，医院必然要追逐盈利。医院要追求利润的最简单办法就是把医生的收入水平同医生的看病治疗费用建立联系。医院、医生在利益动机的激励下，在现实中常常有以下两种表现：一是医生让患者多做检查、多开药等；二是需求量没有变化，医生通过使用价格高的药品和治疗手段等。医院、医生也具备了推高医疗（药）价格的能力和手段。这是因为医疗服务是一种专家服务，具有天生的非同质性和供给方信息垄断性。医生既是医疗服务的建议者又是医疗服务的提供者，这种双重身份可以很方便地实现诱发医疗需求的目标。医疗服务的垄断性和特殊性导致较强的价格机制失灵。医疗服务的市场供给同有效竞争市场模型相差甚远。医疗服务提供者不同于市场上普通商品的提供者，尤其是在急诊情况下，医生更像消防员，匆促地为急救患者提供医疗服务。要求医院或医生在治疗前就同患者或患者的代理人或政府进行谈判，并给出一个精确的、就像市场上那样通过供给与需求形成满意的价格谈判是不可能的。医生在给患者治病的过程中，其医疗行为在很多情况下是由非价格决策规则支配的。因此，在医疗服务领域运用市场机制的供求关系所产生的价格进行调节，让医院间展开市场竞争，达到公立医院提高效益、降低价格，这只是一厢情愿的事。每个人对自己生命的尊重和爱护天然、本能地处于最高级。因此，患者常常选择设备先进、名医云集的大医院，医院为了吸引患者也必然尽量购买先进的医疗设备和聘用名医。结果是医院间的自由竞争导致医院的医疗装备竞赛，最后导致昂贵的医疗费。

第三章，医院治理结构和财政投入制度的国际比较与启示。从国外医院的形成过程看，医疗卫生事业天然具有慈善事业的特征。英国的国家健康服务系统（NHS）中的医院是公立医院，其经费来自财政预算，医生是国家健康服务系统的雇员，对医院里的医生主要采用固定工资支付。英国以公立医疗机构为主体的医院治理结构，使医院较好地发挥了公益性功能。

尽管加拿大的医院是以私营医院为主，但是私营医院主要为慈善组织或宗教组织所拥有。医疗服务费用和医生的工资不是由市场供求机制确定，医院运营也不是按市场竞争机制来调节和运行。医院经费预算是经过所辖省级政府批准，而且主要是由所辖省级财政资助的。政府对医院有一整套激励医院使用高效益、低成本的公共管理制度。

社会主义思想在法国有悠久的传统。法国的公立医院实施全额财政预算管理，对医务人员采用固定薪金制，公立医院医生与公务员相当。在德国医疗卫生服务供给体系中，公立医院占最大比重，其次是慈善机构或教会承办的医院，两者在医疗卫生服务供给体系中发挥着绝对主导作用。

美国是世界上私立医院最多的国家之一，公立医院的数目和规模非常有限。美国的医院治理结构和经费保障制度更多地体现了市场化、私有化。但医疗卫生领域固有的市场失灵，使美国的医疗卫生保障制度陷入困境。在美国，平均每一个公民的医疗卫生支出费用比加拿大多1/3，是英国的3倍（Hyman，2006）。由于美国的医疗体系更多地体现了市场化，政府对医院和整个医疗行业缺乏强有力的统一管理，美国健康医疗的多项指标排在发达国家的后面，而医疗卫生费相对指标和绝对指标却是全球第一。这些问题都需要中国在新医改中引起高度重视。

第四章，中国公立医院治理结构与财政投入制度回顾与反思。中华人民共和国成立后，中国政府确定医疗卫生事业是社会福利事业。在医疗卫生资源的分配上强调公平性和福利性的特征。中国政府推行预防第一、中西医结合等一系列措施。在广大的农村构建了县、乡（公社）、村三级医疗卫生服务网络。1978年，世界卫生组织（WHO）对中国的医疗卫生评价是："用最低廉的成本保护了世界上最多人口的健康。"

改革开放后，中国在医疗卫生领域逐步把医疗服务当作普通商品进行交易。运用经济手段管理医疗卫生事业占据了主导，医疗市场化改革逐步进入到公立医院。公立医院由服务型转向经营服务型，公立医院的科室也出现过承包经营等。各地公立医院为适应医院创收的需要，对医院治理结构和评价指标进行了有针对性的改革。创收型公立医院治理结构导致医院营利性增强，市场边界和作用在医疗卫生领域放大到公立医院，同时政府的作用却在萎缩，导致公立医院市场化的改革思路违背了医疗卫生事业发展的基本规律。

按照公立医院治理结构市场化的思路对公立医院进行改革，医院布局、医疗卫生资源配置和患者就医就会由市场中的货币来引导，这必然导致医院布局和医疗卫生资源在地区间配置不平衡，患者就医无序及医、患关系紧张等。

总之，创收型公立医院治理结构导致医院营利性增强，公立医院"公益性"减弱和医疗保障的公平性下降，公立医院管理中内部人控制严重；公立医院市场化改革思路导致政府责任淡化和财政缺位，公立医院的社会化监管不足和患者就医混乱无序。这就违背了公立医院的“公共性”和“公益性”的基本属性。

第五章，公立医院治理结构与财政投入改革思路分析。本章首先对中国新医改大思路和近年来公立医院治理结构的综合改革进行了解读和分析。在新医改中，中国明确坚持医疗卫生事业为人民健康服务、医疗卫生事业必须坚持以人民为中心的发展思想，不能把医疗服务变成牟利的工具，不能把维护人民健康的责任完全推向市场。

改革开放以来，在理论界和实践中关于公立医院治理结构与财政投入主要有三种改革思路：第一种改革思路坚持以政府主导医疗卫生事业，实现人人享有基本医疗卫生保障，促进社会公平正义。第二种改革思路把医疗服务界定为私人产品，由市场提供。因此，应该大力推进公立医院治理结构的市场化改革。第三种改革思路提出把中国的绝大多数公立医院转变为社会化非营利性民办医院。

本章最后对以上三种医疗改革思路进行了评述。本书认为，医疗服务中存在基本医疗服务和非基本医疗服务，其中基本医疗服务属于准公共产品。即使是非基本医疗服务也是契约失灵的领域，医疗服务在很多情况下具有不可预见性，医院主要是通过非市场价格决策机制运作。若把公立医院改制为所谓的社会化非营利性民办医院，将无人对其本质属性真正负责，结果是所谓的社会化非营利性民办医院将成为营利性最大化的医院。

第六章，改革和完善公立医院治理结构与财政投入制度、政策建议。公立医院治理结构中居于主导地位的主体就是政府。在公立医院治理结构改革和完善过程中，只能强化而不能削弱政府的作用，切实落实政府办医责任。联系到医疗卫生中的“公益性”，一个最基本的要求就是，现代社会每个公民都应当得到基本的医疗卫生服务，提供医疗卫生服务方不是为了直接从患者处赚钱。由于医疗卫生具有外部效应，中央政府或者说上一级政府对公立医院规划布局和制定财政投入制度政策效果更佳。本章研究得出“公益性”公立医院治理结构是非营利性医院的最优模型。“公益性”公立医院不允许以营利为目的提供医疗服务。“公益性”的本质属性就是公共性。为了保证其“公共性”，就需要把公立医院的工作业绩和预算收支透明化，因此，公开与监督是保证“公益性”公立医院的关键环节。全民社会医疗卫生保障制度，建立健全守门人转诊制。建立患者→初级医疗卫生服务组织（守门人）→专科医疗服务组织。对初级医疗卫生服务组织的评价可以利用蒂布特模型的“用脚投票”原理。患者和医院、医生、财政和医保之间存在着利益博弈，延伸综合型公立医院能够把它们之间的利益统一起来，因此，对于医疗服务供给方的改革，主要是组建延伸综合型公立医院治理结构。支付方运用定性和定量分析的方法科学评价医疗服务供给方，主要根据因素法或总额预算制计算确定医疗卫生服务供给方的社会医疗保险支付额和财政预算拨款额，建立健全一、二类公共产品的公立医院财政投入制度。"公益性"公立医院改革要建立健全以成本和质量控制为中心的医院治理结构管理模式，建立健全公立医院的专业化、信息化和社会化评价指标体系。准公共产品的医疗卫生服务收费应同它的外部效应大小成反比。建立公立医院医疗服务数字信息化共享平台和财务一体数字信息化管理平台，建立独立于公立医院的医疗仪器检查共享部。本章讨论了"公益性"公立医院绩效考核和"因素法"公立医院财政投入制度，同时设计了医保税制。

第七章，新医改中公立医院治理结构与财政投入改革案例。对北京市、深圳市和广东省部分公立医院治理结构与财政投入改革案例进行了分析和点评。北京市在公立医院治理结构与财政投入改革中，在公立医院的"公益性"、政府办医责任、医药分家、分级诊疗模式、"互联网 + 医疗"等方面取得实效。深圳市是全国首批 16 个公立医院改革试点城市之一。深圳市根据中央新医改大思路和国务院、卫健委近年来发布的有关公立医院综合改革的通知，积极推进公立医院管理体制改革。本章在肯定北京市、深圳市公立医院治理结构与财政投入改革成绩的同时，也发现了不足以及有待进一步完善的地方。本书认为，基于医疗服务的特异性，医疗服务领域存在着较强的市场失灵，政府在其中必须发挥主导作用。本章最后对在调研中发现的一些共性问题进行了点评。

在目前国内外已有研究的基础上，通过对公立医院治理结构与财政投入问题的进一步深入研究，本书主要从研究内容和研究领域拓展方面进行了创新。研究内容创新包括：①创新构建医疗服务特异性的分析框架模型；②从国际国内比较中得出公立医院治理结构与财政投入的一般规律及发展趋势；③医院最优与次优模型推演；④"公益性"公立医院治理结构和财政投入运作机制设计等。研究领域拓展创新：财政、经济学和医疗卫生深度融合的研究方法，推进了中国财政学和经济学理论在医院管理领域应用的进一步拓展。具体来讲，本书的创新主要体现在以下几个方面：

（1）通过构建医疗服务特异性分析框架模型，为本书深化研究夯实基础。医疗服务和普通商品不同，具有特异性。主要是医院和医生与患者间存在强信息不对称，医疗供给方诱导医疗需求，医疗服务不能实行"三包"，医疗市场存在契约失灵，等等。因此，通过市场竞争机制提供医疗服务会导致严重的市场失灵。

（2）基于医疗服务特异性，从公共财政理论和经济学的视角，对医疗卫生的内涵进行了界定和拓展，并提出了医疗卫生的财政投入路径选择。基本医疗服务是每一个人都应该得到的医疗服务。基于医疗服务特异性和从公共财政视角应把基本医疗服务界定为准公共产品。基本医疗服务项目不是固定不变的，随着国家财力和社会经济的发展需要相应扩大保障范围和提升保障标准。由于现代社会负外部效应愈演愈烈，为此，本书拓展了公共卫生的内涵。公共产品性质的公共卫生和外部效应公共卫生存在市场失灵，需要政府通过财政预算中的一般公共预算来提供。以利润或创收为目标的医院，不会重视健康预防。若将医疗资源集中到疾病的治疗上，从经济利益的局部看，有利于医院、医生，也能促进区域经济增长；但从全社会整体看，这既不利于公众的健康，也是对医疗卫生资源的浪费。因此，医疗卫生的财政投入路径应该进行择优选择，跳出“医疗→健康”这个怪圈。

（3）从国际比较中得出公立医院治理结构与财政投入改革的规律及趋势。基于医疗服务所具有的特异性，发达国家政府对医院纷纷进行规划、布局，甚至国家财政直接举办公立医院。加拿大以私营医院为主，但医院主要为慈善机构或宗教组织所拥有，并没有把医疗服务当作普通商品主要通过市场交易方式提供。目前发达国家的医疗卫生供给结构呈现出集中化的发展趋势，尤其是运用现代计算机信息网络，大力发展共享式医疗服务信息系统。美国受政治文化影响，是一个过多崇尚自由、市场和个人选择的社会。美国医疗服务体系更多建立在市场化基础上。以私营医院为主的美国，医疗卫生领域固有的市场失灵，使美国的医疗服务供给体系与医院治理结构和医疗保障制度陷入困境，美国的卫生费相对指标和绝对指标全球最高，近年来卫生费占 GDP 比重已超过 17%。在美国由于已经形成了庞大的利益团体，对于适合普通民众的医改方案推行阻力很大。而中国没有美国这样的阻力障碍，所以中国的医改包括公立医院改革就会容易。但是，一旦中国的公立医院改革方向选择失误，后果将无法想象。若按照市场竞争的思路构建公立医院治理结构，在不考虑收入效应引起卫生费增长的条件下，中国卫生费增长的相对速度将超过美国。

（4）“公益性”公立医院治理结构是非营利性医院的最优模型。通过医院运行和医生行医模型研究得出：“公益性”公立医院是医院的最优模型；医院次优模型是非营利性医院。

（5）基于医疗服务的特异性，提出了中国公立医院治理结构与财政投入改革基本思路。医院不能以利润或创收为目标，而要建立以成本和质量控制为中心的医院治理结构管理模式。“公益性”公立医院的核心功能是通过医生的专业操守来运作，提供优质医疗卫生服务，以公众的健康为本，集预防、治疗和康复于一体。完善财政预算管理的公立医院制度，实行收支两条线、因素法或总额预算制，使公立医院没有盈利驱动，真正成为“公益性”事业单位，同时完善医疗卫生服务的“守门人”制度。根据财政学中公共产品（Public Goods）理论和提供医疗卫生服务公益属性的程度，把公立医院服务划分为两类。

（6）设计了延伸综合型公立医院治理结构。“公益性”公立医院治理结构的关键问题就是让医院、医生恪守其专业操守。延伸综合型公立医院治理结构就是把医院、医生、患者、财政和保险之间利益不同而展开的博弈统一起来。延伸综合型公立医院由初级医疗卫生服务组织和专科医疗服务组织构成。延伸综合型公立医院要对其组织内成员提供全责的医疗卫生服务。因此，为了降低其成员的患病风险，延伸综合型公立医院就会重视预防和保健这两项最基本的医疗卫生服务。延伸综合型公立医院的经费保障主要是通过社会医疗保险基金和国家财政预算给予保障。医疗服务支付方根据因素法确定延伸综合型公立医院的总额预算。对初级医疗卫生服务组织的运作和评价可以利用蒂布特模型中的“用脚投票”原理，这一原理也可推广运用于所有类型的初级医疗卫生服务组织。通过“用脚投票”可以显示延伸综合型公立医院提供医疗卫生服务状况，并且根据重新选择的人数同财政的拨款额建立一定关联。

（7）建立独立于公立医院的医疗仪器检查共享部。把超声检查、放射检查等需要进行医疗仪器检查的科，组建成独立于医院的医疗仪器检查共享部。相关工作人员应当符合法定要求或具备法定资格，医疗仪器设备和相关工作人员隶属于区域卫生局，工作人员属于技术性质的公务员。打破不同医院间为了创收，对患者的重复检查、过度检查等。医疗仪器检查共享部统筹管理患者检查的数据，各医院间医疗仪器检查数据信息共享。从制度改革上消除公立医院追逐经济利益的动因。

（8）针对公立医院产权改制问题，提出“公益性”公立医院治理结构应保持公有产权不变，建立健全以政府为主导的专业化、社会化和信息化管理制度。在现实中，对要求非营利性民办医院不能进行利润分红或私有产权所有者不得牟取个人经济利益的监督难度很大。从国际比较看，以非营利性私营医院为主的美国，卫生费相对指标和绝对指标全球最高，甚至有些指标排列在低收入国家后面；以公立医院为主的英国的各项健康指标全球排名位居前列。“公益性”公立医院的公有产权治理结构是非营利性的基础保证。在防止市场机制提供医疗卫生服务产生失灵时，也要避免公立医院管理中的内部人寻租行为。为此，公立医院治理需要建立健全以政府为主导的专业化、社会化和信息化管理制度。

（9）基于公共产品理论，设计了医疗卫生服务经费保障制度。纯公共产品性质的医疗卫生服务和外部效应很大的医疗卫生服务主要是公共卫生项目，对公众提供的此类医疗卫生服务完全免费，所需经费通过《中华人民共和国预算法》（以下简称《预算法》）中的一般公共预算全额保障。基本医疗是准公共产品，若依靠一般税收提供，不符合一般税收使用的原理，若完全通过市场提供，又存在严重的市场失灵。因此，基本医疗所需经费需要专用医保税给予保障。社会医疗保险由缴费改成医保税，个人和单位负担都不会增加。将社会医疗保险由缴费改成医保税是一种社会进步，用税收手段征收这部分费用，能使公民的基本医疗福利得到稳定性的经费保障，也有利于税务局更好地利用行政手段。因此，本书设计了专用医保税制，同时提出了完善政府间转移支付制度的相关配套改革。

（10）成果研究方法的创新。①在漫长的人类社会发展过程中，看病行医更多地表现为医学问题。然而，到了现代社会，医疗卫生已经不仅仅局限于医学问题，更是一个社会资源生产、交换、分配与使用的经济学问题。因此，本书首先从财政学的公共产品理论来分析考究医疗卫生的内涵，运用经济学的信息不对称理论、供求理论、价格理论和博弈论等构造了医疗服务特异性的分析框架模型。以此为基石，对公立医院治理结构与财政投入层层展开分析研究。本书运用经济学和财政学理论同医疗卫生深度融合的研究方法，推动了经济学和财政学理论在医疗卫生和医院管理领域应用的进一步拓展。②定量与定性相结合推演医院最优与次优模型。由单个医院扩展到社区内 n 家规模不同的医院，目标函数：$D = \underset{x}{Max}\ \{\lambda x^{t}Y - AxC\}$，运用数学推导法推演出医院最优与次优模型。③比较与逻辑推理相结合推导公立医院治理结构与财政投入制度。本书大量运用了比较研究的方法，对国外和国内、过去和现在进行了横向和纵向的比较，并运用逻辑推理的方法归纳出“公益性”公立医院治理结构与财政投入的发展趋势和一般规律。

目　录

导　论

第一节　研究意义与研究目标

一、研究意义

实现中华民族伟大复兴，是近代以来中国人民最伟大的梦想，我们称之为“中国梦”，基本内涵是实现国家富强、民族振兴、人民幸福①。中国梦归根到底是人民的梦。人民是中国梦的主体，是中国梦的创造者和享有者②。中国梦是人民幸福生活的梦，人民能够过上体面、健康的生活是中国梦的应有之义。人民群众是发展的主体，也是发展的最大受益者，坚持以人民为中心的发展思想，就要把增进人民福祉、促进人的全面发展作为发展的出发点和落脚点③。实现中国梦就要始终坚持从人民群众的根本利益出发，不断满足人民群众日益增长的物质和精神文化需要，坚持以人为本，促进经济社会协调发展。但是，现实中医患关系紧张，医院、医生没有动力使用便宜可靠的药，医院“看病贵”问题仍然突出，公立医院趋利动机并未消除。中国的医疗卫生费增长速度快于财政收入增长速度，更快于国内生产总值（GDP）增长速度。卫生费按这种趋势增长，最终将拖垮公共医保资金。如何在市场经济条件下，消除公立医院的趋利性，遏制住卫生费的快速增长，解决财政对公立医院投入结构和方式不合理且增长快、效益低，公立医院的“公益性”不强等突出问题，还有待深入探索。综观国内外的研究成果和实践，本书研究的主要问题是：公立医院能否改制成独立经济利益的法人和能否展开市场竞争；财政应该补贴医疗卫生服务供给方还是需求方。笔者认

---

① 习近平．在莫斯科国际关系学院的演讲［EB/OL］．http：//news. xinhuanet. com，2013－03－24.

②③ 中共中央宣传部．习近平总书记系列重要讲话读本（2016 年版）［M］．北京：学习出版社，人民出版社，2016.

为：持公立医院改制成独立经济利益的法人和政府代表患者购买医院服务这样一种改革思路的学者，关键是对医疗服务特异性认识不够，按这样的改革思路，如何实现公立医院的“公益性”？如何消除医、患矛盾冲突的经济诱因？能否解决“看病贵”问题？不论是患者自付医疗（药）费，还是第三方购买医院服务，只要“看病贵”问题没有解决，就没有实现中央设定的新医改目标。即使在医疗市场化程度比较高的美国，非营利性医院中的董事会成员也是市民领袖。本书基于医疗服务的特异性对公立医院治理结构与财政投入制度、政策改革进行深入研究，对于实现理论与实践两方面的突破，凸显这一专题研究的重要性，具有极强的现实意义和实际应用价值。

二、研究目标

通过公立医院治理结构与财政投入制度、政策的深化改革，把公立医院改制成“公益性”医院，强化政府和财政的职能作用，消除医、患矛盾冲突的经济诱因，解决人民群众对医疗卫生保障的美好向往和现实中不均衡、不充分之间的矛盾，使全体人民能够得到基本的医疗卫生保障。

在市场经济下，财政的基本特征之一就是其公共性。按照公共财政理论，提供纯公共产品和准公共产品是政府的主要职责，满足人民群众对美好生活的追求和对公共服务的需要，是政府的基本职能作用。公共财政理论要求财政首先要满足社会公众的公共需要。那么，具体到公立医院改革，财政的公共性如何在公立医院体现财政的公共性，这是理论和现实迫切需要回答的一个问题。

本书基于医疗服务特异性，通过理论和实践分析相结合，对中国公立医院治理结构与财政投入制度所取得的成功经验以及所发生的失误深入反思，借鉴美国、英国、加拿大等发达国家的医院和医疗卫生体制所走过的曲折历程，结合中国的实际情况，得出公立医院治理结构与财政投入制度的一般规律。遵循医疗卫生事业发展的基本规律，紧紧围绕着公立医院的“公益性”进行研究，只有使公立医院真正成为“公益性”的事业单位，才能有效遏制医疗（药）费的快速增长和更好地体现医疗卫生事业的公平合理性。通过公立医院治理结构和财政投入制度改革，把公立医院真正改制成“公益性”医院，才能从根本上消除医、患冲突的经济博弈，才能把全民社会医保制度建立在坚实的基石上，这有助于提高全国人民的整体健康水平，从而有利于提高中国的国际竞争力和创新力，实现经济内生持续稳定增长，有助于人民幸福和社会和谐稳定。总之，通过公立医院治理结构和财政投入制度改革，把公立医院改制成“公益性”医院，是推进健康中国建设的重要内容，有助于实现经济社会和谐稳定发展。

第二节 理论工具和方法

一、研究使用的理论工具

改革开放以来，中国由计划经济体制转向市场经济体制。当前中国仍然处于引进市场机制的经济转轨过程之中。在市场化的充分竞争环境下，供求双方的理性准确计算是市场竞争展开的必要条件和必要环节。然而，在医院为患者提供医疗服务过程中，选择什么药、选择什么治疗方案是医生给患者选择。若医院和医生为了经济利益，很容易出现医院、医生选择费用高的治疗方案和药品，而实际需求者即患者并没有或也无力理性及准确计算所用的药品和治疗方案等。公立医院的改革实践告诉我们，市场机制不是可以无条件地简单使用于一切经济和社会领域。因此，对于市场机制在医疗卫生领域包括公立医院改革的适应性、局限性以及作用力度需要从理论上有一个清醒的认识。

本书在研究过程中运用了公共财政理论、公共产品和外部效应理论。在医疗卫生领域包括公立医院改革，只有运用公共产品理论和外部效应理论去正确区分医疗卫生不同项目并区别对待，才能使公立医院治理结构与财政投入制度改革步入良性轨道之中。

本书在研究过程中也运用了经济学的供求理论、信息不对称理论、价格理论等，分析了医疗服务同普通商品和服务供求的异同性。首先构造了医疗服务特异性的理论分析框架模型，以此为基石，对公立医院治理结构与财政投入层层展开分析研究。在公立医院治理结构与财政投入改革中，要防止犯两个方面的错误：一是否定医疗服务供求关系和医疗价格的存在；二是对医疗服务特异性认识不足，按照普通商品供求关系和市场价格机制提供医疗服务，这都是错误的。

本书在研究过程中还运用了福利经济学理论和效用理论。在生产者和消费者都是完全竞争的条件下，并且每一种商品都有市场，那么竞争市场就一定是有效的。由帕累托效率和福利经济学基本定理可知，尽管帕累托效率颇具吸引力，但是并没有明确的理由可以作为伦理标准，而福利经济学第一基本定理的缺陷就是对公平问题的漠视。帕累托效率标准本身不足以对各种资源配置进行排序，效用分配是否公平还需要明确的价值判断，尤其是对于医疗卫生的公平性。

在社会福利函数中，V_b 是富人的间接效用函数，V_a 是穷人的间接效用函数。V_a、V_b 在社会福利函数中的权重是不同的。当今世界级经济学家戴尔蒙（P. Diamond）与米尔利斯（J. Mirrlees）合作，在1971年的《美国经济评论》（*American Economic Review*）上连续发表了两篇文章①②，认为在社会福利函数中穷人的相对地位要大于富人，即$\frac{\partial W}{\partial V_a} > \frac{\partial W}{\partial V_b}$。因此，增加穷人的福利就能够大幅度增加社会总福利。一个社会要强调正义、要注重公平、重视社会上的贫困阶层。一个稳定的、人民热爱的社会，就是一个和谐的社会。在和谐社会中，各社会阶层、各团体之间的摩擦阻力必然就小，具有人民可接受的公平和正义，社会安定团结，社会充满活力，经济效益和社会效益必然就好。因此，注重公平同时也有利于提高效率，效率和公平才能实现统一。具体到公立医院提供的服务中，就要体现公益性和社会福利性，医院、医生给患者看病不能为了直接从患者处赚钱，公立医院不能按照利润最大化或创收进行运作。因此，这些理论就是公立医院“公益性”、公平性和对穷人医疗卫生补助的理论依据所在。

在研究过程中本书还运用了公共选择理论、保险原理和博弈论等理论。尤其是博弈论在现代经济学中的作用日益突出，医、患、财政和医疗保险间的博弈和患者病情的不确定性使博弈论在此课题研究中显得更加重要。

二、分析方法

公立医院治理结构与财政投入制度、政策研究以辩证唯物主义和历史唯物主义基本原理及方法为指导，坚持从中国的客观实际出发，运用了财政学、卫生经济学、管理学、政治学和社会学的有关理论，基于医疗服务特异性，对公立医院治理结构与财政投入制度进行了深入研究。在对公立医院治理结构与财政投入这个复杂问题进行研究的过程中，力求理论联系实际，寻求公立医院治理结构与财政投入制度的一般规律。在研究社会经济问题过程中的最大障碍或许产生于对周围世界的研究中所带入的先验的主观性，社会经济学者也常常是自己所信仰的理论偏见的俘虏，因此，对于自己的信念和哲学上的不可避免的主观性，事先要有

① Diamond, P. and J. Mirrlees. Optimal Taxation and Public Production Ⅰ: Production Efficiency [J]. American Economic Review, 1971 (61): 8-22.

② Diamond, P. and J. Mirrlees. Optimal Taxation and Public Production Ⅱ: Tax Rule. [J]. American Economic Review, 1971 (61): 261-276.

所警惕。[①] 仅靠热心和激情并不能得出理性科学的结论，在课题研究过程中，尽最大可能保持冷静思考，保持分析的独立性，力求避免主观性、情绪化和空想。就研究公立医院治理结构与财政投入制度、政策方法主要有以下几点：

（一）理论与实践相结合

理论与实践相结合是马克思主义认识论的基本原则。研究公立医院治理结构与财政投入问题是为了解决实践中的难题。本书对公立医院治理结构与财政投入理论和实践分别讨论，力求使理论能指导实践。本书首先在现有资料和实地调研考察的基础上，对医疗卫生内涵进行梳理和界定，从中抽象概括出医疗服务特异性的基本特征。运用公共财政理论、公共产品理论、公共选择理论和外部效应理论等，结合中国的公立医院治理结构与财政投入的社会实践进行分析比较，得出"公益性"公立医院治理结构与财政投入制度的基本规律和发展趋势，然后应用到中国的公立医院改革实践中。公立医院治理结构与财政投入改革本质上属于社会经济问题，因此，必须注意现象与本质的联系及其中间层次，必须注意理论与实践相结合，必须运用抽象力。马克思指出："分析经济形式，既不能用显微镜，也不能用化学试剂。二者都必须用抽象力来代替。"[②] 所以，对公立医院治理结构与财政投入的研究方法，从根本上来说，就是运用马克思主义的唯物辩证法。公立医院治理结构与财政投入问题的研究方法，从具体方法来说，包括定量与定性相结合的分析方法、多学科交叉渗透方法、比较与逻辑推理相结合的方法等。抽象概括后就是规范分析和实证分析等。

（二）规范分析和实证分析相结合的方法

这一方法运用于公立医院治理结构与财政投入研究，就是要按照医疗卫生事业发展的基本规律，总结出"公益性"公立医院治理结构与财政投入的基本规律以及相应的制度和各种政策安排。

规范分析这一方法运用于公立医院治理结构与财政投入制度研究，就是要根据社会主义市场经济这一制度前提，根据公平与效率这两大基本社会准则，来判断目前的公立医院治理结构与财政投入是否与上述前提和准则相一致，并探讨相应的公立医院治理结构与财政投入改革问题。

（三）比较与逻辑推理相结合

本书大量运用了比较与逻辑推理的方法归纳出公立医院治理结构与财政投入

---

① ［美］保罗·萨缪尔森，威廉·诺德豪斯．经济学（第十四版）［M］．胡代光等译．北京：北京经济学院出版社，1996.

② 马克思．资本论（中文第二版）［M］．中共中央马克思恩格斯列宁斯大林著作编译局译．北京：人民出版社，2004.

的发展趋势和一般规律。通过对中国国情的实际分析，归结出中国“公益性”公立医院治理结构与财政投入制度改革所遵循的基本要求。

（四）文献分析与实地调查相结合的方法

本书通过对医院、医保部门、财政部门和患者及社会公众进行实地调查等方式获取第一手的资料，以使理论联系实际，使提出的改革方案具有可行性。

（五）定量与定性相结合的分析方法和多学科交叉渗透方法

在医院目标函数 $D = \underset{x}{Max}\ \{\lambda x^{t}Y - AxC\}$ 下，运用数学推导法推演医院最优与次优模型。运用财政、公共产品、外部效应、成本管理与卫生经济理论相结合，探讨了公立医院提供医疗卫生服务定价准则和收费管理方式以及医疗（药）费的公共定价和公立医院治理结构；运用博弈论构建医院、医生、患者、财政和医保等博弈模型。

（六）案例剖析法

针对近些年来北京市、广东省等部分公立医院财政资金投入与治理结构改革进行深度剖析等。

第三节　基本思路与逻辑结构

本书的研究思路是从具体到抽象、从特殊到一般，得出公立医院治理结构与财政投入改革的基本结论。本书基于医疗服务特异性，主要从公共财政和经济学视角来思考中国公立医院治理结构与财政投入制度的改革与完善，公立医院治理结构与财政投入制度深化改革成功的标志是公立医院做到“公益性”，紧紧围绕公立医院的“公益性”是本书研究的总体思路。根据公共财政理论，在市场经济条件下，公共卫生作为公共产品，政府应通过公立医院或公立医疗机构给人们保障和提供公共卫生服务，所需经费主要通过财政预算拨款；对于基本医疗服务应界定为准公共产品，也不能按照“谁有钱、谁享受”的市场规则提供，要通过合理规划布局的公立医院或公立医疗机构确保所有社会成员都能够得到基本的医疗服务。市场越是失灵的地方就越是政府力量需要强化的地方。公共卫生作为公共产品，市场基本失灵，这是没有异议的。基于医疗服务的特异性，基本医疗服务也存在较强的市场失灵，这就需要公立医院充分发挥作用。完善财政预算管理的公立医院制度，使公立医院没有盈利驱动，真正成为“公益性”事业单位。据此思路设计出“公益性”公立医院治理结构和运作机制以及财政投入制度。

本书内容分为七章，根据逻辑关系可分为五部分（见图0－1）。

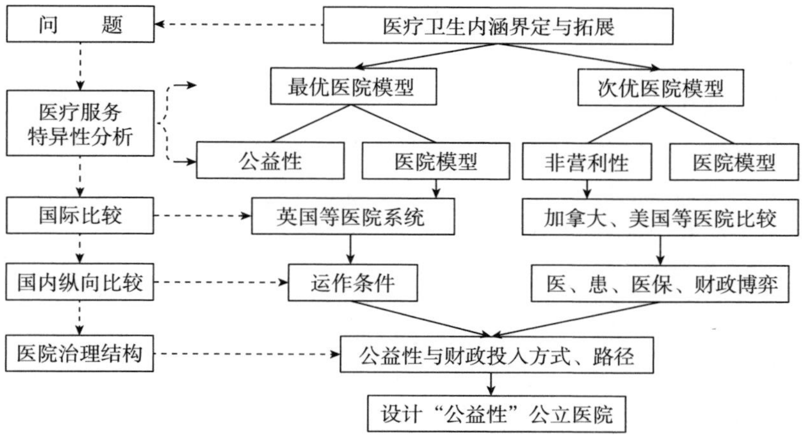

问　　题
医疗卫生内涵界定与拓展
最优医院模型
次优医院模型
医疗服务
特异性分析
公益性
医院模型
非营利性
医院模型
国际比较
英国等医院系统
加拿大、美国等医院比较
国内纵向比较
运作条件
医、患、医保、财政博弈
医院治理结构
公益性与财政投入方式、路径
设计“公益性”公立医院

图0－1　本书逻辑关系示意图

第一部分主要是讨论医疗卫生内涵与拓展及财政投入路径选择，为本书研究的主题提出问题和梳理思路。第二部分主要是运用经济学的供求理论、价格理论、公共产品理论和博弈论等构造医疗服务特异性的理论分析框架模型。第三部分主要是对英国、美国、加拿大、法国和德国医院治理结构和财政投入制度进行考察；对中华人民共和国成立以来的公立医院治理结构与财政投入制度进行考究、回顾与反思。第四部分主要是对现实中关于公立医院治理结构与财政投入改革思路的争论展开分析，在这一部分对不同学者的观点展开分析讨论。基于医疗服务特异性，提出关于“公益性”公立医院治理结构与财政投入改革的具体设想。第五部分主要是对医院最优与次优治理结构模型和“公益性”公立医院治理结构与财政投入制度、政策及其运作机制进行研究，同时提出开征医保税等建议。

第一部分，首先是根据医疗卫生服务的不同属性，从公共财政理论和经济学的视角，对医疗卫生的内涵进行界定和拓展。拓展了公共卫生的内涵，公共卫生分为公共产品性质的公共卫生项目和外部效应公共卫生项目。基本医疗服务界定和非基本医疗服务。对这些不同属性的医疗卫生服务所导致的市场失灵进行区分发现，主要是公共产品和外部效应的公共卫生服务导致的市场失灵。公共卫生和医疗服务在很多时候难以截然分开。因此，公立医院既有医疗也有公共卫生的主要任务。若医疗服务机构以利润或创收为目标，医疗卫生服务的选择路径就会首先选择以治疗为主要手段，即“医疗→健康”。从全社会整体看，从医疗卫生服务与财政投入的最终目的看，应该对医疗卫生服务的财政投入路径进行排序。“公益性”医疗卫生服务与财政投入的路径选择是：公民→健康预防→医疗服务→公民健康。

第二部分，从理论层面同时联系实际论证：医疗服务的消费具有不同于普通消费品的特异性。通过构建医疗服务特异性分析模型，为本书研究的主题打下基础。根据医疗服务特异性的具体表现，不能简单地把医疗服务界定为主要按市场交易规则提供的私人消费品。

第三部分，主要是对国内外医院治理结构与财政投入进行实践考察。首先对英国、美国、加拿大、法国和德国的医院治理结构和财政投入制度进行了描述和分析。其次对英国、美国、加拿大、法国和德国的医院治理结构和财政投入制度进行了比较分析。再次分析国外医院治理结构和财政投入制度，得出发达国家医院治理结构和财政投入制度值得吸取的经验和教训。最后对中华人民共和国成立以来中国公立医院治理结构与财政投入制度进行了回顾与反思。对于改革开放后的分析主要是针对新医改前的公立医院治理结构与财政投入制度。首先对改革开放前公立医院治理结构与财政预算制度值得重视的经验进行了总结和归纳；其次对改革开放后中国公立医院治理结构与财政投入制度进行了回顾与反思，由此得出了改革开放后，运用经济手段管理医疗卫生事业占据了主导地位，医疗市场化改革逐步进入到公立医院。创收型公立医院治理结构导致医院营利性增强、公立医院“公益性”减弱和医疗保障的公平性下降等。新医改中以北京市、广东省深圳市等公立医院治理结构与财政投入改革实践为例进行分析，从内容完整性和时间顺序考虑，此内容放在了第七章。

第四部分，主要是对公立医院治理结构与财政投入改革思路进行分析，同时基于医疗服务特异性，得出本书关于“公益性”公立医院治理结构与财政投入改革的具体设想。首先是对中央新医改大思路的逻辑进行勾画和解读；其次是对公立医院治理结构与财政投入改革的三种思路进行了介绍和评析。关于“公益性”公立医院治理结构与财政投入制度、政策改革的具体设想，从内容完整性考虑把此部分内容放在了第六章。本部分重点分析了基于医疗服务的特异性，医院不能以利润或创收为目标，而是要建立以质量和成本控制为中心的医院治理结构和财政管理模式。建立以公益性质和运行效率为核心的公立医院绩效考核体系，完善财政预算管理的公立医院制度，实行收支两条线、因素法或总额预算制。根据公共产品理论，把公立医院服务划分为两类：一是公共产品属性的初级基本医疗卫生服务；二是准公共产品属性的专科医疗服务。

第五部分，对医院最优与次优治理结构模型和“公益性”公立医院治理结构及其运作机制进行了研究。分析得出了“公益性”公立医院是医院的最优模型，医院次优模型是非营利性医院。提出了医疗卫生服务需求方就医路径及其运作和“公益性”公立医院支付方改革建议，设计了延伸型公立医院治理结构；提出了以成本核算管理为中心的公立医院运行机制和公立医院提供医疗卫生服务定价准则和收费管理方式以及建立健全“公益性”公立医院数字信息化系统等政策建议。提出了改革和完善公立医院财政投入制度、政策。设计了医保税制，即把社会医疗保险费改为医保税。将社会医疗保险由缴费改成医保税既使社会进步，又使税务局能够名正言顺地行使职能。提出了改革和完善财政投入方对公立医院“公益性”绩效考核和“因素法”财政投入制度以及建立健全一、二类公共产品的公立医院财政投入制度等。

第四节　政府与市场的关系和政府介入医疗卫生领域理论依据及政府作用边界

一、政府与市场的关系和政府介入医疗卫生领域理论依据

在市场经济条件下，市场不是万能的，市场是有缺陷的。所以政府与市场要协调配合，通过政府与市场的共同作用，保持经济社会稳定发展。

政府介入医疗卫生领域的理论依据有以下三点：第一，医疗卫生领域中存在着广泛的市场缺陷和失灵，为政府介入医疗卫生领域发挥职能作用提供了充分的理论依据。公共卫生项目是政府介入的典型案例。市场不会提供或者不会充分提供。第二，政府介入医疗卫生领域是政府财政发挥公平收入分配的职能作用，保障每一个人获得基本医疗卫生服务的需要。在市场竞争规则下，低收入者往往会因病陷入“贫困的循环”这样的困境。第三，政府介入医疗卫生领域的第三个理由是商业医疗保险存在着天然的缺陷。在市场上，人们化解医疗卫生风险的方法也可以购买商业医疗保险，但商业医疗保险的营利性和趋利性必然产生“逆向选择”，即选择患病风险低的人或者说健康的人群作为医疗保险对象；而政府提供的医疗卫生服务具有社会保险的性质，让疾病的社会风险在更大的范围内由政府承担，高风险者不受排斥，并且有国家财政投入支持和作为后盾。世界银行提

出政府要对医疗卫生事业进行干预，并给出了三条理由①。

二、政府介入医疗卫生领域的作用边界

政府介入医疗卫生领域的作用边界或范围：一是提供和介入具有纯公共产品性质的医疗卫生领域和具有准公共产品性质的医疗卫生领域。医疗卫生领域存在着强信息不对称。二是纠正医疗卫生领域由于信息不对称造成的市场缺陷。三是补助弱势人群。达到人人都能够获得相应的基本医疗卫生服务。政府主要提供医疗卫生领域的服务可以概括为两个方面：一是公共卫生服务；二是基本医疗服务。

第五节　公立医院治理结构、公益性、财政投入和财政收支等内涵及其逻辑关系

一、公立医院治理结构分析

公立医院是指由公共资金投入和公共部门管理及运作的医院。这里的公共资金主要是财政资金，公共部门主要是代表人民利益的政府部门。因此，公立医院是纳入国家财政预算管理的医院或者说是国营医院，由此得出，公立医院包括了所有通过公共资金投入和公共部门管理的公立医院。国家财政预算资金是取之于民、用之于民，而公立医院主要是由国家财政预算资金投入运作的医院。中国作为社会主义国家，公立医院要体现公益性、公共性和社会性，公立医院的一切事务应主动接受社会各界和人民的监管。为了让公立医院充分体现其公共性，公立医院的监督与管理就应该是社会化监督和管理，避免内部人或代理人寻租。因此，政府行政管理部门有义务也有必要组织具有广泛合理性的社会各界代表对公立医院进行监督和评议等，尤其是医疗服务是具有高度专业化的服务，要充分发挥医疗专业化人才对其的监督、指导和管理。公立医院的职能就是国家把社会医疗保险的职能和提供医疗服务的职能合二为一，这样可以有效避免医疗服务特异性所导致的市场失灵。按行政区划和公立医院所在地大致可划分为三个层级，一是社区（乡、村）公立医院（所），二是县级（区）公立医院，三是市级公立医

① 陈共．财政学（第九版）［M］．北京：中国人民大学出版社，2017.

院。此处对公立医院的界定重点从医院的投入和运行资金的公共性来进行考察。所以，公立医院也是指公立医疗机构，自然也包含了公立医务所（室）。

公立医院治理结构内涵的界定。公立医院治理结构包括宏观层面、中观层面和微观层面。宏观层面包括国家有关公立医院的法规和制度、政策的安排，这些安排决定了公立医院的目标、公立医院的社会化监管以及公立医院在全社会的布局，公立医院在社会中的职责和作用，医院和医生的经费、工资保障，中央和地方政府与公立医院的关系，医院间共享医疗信息系统等是从宏观层面所考察的治理结构；中观层面是公立医院内部，医院与各科室以及各科室之间的关系等是中观层面的公立医院治理结构；微观层面是公立医院内部，医院与医生及其他人员，各科室与医生，医院、医生与患者的关系等是微观层面的公立医院治理结构。公立医院治理结构的宏观层面、中观层面和微观层面这三个层次是联结在一起的有机交叉整体，难以截然分开。科学合理的公立医院治理结构是为了处理和协调好中央和地方政府同公立医院，公立医院与医生、患者，医院与内部各科室和科室（所）等之间的关系。

公立医院治理结构也可以从广义和狭义两方面来理解。广义的公立医院治理结构是国家有关公立医院的法规和制度的安排，这些安排决定了公立医院的目标、公立医院的社会化监管以及公立医院在全社会的布局与运作。包括公立医院与中央和地方政府间、公立医院与患者间，尤其是信息技术时代医院间医疗信息的共享、医院在社会中的职责和作用、医院和医生的经费工资保障等法规和制度的安排。从狭义上来看，公立医院治理结构就是基于医疗服务特异性的公立医院内部组织结构的激励与约束机制以及医院、医生与患者间的制度、政策与规则安排等。

治理与管理的重要差异就是治理更着重于制衡，有效的制衡是组织内外纵横交错的相互制约系统。公立医院治理结构包括：外部公立医院治理结构与公立医院内部治理结构。基于医疗服务特异性的公立医院治理结构与现代公司治理结构的构建是有很大差异的。

二、关于公立医院“公益性”和“公共性”的分析

“公益”一词是明治时期（1868～1912年）由日本学者转译引入中国的。英语中与此相对应的英文词汇是public benefit和public welfare。什么是公益性呢？本书结合医疗卫生服务的特点考究，认为公益性就是让社会公众感受到自己从中受益，提供服务的一方对接受服务的一方没有经济利益追求的企图，或者说供给

方不图从需求方获取直接的经济报酬。比如，政府对社会公众提供公共服务不是以盈利为目标；医院、医生给患者看病不是为了直接从患者处赚钱，否则医生就会小病大治、多做检查等，医院就会把患病的穷人拒之门外，医院也会通过对医生的经济效益考核指标引导医生从病人处尽量多赚钱等。公益性一般应具有以下特点：①非营利性。公益性事业单位提供的产品和服务首先具有非营利性，不能以利润最大化或创收作为对单位和职工的评价，非营利性医院的投资者或所有者不能对医院的利润进行分红。②社会福利性。公益性事业单位提供的产品和服务具有社会福利性质。③社会共享性。公益性事业单位提供的产品和服务是由全体公民共享，不能因公民经济状况差而得不到基本的公益性服务。联系到医疗卫生中的“公益性”，一个最基本的要求就是，现代社会每个公民都应当得到基本的医疗卫生服务，提供医疗卫生服务方不是为了直接从患者处赚钱。

公立医院“公共性”。所谓“公共性”，从需求方面考察“公共性”，就是社会共同需要。公共卫生服务是共同需要；基本医疗服务作为准公共产品，也是共同的需要，是社会共同需要的重要组成部分。公立医院在提供此类医疗卫生服务时要优先满足其需要。财政也要保障公共卫生和基本医疗服务所需费用投入。

公立医院“公益性”和“公共性”之间的关系是：在《现代汉语词典》中，“公益”被解释为公共的利益。由此可见，“公益性”和“公共性”是密切相关的两个概念。公共卫生服务和基本医疗服务是人们的共同需要，满足公共性的要求。公立医院在提供公共卫生和基本医疗服务时，一方面要优先满足人们的此类需求，另一方面还要按照公立医院“公益性”要求进行提供。

三、公立医院财政投入和公立医院财政投入制度

市场投资和财政投入的区别。市场投资是特定经济主体为了获得收益或是资金增值。一般来讲，市场投资是为了获取经济收益最大化。财政投入的目的不是为了资金增值，也不是主要从获取经济收益方面考虑，主要是从社会利益出发而进行的财政支出。公立医院财政投入专指财政对公立医院所进行的投入。

财政对公立医院投入的方法、规则和程序中包括了公立医院财政投入的路径。财政对公立医院投入的方法、规则和程序则构成公立医院财政投入制度。财政对公立医院投入不同的方法、规则和程序，制约和影响着公立医院财政投入规模。因此，本书中对公立医院财政投入研究内容主要包括公立医院财政投入制度和政策，也必然会涉及公立医院财政投入规模和路径等方面的内容。

四、财政预算收支内涵的界定

有一种观点认为，中国财政预算无力承担公立医院的基本建设、人员薪资和日常运作经费。因此，应该让公立医院市场化运作。持这种观点的学者还颇受认可。这种观点的产生与中国原来现实中的财政预算表现形式混乱有关（中国现实中有预算内财政收支和预算外财政收支等形式和内容），持这种观点的学者关键是对中国现实的财政预算收支的复杂性没有搞清楚。财政预算收支本来是个简单明了的概念，但是，在中国原来的现实中财政预算收支表现形式多种多样。改革开放40多年来，中国坚持以市场经济改革为导向，对各个领域的经济体制进行了广泛而深刻的变革。财政预算环境在迈向良性的过程中存在初始性和过渡性，因而就出现了包括一些学者都对财政预算收支内涵搞混的现象。这里有必要对财政预算收支内涵作明确的界定，有利于全面理解公立医院预算收支及其财政预算资金的投入。

从理论上讲，政府提供的纯公共产品和准公共产品应该主要通过税收为其筹集资金，纳入统一的财政预算管理。但是，现实中多种多样的政府收费对财政预算环境产生了严重的冲击。因此，迫切需要进一步加快财政预算改革的步伐，健全公共财政体系。公共财政首先是法制化的财政，一切公共资金都要纳入公共财政管理。公共财政向社会公众提供非营利性包括基本医疗卫生服务在内的纯公共产品或准公共产品。在这样的财政预算环境下，人们在市场购买商品和向政府纳税的行为是具有共同点的，都是为自己的切身利益或自身需求而付款。从这个角度看，人们是在“为自己纳税”也就顺理成章了。这样一来就理解了为什么社会保险基金也是财政预算的重要组成部分。中国新修订的《预算法》正是以健全公共财政收支体系为出发点，体现了财政预算收支取之于民、用之于民的根本目的。

中国新修订的《预算法》规定，中国的财政预算分为四类。其中社会医疗保险基金是社会保险基金的主要内容之一，社会医疗保险基金由统筹基金和个人账户两部分构成。《中华人民共和国社会保险法》中明确规定了财政部门在社会医疗保险中的职责和一般财政预算资金对于社会医疗保险基金的投入。

中国在现实中的表述又常常分预算内财政收支和预算外财政收支，这样的区分从理论上讲是不规范的。因此，对财政预算收支内涵的理解不能局限于现实的存在。财政收支实施的主体是政府以及纳入财政预算管理的事业单位和社会组织等，新的《预算法》中就体现了这一点。财政预算收支除包括狭义的财政预算收支外，还包括社会保险基金（社会医疗保险基金、社会养老保险基金等）、所有的政府预算外资金等；狭义的财政预算收支就是指政府预算内财政收支，也就是新《预算法》中规定的一般公共预算。根据新修订的《预算法》，从财政预算收支内涵看，社会医疗保险基金属于中国财政预算收支范畴，公立医院的预算收支都是财政预算的重要组成部分。

五、公立医院治理结构与财政投入的逻辑关系

公立医院治理结构与财政投入之间存在着相互制约、相互影响的关系。不同的公立医院治理结构制约影响着财政投入的规模和结构等；反过来，不合理财政投入的规模和结构也制约影响着公立医院治理结构。当财政投入对公立医院越来越少时，就会迫使医院越来越趋向营利性，当财政不能保证医院的医生过上体面的生活时，也会出现医生小病大治等现象。国家统计局公布的统计年鉴显示，改革开放以来至新医改，个人卫生支出占总卫生费比重的高低变化和财政对公立医院投入额变化以及公立医院趋利性密切相关。自从 20 世纪 80 年代中期医改以来，在中国卫生总费用里，由于政府财政对公立医院投入下降，中国公立医院公益性功能下降和医院营利性功能增强。结果导致中国的医疗卫生保障体系变成一个主要由私人出资的医疗卫生保障体系。创收型公立医院治理结构使医院营利性增强。医院在创收动机支配下，财政对医院的“全额管理”制度被削弱。各地的医院基本都采用医生的看病治疗费用同医生的收入水平挂钩的做法。

公立医院治理结构市场化改革会导致竞争激烈的医疗服务市场上的“医疗装备竞赛”。基于医疗服务的特异性分析，医院之间的竞争主要是聘名医、购设备等所谓的“医疗装备竞赛”。而这些费用支出最终导致整个医疗卫生费用的上涨。在全民社会医疗保障制度下，最后会导致财政投入数量和结构等发生变化。对于民办医院，财政将退出对医院的直接财政投入，主要是一般公共预算中的财政投入将减少甚至是零。同时财政预算对医院的管理也会弱化。医院要生存和发展主要是从患者处获得收入。基于医疗服务特异性，民办医院表面上财政对医院直接投入减少，但在医院追逐盈利下，在全民社会医疗卫生保障制度下，就会出现财政预算中对医院的一般公共预算的财政投入减少，或是一般公共预算投入等于零。但是，社会保险基金的财政预算投入会大幅度增加，全社会医疗卫生费用会快速增长。

“公益性”公立医院治理结构。医院不能以利润或创收为目标，要扭转医院靠创收维持运行的不合理局面，就是要使医护人员提供医疗服务对接受服务的一

方没有经济利益追求的企图，医院、医生合理利用医疗卫生资源、治病救人是其主要职责，医院也不能通过对医生的经济效益考核指标引导医生从病人处直接多赚钱等。“公益性”公立医院治理结构的核心功能是通过医生的专业操守来运作，提供优质可靠的医疗服务，合理利用医疗卫生资源。医院和医生的收入同看病治疗费用不挂钩，主要是同服务质量和数量、服务规范化程度、患者和社会满意度等建立关联，同时公立医院的收入和支出全部纳入预算管理。

综上所述，公立医院治理结构与财政投入之间存在着相互制约、相互影响的关系。因此，本书选择公立医院治理结构与财政投入进行深化研究。

第一章　医疗卫生内涵与拓展及财政投入路径选择

医疗卫生包括医疗和卫生两个方面。医疗一般是指疾病的治疗，卫生是防止疾病即健康预防。本书把医疗分为基本医疗和非基本医疗；卫生也分为公共卫生和私人卫生。医疗服务从供给方看，就是指医疗机构，比如医院等对患者所提供的疾病治疗服务；同理，基本医疗服务从供给方看，就是指医疗机构所提供的基本医疗方面的治疗服务。卫生服务一般是指医疗卫生机构对公众所提供的健康预防等方面的服务。人们要保持健康，一般有两道防线：第一道防线是健康预防，主要是公共卫生；第二道防线是疾病的治疗，医疗和卫生的内涵常常纵横交错难以截然分开。预防是基础，健康预防失败后，才是第二道防线即疾病的治疗。从健康保障的顺序来讲，应当首先是卫生，其次才是医疗。因此，卫生医疗的说法更符合健康保障的顺序。但是，在社会的现实中，已经习惯于说医疗卫生，所以本书也遵循习惯性说法，使用医疗卫生。

本书中的医疗卫生涵盖医疗和卫生两方面，卫生主要是指公共卫生。本书中提到的医疗卫生服务和医疗服务并不一致，在此处特别说明其中的异同，以免引起误解。

医院是以治疗和护理病人为主要职能的机构，同时也进行健康体检、预防疾病等工作。医院的工作人员以医护人员为主体。由于医疗卫生服务具有其特殊性，一个社会应该对医护人员的劳动给予充分的尊重，同时社会对医护人员的医德医风要求也高。

在人类社会的早期，看病行医只是一种人与人之间互助的道德行为。到了现代社会，医疗卫生已经不仅仅局限于医学问题，更是一个社会资源生产、交换、分配与使用的经济学问题。这自然就产生了市场与政府在医疗卫生中各自要发挥什么作用以及如何协调配合等问题。本书就是基于医疗服务的特异性，对公立医院治理结构与财政投入进行分析研究，从经济学和公共财政理论的角度研究如何使有限的公立医院资源得到合理的使用和公平的分配，达到社会效益最大化。因此，本书中关于医疗卫生内涵的界定与拓展，就是主要基于医疗服务的特异性，从经济学和公共财政理论的视角来分析考究医疗卫生的内涵。为此，首先引入财政学中的公共产品理论和本书关于公共产品定义的认识和界定。

关于经济问题的研究，如果仅限于现实的存在，没有对我们看到的事物进行抽象概括，提炼出事物共有的特征或上升为理论，就不能够看清事物的本质，也不能有效地指导实际工作。因此，对于现实中的人们使用的千差万别的物品和服务，运用财政学或者说经济学理论抽象概括后可分为三类：公共产品（Public Goods）、私人产品（Private Goods）和混合产品或者说准公共产品（Quasi－Public Goods）。

公共产品是因为其供给和消费涉及一个集体。因此，有学者又把它称为共用产品。公共产品是西方福利经济学的重要研究对象。在经济学史上，萨缪尔森是现代福利经济学中的分支财政学理论中公共产品理论的奠基人。《公共支出的纯理论》[①] 给出了公共产品的定义。萨缪尔森在1954年对纯公共产品给出了一个数学表达式：$X_{n+j}=X^{i}_{n+j}$（$i=1, 2, \cdots, m$），即对任意一个消费者i来说，他所消费的该公共产品的数量就是该公共产品的总量X_{n+j}，这意味着纯公共产品在一组消费者中是不可分割的。因此，纯公共产品具有两个特点：一是消费的非竞争性（Non－Rivalry），即增加一个消费者其公共产品的供给边际成本为零或一个人的消费不会减少其他人的消费。因此，“非竞争性”的含义有两点：第一，增加一个消费者的消费而发生的社会边际成本为零；第二，消费者在消费某一公共产品X时是互不干扰的，即每一个人都能享受整个X而不是某一部分X所带来的服务。二是消费的非排他性（Non－Excludability），即如果一种物品被提供之后，没有一个家庭或个人可以被排除在该物品的消费过程之外或不能通过收费和其他机制把某个消费者排除在外，或者为要排除某人消费该物品而需付出的代价是无穷大的。概言之，凡是满足“非排他性”与“非竞争性”这两个基本属性的物品或服务就称为纯公共产品。从提供公共产品的角度看，公共产品的非竞争性导致公共产品若按边际成本定价，那么私人部门就不会自愿提供，从而出现市场失灵。另外，公共产品的非排他性特征，也会形成“搭便车”。因此，一般情况下，纯公共产品只能由政府使用一般税收提供。

私人产品是相对应于公共产品而言的，私人产品的特点是竞争性和排他性。

① Samuelson, P. A. The Pure Theory of Public Expenditure［J］. Review of Economics and Statistics, 1954（36）: 385－389.

私人产品的数学表达式是 $X = \sum_{i=1}^{n} x_i$，表示私人产品的消费总量是每一个消费者消费量之和。私人产品的消费可以在每一个消费者之间进行分割。因此，在一般情况下，普通商品的买卖双方交易，可以通过讨价还价形成双方满意的价格，这就为市场交易提供了可能。

准公共产品是介于纯私人产品与纯公共产品之间的，所以又叫混合产品，这其中包括了由外部效应引起的准公共产品，比如设置了围墙的花园，但也排除不了围墙外的人闻到花香。对于准公共产品的供给，从经济和公共财政理论上看，应采取政府和市场共同分担的基本原则。

西方经济学和西方财政学中关于公共产品的经典定义。笔者认为，一方面，西方经济学中的公共产品理论，对于在市场经济条件下处理政府与市场的关系意义重大。另一方面，西方经济学中公共产品理论也存在重大缺陷。因此，我们不能犯教条主义的错误，尤其是在实际应用中更不能完全生搬硬套。即使在西方国家也存在对西方经济学中公共产品理论应用的矛盾和纠缠不清。西方国家的财政中也存在着大量的与经典定义相悖，然而却是由政府财政投入提供的公共产品。以至于美国财政学家哈维·罗森在其《财政学》（2003 年）的第 69 页中写道：不清楚教育是否是公共物品。

中国传统的经济理论、财政学理论是没有公共产品概念的。改革开放后，中国财政学界基本上全盘接受了西方关于公共产品的观点。但是，在经过学习观察尤其是结合实践考察后，中国经济和财政理论界有学者就对西方公共产品理论提出质疑，关于这方面国内的研究成果很多，就不一一列举了。这里主要说明本书关于公共产品的定义和界定是有鉴别地借鉴西方经济学和西方财政学中关于公共产品的定义，同时吸收了中国学者关于公共产品的研究成果。本书认同朱明熙[①]对西方公共产品的经典定义与现实背离的质疑的观点，同时提出公共产品的定义。

关于英文 Public Goods 的翻译问题，不同的学者对其翻译有所差异，有的译为“公共产品”，有的译为“公共品”，有的译为“公共物品”或“共用产品”等，这是对其英文含义与现实对照理解的差异，这里就不展开讨论了。在各种相关文献资料中公共产品、公共品、公共物品或共用产品其实都是对应“Public”“Goods”这两个英文单词的。本书将其译为“公共产品”。

根据财政理论，一般地，纯公共产品由政府提供，其成本是通过一般税收给

① 朱明熙．对西方主流学派的公共品定义的质疑［J］．财政研究，2005（12）．

予补偿；私人产品由市场提供，其价格一般是通过市场机制确定。准公共产品主要由政府和市场混合提供，具体到现实中准公共产品（混合产品）由政府和市场如何混合提供，政府和市场各自发挥多少作用，不同项目的准公共产品和同一项目的准公共产品在不同的时期等都会有差异，这是一个很复杂的问题，这也是本书针对医疗卫生或公立医院所提供的服务重点展开研究的问题之一。

本书关于医疗卫生中公共产品的定义和界定，没有机械地套用西方学者的定义，而是有鉴别地借鉴和采纳了西方经济学和西方财政学中关于公共产品的定义，同时吸收了中国学者关于公共产品的研究成果，也将医疗服务特异性等理论应用其中。

第一节　公共卫生内涵与拓展及市场失灵分析

一、公共卫生内涵分析与拓展

关于什么是公共卫生，学术界有不同的观点。有学者认为，公共卫生是知识和技术的集合体，被应用于与人类健康相关的问题。还有学者认为，公共卫生从字面上来看就是公众的卫生。下面是公共卫生有重要影响的三个定义，同时界定本书所提出的广义公共卫生的内涵。

美国公共卫生领袖人物温思络（Charles - Edward Winslow）早在1920年就描述了什么是公共卫生，1952年被世界卫生组织接受，一直沿用至今。温思络将公共卫生定义为：通过有组织的社区努力来预防疾病、延长寿命和促进健康的科学和艺术。这些有组织的社区努力包括改善环境卫生、控制传染病、教育每个人注意个人卫生、组织医护人员为疾病的早期诊断和预防性治疗提供服务、建立社会机构来确保社区中的每个人都能达到适于保持健康的生活标准[①]。组织这些活动的目的是使每位民众都能实现其拥有健康和长寿的权利。

1988年，美国医学研究所（Institute of Medicine，IOM）在美国公共卫生研究报告《公共卫生的未来》中提出公共卫生的定义。美国医学研究所把公共卫生界定为，通过保障人们健康的环境来满足社会的利益。该定义强调各种影响健康的环境因素，明确公共卫生领域的无所不包，认为公共卫生的核心价值是确保

① 黄建始．什么是公共卫生［J］．中国健康教育，2005（1）．

每个成员的健康是整个社会的利益[①]。

约翰·拉斯特（John Last）对公共卫生的定义综合了制度、学科和实践活动性。约翰·拉斯特的公共卫生定义是对科学、技术和理念的综合，目的是通过集体或社会活动来保护、促进和恢复健康，随着技术和社会价值观的变化，公共卫生活动也发生相应变化，但公共卫生目标却没有改变，仍是减少疾病、早死和因病所致的伤残[②③]。

中国相关研究学者主要是针对公共卫生的不同内涵界定进行了分析比较，却并没有从经济学角度对公共卫生的内涵进行界定。相关政府领导对于公共卫生的界定，主要是在2003年广东佛山发生的SARS危机后，针对的是中国各界对公共卫生认识不清的局面。2003年7月28日，当时的国务院副总理兼卫生部部长吴仪在全国卫生工作会议上对公共卫生作了一个定义：公共卫生就是组织社会共同努力，改善环境卫生条件，预防控制传染病和其他疾病流行，培养良好卫生习惯和文明生活方式，提供医疗服务，达到预防疾病、促进人民身体健康的目的[④]。

温思络和美国医学研究所对公共卫生定义的内涵非常丰富。温思络定义中的“延长寿命和增进公众的健康”“有组织的社区努力”和“每个公民与生俱有的健康和长寿权利”，主要从医疗卫生和社会管理角度指出了公共卫生的本质、作用和范围。而公共卫生的范围包括公共卫生的早期目标——控制传染病和环境卫生以及当前越来越重要的健康促进、初级保健和社区卫生管理等工作。该定义明确指出了社会环境和健康的密切关系，并强调公共卫生的目的是保障每个公民都能享有健康长寿的人权。美国医学研究所的公共卫生定义所反映的一个核心价值是“保障”。保障人人享有健康环境。这就要持续不懈地促进和保护每个人在健康全面发展方面的利益。随着城市化的推进、交通运输的便捷和快速，社会生活发生急剧变化，世界各地的时空距离在缩短，传染病的传播速度也很快。比如，2003年广东佛山突发的传染性非典型肺炎（SARS），传播速度之快，涉及范围之广，令人猝不及防，全世界为之震惊。公共卫生应该是在适应时代变化的特征下，保障每个人远离疾病、伤害和残疾。

吴仪关于公共卫生的定义主要是从直接影响人民健康的角度来认识和界定公共卫生的，没有把更加广泛的间接影响人民健康的因素包括进来。温思络和美国医学研究所等关于公共卫生的定义，虽然也从社会环境和社会发展变化的视角来

---

①③ 龚向光．从公共卫生内涵看中国公共卫生走向［J］．卫生经济研究，2003（9）．

② 黄建始．什么是公共卫生［J］．中国健康教育，2005（1）．

④ 吴仪．努力开创公共卫生工作的新局面［EB/OL］．新华网，2003－07－29．

界定公共卫生的内涵，但是共同的缺陷是没有能够明确区分影响人民健康的直接因素和间接因素，尤其是没有从经济学和医疗卫生相融合的视角来审视和界定公共卫生的内涵。

从公共财政理论分析公共卫生内涵，可分为公共产品性质的公共卫生项目和外部效应公共卫生项目。公共卫生服务从供给方看，就是供给方或者说医疗卫生机构等相关部门对人们所提供的关于健康预防等公共卫生方面的服务。公共卫生是保持人们身体健康的第一道防线。在现代社会负外部效应愈演愈烈，原来狭义的公共卫生及其以此所制定的一系列公共卫生政策已经不适应工业化、城市化发展的需要了。因此，应该以公民的健康为本拓宽公共卫生的含义，才能使人民的健康依托在坚实的基石上。为此，本书拓展了公共卫生的内涵，提出了广义公共卫生的概念，它具体包含了直接的公共卫生和间接的公共卫生。同时，本书对于公共卫生内涵的界定，并没有完全按照西方经济学中公共产品的定义。本书从公共财政理论和经济学对公共卫生的内涵进行分析，包括以下两点：一是公共产品性质的公共卫生；二是外部效应公共卫生。其中公共产品性质的公共卫生包括纯公共产品性质的公共卫生和不能归类于外部效应公共卫生项目，但是这些公共卫生项目是社会正常存在与发展所必需的、具有社会性的准公共产品性质的公共卫生项目。之所以专门讨论外部效应公共卫生，是因为当今社会负外部效应已经严重危害到了人类的生存和发展。

本书根据财政理论和医疗卫生的属性来界定公共卫生的内涵，明确区分了影响公民健康的直接因素和间接因素，从而明确了政府和公立医疗机构干预公共卫生的层次目标并拓展了政府和公立医疗机构干预的公共卫生领域。本书中的公共卫生项目是指公共产品性质的公共卫生项目和外部效应公共卫生项目，即广义的公共卫生。从对人体的直接和间接作用划分，广义的公共卫生由直接的公共卫生和间接的公共卫生所组成，当然直接和间接的区分也不是绝对的。

直接的公共卫生主要有传染病的预防与控制、医疗卫生监督、妇幼保健、计划生育、预防接种、健康医疗卫生教育宣传、营养干预、常见病和多发病的预防控制等，也就是对公众健康造成影响的直接因素。

间接的公共卫生主要有真实可靠的公共医疗卫生信息（包括公立医院、医生的信息）、良好的环境卫生、生态环境、优良的空气质量、安全饮水和饮食、绿色健康消费、良好的生活习惯和文明的生活方式等，也就是公众健康所需要的外部环境。

本书关于公共卫生内涵的拓展是基于城市化和工业化所导致的外部效应。随着城市化的发展，负的溢出效应已经开始给社会经济带来巨大的威胁。负外部效应在现代工业社会造成了愈演愈烈的负面作用，原来狭义的公共卫生内涵即直接的公共卫生含义及以此制定的一系列公共卫生政策已经不适应现代社会发展的需要。

因此，明确界定并拓展公共卫生的内涵即广义的公共卫生，是城市化和工业化所引起的人类生存的外部环境变化的需要，而政府对医疗卫生的干预以及公立医院职能的拓宽需从理论上得到支撑。

二、公共产品性质的公共卫生市场失灵

前面已经谈到，如果细分公共产品性质的公共卫生，可以进一步分为纯公共产品性质的公共卫生和准公共产品性质的公共卫生。前者是外部效应公共卫生，后者是不能归类于外部效应公共卫生项目，属于准公共产品性质的公共卫生。但是这些公共卫生项目是社会正常存在与发展所必需的、具有社会性的公共卫生项目。由于现代社会外部效应公共卫生对人类社会的影响很大，所以，本书单独对外部效应公共卫生进行了分析。

公共卫生包括两方面：一是外部效应公共卫生；二是公共产品性质的公共卫生。其中公共产品性质的公共卫生包括纯公共产品性质的公共卫生和不能归类于外部效应公共卫生项目，但是这些项目是社会正常存在与发展所必需的、具有社会性的准公共产品性质的公共卫生项目。

（一）纯公共产品性质的公共卫生市场失灵

纯公共产品之所以是“公共”的，是因为其供给和消费涉及的不是一个人，而是许多人或一个集体，所以，也可以说是共用产品。

纯公共产品性质的公共卫生就是一个社会所共同需要的共用产品。比如，前面提到的真实可靠的公共医疗卫生信息、绿色健康消费、良好的环境卫生和空气质量、良好的生态环境、传染病防治等。一个社会具有真实可靠的医疗卫生信息，则这个社会的任何人都可以使用和受益；良好的环境卫生、空气质量和生态环境也是同样的道理。传染病防治也一样，要是一个社会能够有效地对传染病进行防治，则人人可以生活在这样优良的环境中。因此，它们均具备“非排他性”与“非竞争性”纯公共产品的这两个基本属性。

纯公共产品性质的公共卫生项目一经提供，不论出钱者还是未出钱者均可消费，而且出钱者无法阻止不出钱者消费。就像 2003 年突发的 SARS 得到控制后，每个人都能享受到其中的好处；中华人民共和国成立后为了控制血吸虫病采取了

疫区灭螺措施，这种措施完成后，疫区居民都可以享受到无血吸虫病感染的环境；优良的空气质量，人人都可享受。

纯公共产品性质的公共卫生项目会让市场提供出现囚徒困境。虽然一个社区提供纯公共产品能够给所有社区居民带来益处，但是，理性的单个人从自己的角度考虑往往会选择不提供纯公共产品。这就是经济学中的一个基本原理，即对于个人来说是正确的事情，对于整个社会来说未必正确，或者说总体并不总是等于部分之和。对于一个社区来讲，虽然每个人都需要纯公共产品性质的公共卫生，如果人人都出钱办公共卫生事业，所有人的健康状况都会得到提升。问题在于，纯公共产品的使用者不清楚自己对纯公共产品的需求价格和需求量，而且纯公共产品可以免费搭车。如果 A 出钱，B 不出钱，A 得不偿失。而如果 B 出钱，A 不出钱，A 就可以占 B 的便宜。结果是每一个人的最优选择都是不出钱，出现不了布坎南的公共产品自愿模型中所描述的公共产品自愿供给的最优解。公共卫生服务也就无法提供。因此，纯公共产品性质的医疗卫生，由于具有非排他性和非竞争性的纯公共产品的特征，社会公众即使不付费也能从这些公共卫生服务中受益，于是就出现了市场失灵。

（二）准公共产品性质的公共卫生市场失灵

本书中的准公共产品性质的公共卫生是指不完全满足纯公共产品性质、不能归类于外部效应公共卫生项目，但是这些公共卫生项目是社会正常存在与发展所必需的、具有社会性的公共卫生项目。比如，常见病与多发病的预防、营养干预等。这些公共卫生项目对人们的健康水平提升作用非常重要。从成本与收益比较，其收益率也是非常高的。美国财政学家马斯格雷夫使用成本收益法对公共卫生中的小儿麻痹项目进行评估后的结论是：若没有预防小儿麻痹项目，把将来所花费的治疗小儿麻痹成本作为收益，则收益率的变化范围在 11.5% ~221.8%[①]。由此可见，医疗卫生中的疾病预防的预期收益率要比生病后的疾病治疗的收益率高很多。然而，公民可能会因信息不完全从而低估医疗卫生防疫措施的作用，贫困家庭也可能会因经济困难而放弃医疗卫生防疫措施等。这就产生了市场失灵。

总之，若让市场来供给准公共产品性质的公共卫生项目，会出现市场供给不足或根本就不会供给，即市场失灵。因此，需要政府使用一般税收或者说财政预算中一般公共预算来提供。

---

① 桑贾伊·普拉丹（Sanjay Pradhan）．公共支出分析的基本方法［M］．蒋洪等译．北京：中国财政经济出版社，2000.

三、外部效应公共卫生的市场失灵

公共产品可以被视为具有一种特殊的外部效应。具有有益于经济社会中所有人的正外部效应的产品，是纯公共产品。外部效应是指一个人或一群人的行动和决策使另一个人或一群人受损或受益的情况。公共产品和外部效应的界限有时比较模糊，但在实践中把它们区分开来还是有用的①。

外部效应的定义：当一个企业或个人，也可以概括为一个实体的活动以市场机制之外的某种方式直接影响到他人的福利时，是外部效应。正的外部效应也称外部经济；负的外部效应称外部不经济。外部效应既可以产生于生产领域也可以产生于消费领域。

外部效应公共卫生就是外部效应对人们身体健康或者说在医疗卫生领域产生的问题。当一个企业或个人，也可以概括为一个实体的活动以市场机制之外的某种方式影响到他人的健康时，这种影响就是在医疗卫生领域的外部效应。

在医疗卫生领域广泛存在着外部效应。医疗卫生领域中的外部效应有：疫苗接种、母婴健康水平、河流、田地和空气污染、安全饮水和饮食、公共场地吸烟等。

可用效用函数来说明外部效应。比如，一间学生宿舍有四位同学，为分析问题方便，把其中的三位看作一个整体 A，另外一位同学是 B。假设 B 同学注射了乙肝疫苗，整体 A 就不会被 B 同学传染乙肝，B 同学注射乙肝疫苗的行为，在直接增加 B 同学效用的同时也增加了另外三位同学的效用。

同样假设一家企业 X 的生产，受到另一家企业 Y 的直接影响，如果企业 Y 的工厂在生产过程中污染了河水，那么，企业 X 就会受影响。实际上上游污染了河水，则下游的居民日常生活饮水、劳动生产等全部会受到影响，在现实中这些案例比比皆是。负外部效应的存在使企业 Y 的社会成本大于私人成本，从而导致资源配置不能够达到优化状态，出现了市场失灵。

上述化工厂对养鱼场的外部效应是一种负的外部效应。现实生活中也存在正的外部效应。例如，养蜂与苹果种植，两者之间就有正的外部效应的关系，蜜蜂在苹果树上采蜜有利于苹果的生产，而苹果产量的上升也会促进养蜂业的发展。医疗卫生领域也大量存在正外部效应的情况。通过医疗卫生宣传，丰富了人们的健康知识，使劳动力素质有所提高。某些疾病的防治具有外部效应，尤其是传染性疾病的防治具有明显的外部正效应，比如，传染病的预防、疫苗接种、提高母婴健康水

① ［美］哈维·S. 罗森（Harvey S. Rosen）. 财政学（第六版）［M］. 赵志耘译. 北京：中国人民大学出版社，2003.

平等。

（一）负外部效应与市场失灵

随着空气质量的恶化，雾霾（smog/haze）天气增多，危害加重。霾在吸入人的呼吸道后对人体有害，长期吸入严重者会导致死亡。雾霾容易造成上呼吸道感染。因此，雾霾防治也是本书中广义公共卫生内涵的内容。雾霾主要是现代工业社会负外部效应所造成的苦果。

以钢铁企业生产排放的气体产生雾霾为例，由于雾霾在很大程度上制约了经济社会的正常发展，因此钢铁企业带来了负的外部效应或者说外部成本。用外部边际成本（Marginal External Cost，MEC）来表示这种因增加一个单位某种物品或劳务的产量而给第三者所带来的额外成本。

如图 1 -1 所示，在直角坐标系中，价格（OP）为纵轴，数量（OQ）为横轴。在本书其他图的直角坐标系中（有特别说明的除外），OP 和 OQ 表示的含义与此处相同。如果某一钢铁厂的年产量为 m 吨，其外部边际成本为每吨钢铁 p 美元。如果钢铁年产量增加，但 MEC 不变，那么，外部总成本（TEC）也将随之增加。

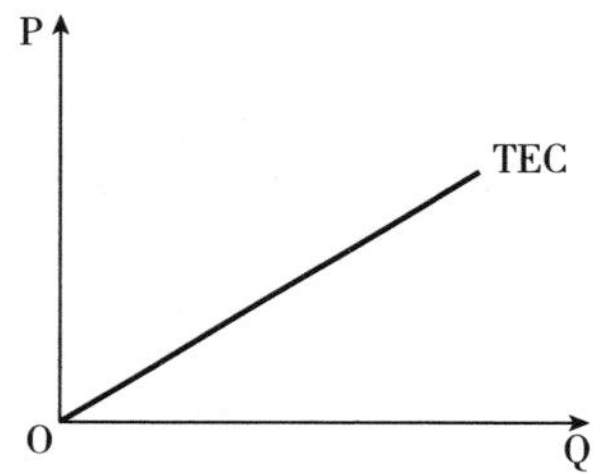

图 1 -1　MEC 不变的情况下，TEC 随钢铁产量增加而增加

图 1 -2 描绘的是外部边际成本随钢铁产量增加而递增的情况，钢铁产量越增加，由此而产生的雾霾越严重，外部总成本（TEC）就会急剧上升。

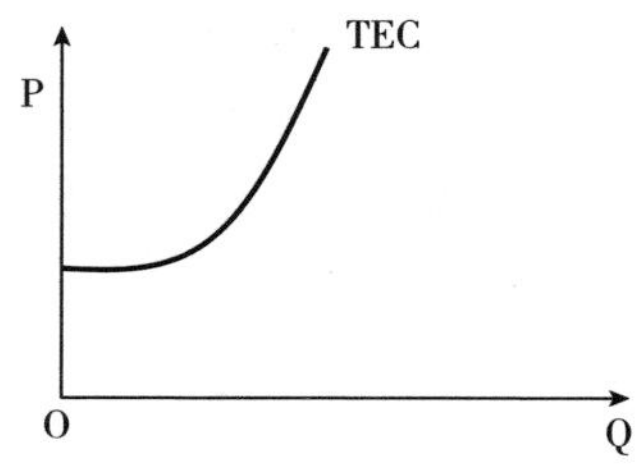

图 1 -2　MEC 递增的情况下，TEC 随钢铁产量增加而递增

矫正性的税收即庇古税可以使负外部效应内在化。矫正性的税收是古典经济学家庇古首先提出的，所以又叫庇古税（Pigouivain Tax）。

（二）正外部效应与市场失灵

我们可以用医疗卫生中传染病的疫苗接种导致正外部效应，说明在正外部效应情况下市场供给不足的情形。

传染病的疫苗接种使自身受益，也使他人受益。图 1－3 告诉我们，边际私人收益（MPB）和边际成本（MC）相交的市场均衡点是 U_1。在这一点上，MC＝MPB。由此产生的每年 R_1 的疫苗数是无效率的，因为在这一点上边际社会收益（MSB）大于边际成本（MC）。有效率的年产出对应于点 U_2，在这点上每年使用的疫苗数是 R^*。在图中，其他人获益每单位的边际外部收益用 MEB 表示，则疫苗的边际社会收益是 MPB 加上 MEB 即 MSB。

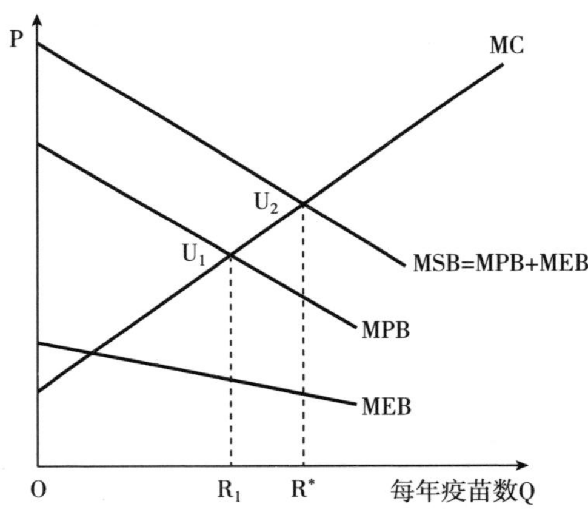

图 1－3　正外部效应时，疫苗市场供给不足

因此，按照效率要求，边际社会成本应等于边际社会收益，这发生在 R^* 点，故传染病的疫苗接种按照市场规则提供就会不足。但是，若通过充分接种传染病的疫苗，使传染源的人数减少甚至为零，如果疾病能以这种方式消除，一个国家乃至全球都将受益。就像负外部效应需要用庇古税来矫正一样，正外部效应也需要用庇古补贴或者说财政补贴来矫正。

这就赋予了政府相关医疗卫生行政管理部门及公立医院等在这一领域重要的公共责任。

外部效应出现后的主要问题是会使市场机制达不到帕累托有效。外部效应的影响是在价格机制以外传递的，从而导致市场失灵。因此，就要求政府及公立医院等进行干预。医疗卫生领域大量地存在着外部效应公共卫生项目。比如，传染病未能得到及时免费的救治，导致传染范围扩大；钢铁企业生产排出的废气，产生了雾霾，造成公众健康受到影响。又比如，在公共场所吸烟，污染了新鲜空气这类公共资源，从而减少了其他公民的福利，这需要政府进行管制。当其他人为预防传染病进行接种时，正外部效应就产生了，需要政府和社会从精神和物质方面进行鼓励。

总之，公共产品性质的公共卫生项目和外部效应公共卫生项目存在市场失灵，需要政府干预和提供。需要指出的是，公共卫生和医疗服务在很多时候难以截然分开。因此，公立医院既有医疗也有公共卫生的主要任务。例如，传染病在初期往往是在医院发现的，治疗也主要是由医院提供医疗服务。

第二节　基本医疗服务与非基本医疗服务界定

一般来说，从医疗服务的供给方考察，医疗服务是指对于患者疾病的治疗所提供的服务。一般不具有传染性疾病就具备了竞争性和排他性的私人产品特点。正因为如此，有学者认为医疗服务属于个人消费品，医院可以按市场交易规则提供，甚至还有学者认为应该按照《中华人民共和国消费者权益保护法》规范医、患双方的行为。接受医疗服务的行为显然是消费行为，理应遵照《中华人民共和国消费者权益保护法》。但是，医疗服务的消费具有不同于普通消费品的特异性，无法避免严重的医疗服务市场失灵。

一、基本医疗服务

为什么把基本医疗服务归属于准公共产品？

私人产品的基本特点就是竞争性和排他性。由于私人产品的消费是可以在每一个消费者之间进行分割的，所以，在一般情况下，私人产品即普通商品的买卖双方可以通过讨价还价形成双方满意的市场价格，这就为市场交易提供了可能和基本的前提。

在医疗服务领域，尤其是医院提供的看病治疗具备了竞争性和排他性的私人产品特点。因此，有观点认为医疗服务包括基本医疗服务属于个人消费品，可以按市场交易规则提供，但这种观点是错误的。虽然基本医疗服务具有竞争性和排他性的普通商品特点，但基本医疗服务还具有不同于普通商品的显著特点，即医疗服务特异性，本书也正是基于医疗服务特异性和从公共财政视角把基本医疗服务界定为准公共产品。基本医疗服务的两个显著特点：一是医疗服务存在着严重的市场失灵；二是基本医疗服务被公认为人人都应该得到的不可缺少的医疗服务，基本医疗服务是社会正常存在与发展所必需的、具有社会性的服务。基本医疗服务就如同基础教育一样是必需品，人的教育和健康是人力资本的构成要素，或者说人力资本包含健康资本和智力资本。一个国家具有整体良好的健康水平，这个国家的经济社会发展才能建立在稳固的基石上。众所周知，带动技术进步的主要力量之一是人力资本的成长，因为技术进步的创造发明都是人脑所激发出来的。内生增长理论的突出贡献就在于把科技创新等促进经济增长的因素内在化，由于人力资本的提升、技术的进步等将使生产要素的收益率不会出现递减趋势，长期的增长率将大于零。发达国家都重视人力资本培育。因此，技术进步对社会经济发展的影响使发展中国家与发达国家之间的发展差距越来越大。而决定人力资本质量高低和发挥程度大小的重要因素之一就是人的健康。良好的健康→精力旺盛→激励更多的创新。

国民得到基本健康保护→国家总体健康水平上升→国家总体社会、经济效益提高。

因此，在经济资源有限的条件下，国家要优先保障所有公民的最基本的健康权利。在市场经济的条件下，政府从取之于民的财政中，用医疗卫生方面的财政预算的支出来服务于民，这无疑是政府的职能。从发达国家的经验来看，政府都将向社会成员提供基本的医疗卫生保障作为政府自身不可推卸的职责，这是财政的公共性所决定的，也是实现中华民族伟大复兴的中国梦所必须做好的事。否则，中国就不能实现具有强劲自主创新的内生经济增长。

在一个健康和谐的社会里，社会公众和谐相处，满足公民的基本需求包括基本医疗服务。如果一个社会的财富掌握在少数人手里而且这些人对社会又没有爱心，不能满足基本需求的社会成员越来越多（如陷入疾病等困境的社会成员孤助无援，得不到社会的基本关怀），那么，这个社会就会非常不和谐，不仅经济社会失去生机，这个社会的稳定状态还可能发生逆转，这个过程已经被历史反复证明。所以，当贫困人群无支付能力，无法获得基本医疗服务时，国家财政就应该给予救助的理论依据也主要在此。总之，基本医疗服务不能作为私人产品按照普通商品主要通过市场买卖的方式提供。基本医疗服务是社会正常存在与发展所必需的、具有社会性的服务。

衣食住行、生老病死，这些事件与每个人都息息相关。当人生病后，就需要得到治疗，也就是患者对于医疗服务的需求表现为必然事件。在这种情况下，若患者无法承担医疗费用，如何处理？这就需要国家财政发挥作用，在公共卫生和基本医疗服务方面给予保障。

基本医疗服务包括急诊病人、婴儿接生、妇幼疾病、营养不良症以及医疗效果确切的日常病、地方病、多发病的治疗等。基本医疗服务项目不是固定不变的，它是根据国家的财力和社会经济的发展来不断调整保障范围和保障标准的。

二、非基本医疗服务

非基本医疗服务是私人产品性质的医疗服务，指超出基本医疗服务的那部分医疗服务，它属于私人产品性质的个人消费品，比如疗效不确切的疾病治疗、美容整容、高级护理和高级医疗服务等。非基本医疗服务和基本医疗服务是相对而言的，没有明确的界限。非基本医疗服务也不完全满足普通商品的特征，普通商品消费可以实行“三包”，任何一项医疗服务都是无法实行“三包”的，非基本医疗服务也是契约失灵的领域。非基本医疗服务更存在强信息不对称和信息不完全等医疗服务所具有的特异性，所以，即使是非基本医疗服务也不应按普通商品看待，不能完全遵照普通商品的市场交易规则提供。非基本医疗服务也必须处于政府的严格监管之下，提供非基本医疗服务的医疗单位必须要具备更高的资格要求，同时要提升非基本医疗服务管理人员和医护人员等的职业道德。

第三节　医疗卫生服务的财政投入路径选择

在后面我们会看到，以美国为代表的国家把更多的注意力与财力集中在疾病的治疗方面，而医疗卫生服务与财政投入的最终目的是公民的健康。从公众的健康保障状况考察，医疗卫生服务的财政投入路径应该进行择优选择，应该跳出“医疗→健康”的怪圈。下面再用数据进一步说明。首先看图1－4到图1－7，图中曲线分别表示四种传染病在美国的不同年代每千人的死亡率①。

---

① ［美］舍曼·富兰德（Sherman Folland），艾伦·C. 古德曼（Allen C. Goodman），迈伦·斯坦诺（Miron Stano）．卫生经济学（第三版）［M］．王健，孟庆跃译．北京：中国人民大学出版社，2004.

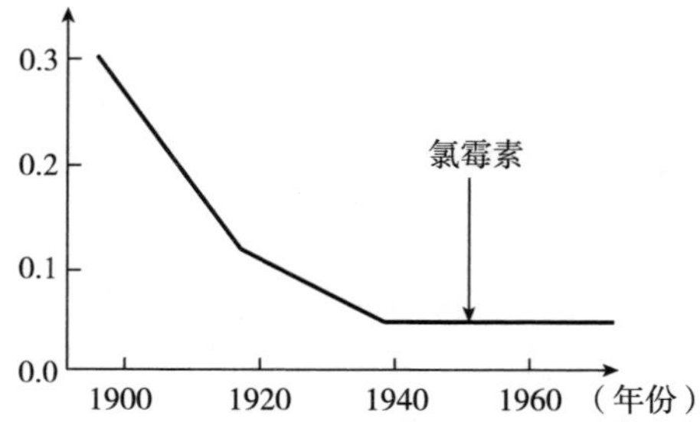

图 1－4　伤寒在不同年代每千人的死亡率

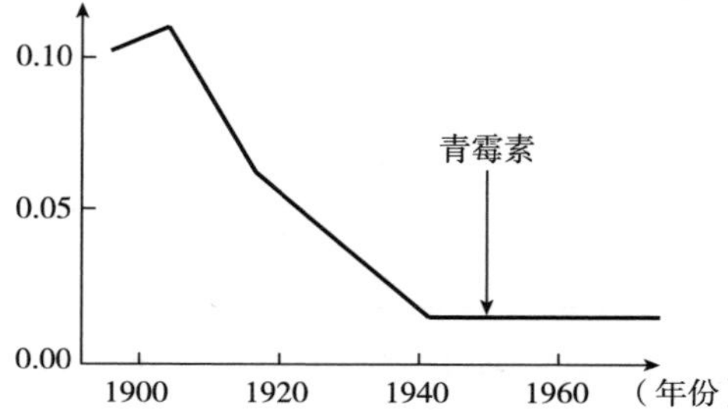

图 1－5　猩红热在不同年代每千人的死亡率

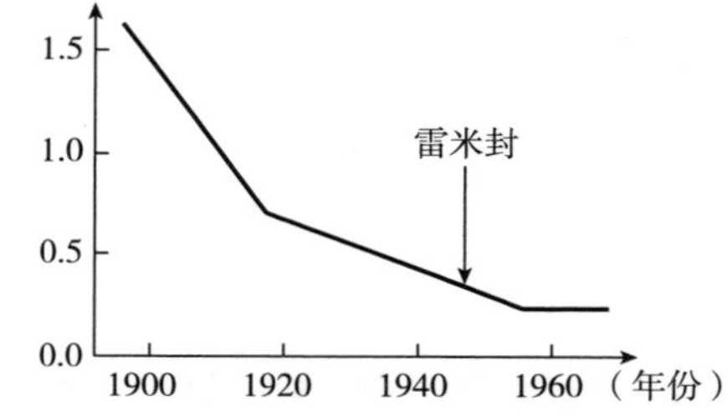

图 1－6　肺结核在不同年代每千人的死亡率

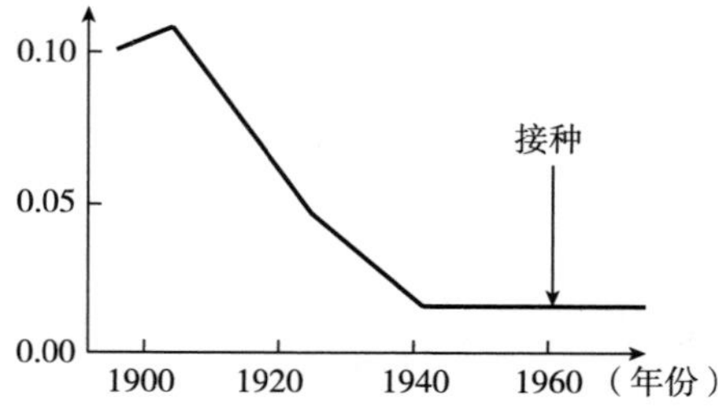

图 1－7　麻疹在不同年代每千人的死亡率

资料来源：Mckinlay，John B.，Sonja M. Mckinlay. The Questionable Contribution of Medical Measures to the Decline of Mortality in the United States in the Twentieth Century［J］. Milbank Memorial Fund Quarterly/Health and Society，1977，55（3）.

从图1－4到图1－7可以看到，有效医疗服务的治疗方法基本上是在人口死亡率大幅下降后才出现的，也就是说即使人类没有发明这些有效的药品和医疗方法，威胁到人类生存的可怕的传染病所导致的死亡率也将逐步减弱或消除。人类在征服这些可怕的疾病的过程中，并非药品起了关键的作用。那么，是什么因素在这个过程中发挥了关键的作用呢？这个问题关系到财政对公民健康保障路径选择切入点的确定。维克托·富克斯对20世纪人口死亡率大幅度下降的原因进行分析后得出①："认识到医疗保健对人口死亡率的下降几乎没有起到作用这一点是很重要的，这其中准确的原因并不清楚，但人们生活水平的提高、文化和教育的传播对此都起到了作用。"国外许多学者赞同营养状况的改善在这其中发挥了首要作用，著名经济史学家罗伯特·福格尔（Robert Fogel）认为：人口死亡率在历史上的下降中有40%应归功于营养状况的改善②。一个人若有健康平衡的饮食、足够的营养和良好的外部环境，那么他的免疫功能就将得到提升，对疾病的抵抗力也将大大增强。

从以上内容可以得出，公众的健康保障不是首先和主要寄托于"健康→医疗"这样一个狭隘的循环之中，后面我们会看到美国医疗卫生费用高涨的主要原因就是陷入到了"健康→医疗"这个困境之中。由此可以得出一个结论：公立医疗机构与财政投入对公民的健康保障路径选择切入点的确定，首先不是生病后的医疗服务救治，而是对公民的健康预防和营养保障等。比如，传染病的及时发现和预防、疫苗的接种、健康的食品保障、优良的空气质量、安全清洁的水等。

由以上分析得出的结论是：

（1）若医疗服务机构以利润或创收为目标，医疗卫生服务的选择路径自然就会首先选择以治疗为主要手段，即"医疗→健康"。而财政对疾病的预防、疫苗接种、健康的食品保障、优良的空气质量、安全清洁的水等也就会出现投入不足、政府监管不到位等。

（2）"公益性"医疗卫生服务与财政投入的路径选择是：①公民→健康预防→公民健康；②公民→健康预防→医疗服务→公民健康。

"公益性"医疗卫生服务与财政投入的选择路径：

（1）公民→健康预防→公民健康。之所以选择这样的路径，是因为这样的选择既有利于公民的健康，又能提高财政投入资金的使用效益和节省财政资金。如果一个人通过公共卫生项目，采用提前健康预防措施，就能保持身体健康。这

---

①② ［美］舍曼·富兰德（Sherman Folland），艾伦·C. 古德曼（Allen C. Goodman），迈伦·斯坦诺（Miron Stano）. 卫生经济学（第三版）［M］. 王健，孟庆跃译. 北京：中国人民大学出版社，2004.

样既减少了生病后到医院的治疗，花费也会少很多。比如，前面谈到的公共卫生项目中预防小儿麻痹项目，也就是小孩服用的糖丸。若小孩采取预防措施服用了糖丸，则不会发生小儿麻痹；若小孩没有服用预防小儿麻痹的糖丸，以后得了小儿麻痹后，到医院治疗小儿麻痹会需要很高的医疗（药）费。然而，在现实中，人们可能会因信息不完全从而低估公共卫生防疫措施的作用，贫困地区或贫困家庭也可能会出于经济原因，放弃公共卫生防疫措施等。但是，若放弃或不重视公共卫生预防，一旦生病，不论是个人花费还是财政投入的一般公共预算和医保都会大幅度增加。

中华人民共和国成立之初，中国政府首先采取预防为主的医疗卫生方针，把有限的国家财政资金投入公共卫生预防和初级医疗卫生服务的项目上，使中国在有限的财政投入下，医疗卫生事业却取得了举世公认的巨大成就。关于这方面的内容将在第四章进一步论述。

（2）公民→健康预防→医疗服务→公民健康。公民的健康预防是第一道健康防护墙，但是，第一道健康防护墙不能把所有的疾病防护住。因此，第一道健康预防的防护墙没有防护住的疾病，就需要到医院接受医疗服务了。由于公民健康有了第一道健康防护墙，到医院接受医疗服务的病人就会减少。

"公益性"医疗卫生服务就是医护人员提供医疗服务对接受服务的一方没有经济利益追求的企图，医院、医生合理利用医疗卫生资源、维护人民身体健康和治病救人是其主要职责。因此，"公益性"医疗卫生服务就会首先选择维护人民群众健康预防的第一道健康防护墙；财政投入的路径选择也是首先保证健康预防的公共卫生经费需求，其次才是对疾病治疗方面的财政投入。财政投入应当首先投入到收效大和成本小的公共卫生项目，财政投入应当排序。

公民在很多时候通过健康预防就能达到身体健康的目的，在健康预防失效后，即患者生病后才需要医院提供疾病治疗。也就是说，财政和政府相关管理部门要优先金额保障疾病的预防、疫苗接种、健康的食品保障、优良的空气质量、营养不良症、安全清洁的水等；然后是基本医疗服务。

总之，以利润或创收为目标的医疗服务机构，几乎不会重视健康预防。而当一个社会的医疗服务机构主要是以利润或创收为目标时，财政和社会医疗保险对于健康预防就会投入不足，这个社会将把医疗卫生资源更多投入到患者的疾病治疗上。从经济利益的局部看，这样做有利于医院、医生，也能促进区域经济增长；但从全社会整体看，这既不利于公众的健康，也不利于财政投入效益的提升，整体上是全社会医疗卫生资源使用效益的下降和浪费。

第四节　小结

本章首先从公共财政理论和经济学的视角，对医疗卫生的内涵进行了界定和拓展。同时提出在现代社会，医疗卫生已经不仅仅是个医学问题，更是一个社会资源使用、分配与生产的经济学问题。这自然就产生了市场与政府在医疗卫生中各自要发挥什么作用以及如何协调配合等问题。

现代社会负外部效应愈演愈烈，原来狭义的公共卫生含义及其以此所制定的一系列公共卫生政策已经不适应工业化、城市化发展的需要。本章从公共产品和外部效应理论分析公共卫生内涵，将公共卫生分为公共产品性质的公共卫生项目和外部效应公共卫生项目，拓展了公共卫生的内涵。对于公共产品性质的公共卫生项目，社会公众即使不付费也可能从这些公共卫生服务中受益。公共产品可以免费搭车，若让市场来供给公共产品性质的公共卫生项目，会出现市场不供给或供给不足。现代社会外部效应公共卫生对于人类社会影响很大，因此，本章专门对外部效应公共卫生进行了讨论。外部效应的影响是在价格机制以外传递的，从而导致市场失灵。因此，政府及其公立医院等外部效应公共卫生项目需要对其进行干预。

公共产品性质的公共卫生项目和外部效应公共卫生项目存在市场失灵，需要政府使用一般税收或者财政预算中一般公共预算来提供。需要强调指出的是公共卫生和医疗服务在很多时候难以截然分开。因此，公立医院既有医疗也有公共卫生的主要任务。尤其是传染病在初期往往首先在医院发现，治疗也主要由医院提供医疗服务。

医疗服务包括基本医疗服务与非基本医疗服务。本书是基于医疗服务特异性和公共财政视角把基本医疗服务界定为准公共产品。基本医疗服务被公认为人人都应该得到的不可缺少的医疗服务。基本医疗服务项目不是固定不变的，它是根据国家的财力和社会经济的发展而不断调整保障范围和保障标准的。基于医疗服务特异性，即使非基本医疗服务也不应按普通商品看待，不能完全按照普通商品的市场交易规则提供。

以利润或创收为目标的医疗服务机构，几乎不会重视健康预防，也不会将医疗卫生资源更多地投入到患者的疾病治疗上。从经济利益的局部看，这样做有利于医院、医生，也能促进区域经济增长；但从全社会整体看，从医疗卫生服务与财政投入的最终目的看，这既不利于公众的健康，也是对医疗卫生资源的浪费。因此，医疗卫生服务的财政投入路径应该进行择优选择。预防是基础，健康预防失败后，才是第二道防线即疾病的治疗，应该跳出“医疗→健康”的怪圈。

第二章　医疗服务特异性分析

第一节　医院和医生与患者间存在强信息不对称

在充分的市场竞争中，若 $\Phi = \{1, 2, \cdots, m\}$ 为需求集，$\Omega = \{1, 2, \cdots, h\}$ 为供给集，在市场机制作用下，市场供给与市场需求会达到均衡，即 $q_s(p^o) = q_d(p^o)$，$q_s = q_d$，$q_s = \sum_{i \in \Phi} q_i(p, w)$，$q_d = \sum_{j \in \Omega} q_j(p, P, y_j)$。$q_s$ 为市场供给，q_d 为市场需求，p 为商品价格，w 为要素价格集，P 为其他商品价格，y_j 为该消费者的收入。然而，在市场机制作用下，市场供给与市场需求实现均衡，有一个重要的前提，就是供给者与需求者或者说生产者与消费者之间，对相关交易的信息的掌握是充分且对称的。

在医疗服务信息不对称的条件下，市场供给与市场需求实现不了均衡，即 $q_s(p^o) = q_d(p^o)$，p^o 是市场均衡时的价格，市场均衡时的价格就不能成立，也产生不了医疗服务双方满意的市场均衡价格。

信息不对称理论对于医院和医生与患者之间，运用一般市场交易规则很难运作给予了很好的诠释。病人不知道什么医疗保健服务是必要的和合适的，医生可能增加对患者的医疗服务。在价格没有变化的情况下，在美国增加外科医生的数量会导致手术数量的增加即出现了供给创造需求，这种情况已经有了证据，相当多的证据说明，许多医疗服务事实上可能是不合适的①。对于患者来说，患者的治疗和用药是由医生来确定的。医生也难以和患者及家属展开充分有效的交流。一方面，医生的社会责任感和使命感要求医生对患者开诚布公。另一方面，医生在追逐经济利益的情况下，选择治疗费用较高的方案以获得更多的收入。

---

① ［美］约瑟夫·E. 斯蒂格利茨（Joseph E. Stiglitz）. 公共部门经济学［M］. 郭庆旺等译. 北京：中国人民大学出版社，2008.

在患者或第三方买单的情况下，因经济利益的驱动，很难避免出现小病大治、用昂贵的药物等情况。因此，在经济利益驱动以及信息不对称条件下，很容易形成医院和医药企业之间的经济利益链，即医疗（药）价格虚高→医院利润空间提高→医生利益增加→药品进入医院竞争力增加→药厂销售量增加→药厂、医院发展壮大。

假设医院是公立医院，但是对医院主管领导和医生的考核制度，没有全面系统的公益事业的考核指标，即使是公立医院仍然存在经济利益驱动。因此，在信息不对称条件下，在公立医院和医生没有公益性的考核指标或公益性管理制度约束力不够的条件下，必然出现各级公立医院和医生追求本身经济利益的潜规则盛行的现象。按照这样的潜规则运行，真正价廉物美的药品很难进入医院，道德高尚又医术高超的医生也得不到应有的薪金和重用，从而出现劣等品排挤优等品的逆向选择。

假设医院是私营医院，私营医院追求盈利是医院运营的正常行为。由于医疗服务存在强信息不对称，不可能实现依靠市场竞争的价格机制。需求方或者说患者，在医疗服务存在强信息不对称条件下属于弱势一方。若医院和医生存在强经济利益驱动，就会导致医院和医生选择费用高的治疗方案和药品成为一种普遍行为。因此，在现实中，就存在着医药代表向医院、医生贿赂的情况。如果进一步了解，会发现外资医药企业对医院、医生有贿赂问题，国内的医药企业也同样存在这样的情况。医院所销售的药品有很大比例都是国内医药企业生产的。“葛兰素史克案”就很好地诠释了在医疗（药）存在强信息不对称条件下，具体用药的患者即需求方根本无力对药品价格讨价还价。

患者在治疗过程中，选择什么药、选择什么治疗方案，患者及其家属是无能为力的，都是医院通过医生给患者选择。在公立医院治理结构改革过程中，一些学者希望通过引进市场竞争机制，达到公立医院改革的目标。信息不对称理论以及现实表明，在医院和医生与患者间存在强信息不对称的条件下，需求方或者说患者的力量是很微弱的，在供求双方信息严重不对等的条件下，市场供求双方的力量很不平衡。在公立医院治理结构改革中，主要通过引进市场竞争机制是不能实现公立医院改革目标的。

第二节　医院和医生诱导医疗需求模型

一、模型分析

上一节分析到，在一个充分竞争市场的模型中，消费者做出理性判断的基础是信息充分。供求关系的均衡状态是建立在供求双方拥有价格、质量等充分信息的基础之上的。但是信息这种稀缺资源在现实经济社会系统中从生成、传递到反馈的过程中，并不能保证所有社会主体均能获得①，尤其是医、患之间，关于此方面内容在上节中进行了分析。不完全信息和非对称信息是提供医疗服务过程中的突出特征，在此条件下，医院、医生很容易实现诱导医疗需求的情况发生。

图 2－1 是医院或医生诱发医疗需求情况。若在市场机制作用下，当医院独立核算、自负盈亏时，医院必然要追逐盈利，追求利润最大化。医院要实现利润最大化，最简单的办法就是把医生的收入水平同医生的看病治疗费用建立联系。因此，以营利为目标的医院常常要把医生的收入水平同医生看病治疗（开药）费用建立关联。医院和医生在利益动机的激励下，总是想把医疗（药）费推高。在现实中常常表现为：①医生让患者多做检查、多开药等。结果是需求曲线从 D 移动到 D_1。在医药费用价格不变的条件下，医院的总收益为 PQ，当需求量从 Q_0 增加到 Q_1 时，医院总收益从 P_0Q_0 增加到 P_0Q_1，总收益增加量是 $P_0Q_1-P_0Q_0=P_0$（Q_1-Q_0）。②需求量没有变化，医生通过使用价格高的药品和治疗手段等使价格从 P_0 增加到 P_1，医院总收益从 P_0Q_0 增加到 P_1Q_0，总收益增加量是 $P_1Q_0-P_0Q_0=Q_0$（P_1-P_0）。③上述两种方法综合运用，医院的总收益的增加量是 $P_1Q_1-P_0Q_0$，此时的结果大于上述两种方法增加量之和。

此外，医院和医生也具备了推高医疗（药）的能力和手段。这是因为医疗服务是一种专家服务，具有天生的非同质性和医疗服务供给方信息垄断性，医生对疾病严重程度、治疗手段的有效性、医疗（药）服务的适度性等信息更为了解。相比之下，患者及其家属由于缺乏医学知识和对疾病的恐惧心理，对医生往往持服从态度。在这种情况下，即使存在独立于医院的第三方监督机构也很难进行有效监督。那么，兼具医疗服务建议者和服务提供者双重身份的医院和医生就

① 王建华，李录堂．信息不对称的激励功能研究［J］．当代财经，2009（9）．

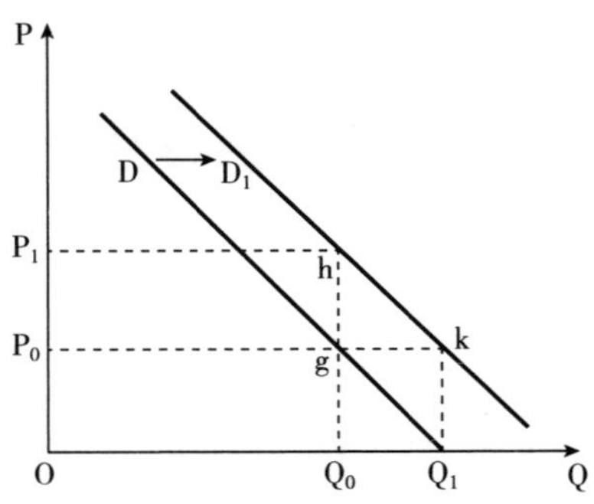

图 2－1　医院和医生诱发医疗需求

可以很方便地实现诱发医疗需求的目标。事实上，即使存在独立于医院的第三方监督机构，也只能在一定程度上起作用，只要医院和医生以营利为目标，医院和医生推高医疗（药）费就无法避免。这种情况在美国也屡见不鲜。在医院里住院患者通过私人医疗保险支付和社会医疗保障支付对于医院的盈利能力是不同的，相对于私人医疗保险支付，社会医保对医院的经济贡献更大①。这主要是医院和医生对于由财政支持的社会医保的患者更易实现医疗服务的诱导。哈维·S. 罗森指出："更为复杂的情况是，可能你言听计从的人即你的医生，恰恰是要向你出售这种商品的人。"② 结果是存在医生推荐病人接受更高医疗服务水平的趋势。

结论是不论医疗服务市场化的竞争程度如何，只要存在医院以营利为目标和医生的收入同看病治疗（开药）费用挂钩的提供方式，医院、医生诱发医疗需求的情况都无法避免。

二、现实考察

美国面对老年保健制度的医疗保健费用增长快速，曾经实行对医疗价格冻结的办法。但是，实践证明还是无效。即使在 1984～1986 年医疗价格冻结期间，美国每个老年保健制度加入者的医疗保健支出还是以 10% 左右的速度继续增长。这主要是医生通过增加提供老年保健制度加入者的医疗服务量来抵消医疗价格冻

① Bernard Friedman，Neeraj Sood，Kelly Engstrom，Diane Mckenzie. New Evidence on Hospital Profitability by Payer Group and the Effects of Payer Generosity［J］. International Journal of Health Care Finance and Economics，2004（4）.

②［美］哈维·S. 罗森（Harvey S. Rosen）. 财政学（第六版）［M］. 赵志耘译. 北京：中国人民大学出版社，2003.

结对他们收入的影响①。

1960～2000年美国医疗费用增长了400%，医疗服务价格的增长比其他商品价格的增长要快得多。2004年美国的医疗保健支出人均是6102美元，英国的医疗保健支出人均是2546美元；而同期高福利国家芬兰的医疗保健支出人均是2235美元，瑞典的医疗保健支出人均是2825美元②。

其实很大程度上，美国的医疗保健费用这么高是医疗供给诱导需求所导致的。在医疗服务行业，容易实现供给创造需求或者说诱导医疗需求。只要医生建议手术，信息有限的病人很可能同意接受手术。在美国阑尾切除术发生的频率是挪威的2倍，子宫切除术发生的频率是日本的6倍，增加外科医生的数量会导致手术数量的增加，即使价格根本没有变化③。

在日本，由于建立了医生给患者开药获得相关联的经济回报，日本的医生除向患者开药外，还可以向医药公司购买药品，再卖给病人，从而获得利润。这种方式导致日本医生多给病人开药。结果是日本病人的人均药品费用显著高于美国④。表2－1是中国诱导需求状况。

表2－1　1996～2010年中国高危产妇比重　　单位：%

年份	1996	1997	1998	1999	2000	2001	2002	2003	2004	2005	2006	2007	2008	2009	2010
比重	7.3	8.1	8.6	9.2	10.0	11.1	11.9	11.8	12.4	12.8	13.0	13.7	15.7	16.4	17.1

资料来源：《中国卫生统计年鉴（2011）》，国家卫生和计划生育委员会网站，卫生统计栏目。

从表2－1中可以看到，中国自从1996年有了高危产妇比重统计数字以来，高危产妇比重呈上升态势。其中，1996年高危产妇比重为7.3%，到了2010年高危产妇比重上升为17.1%。从医学常识来讲，高危产妇比重应该是个恒定值，不应随着时间的推移而呈现出增长趋势，而中国高危产妇比重14年间增长了两倍多。为此，不能不做出深刻的反思和推测。因为在医院界定为高危产妇后，接

① ［美］大卫·N. 海曼（David N. Hyman）. 财政：现代理论在政策中的应用（第六版）［M］. 章彤译. 北京：中国财政经济出版社，2001.

② World Health Organization. World Health Statistics 2005［R］. Geneva：World Health Organization，2005.

③ Klim Mcpherson. International Difference in Medical Care Practices［J］. Health Care Financing Review，Annual Supplement，1989（12）：14.

④ ［美］雷克斯福特·E. 桑特勒（Rexford E. Santerre），史蒂芬·P. 纽恩（Stephen P. Neun）. 卫生经济学：理论、案例和产业研究（第三版）［M］. 程晓明等译. 北京：北京大学出版社，2006.

下来就是医生要为孕产妇做剖腹产分娩，而孕产妇做剖腹产分娩和孕产妇自然分娩所用的医疗（药）费相差很大。因此，高危产妇比重上升。这其中的主要原因是孕产妇自然分娩对医院和医生的经济贡献少，孕产妇剖腹产分娩对于医院和医生来讲都能获得更多的经济利益。

改革开放以来，中国的公立医院逐步把创收指标引入医院管理中。调研中发现，医生为了经济利益，不论患者伤风感冒轻重，医院的医生一般都会让患者输液加服抗菌药再加上中成药等治疗。即使是社会医疗保险控制的医疗项目，医院和医生通过诱导患者自费，比如在做手术时，医生常常让患者或家属选择使用国产的还是进口的医疗器材，同时又说明进口医疗器材多么好，在这种情况下，患者常常选择进口器材。这种情况在国外也屡见不鲜，城市医院能够将医保支付减少的部分医疗费转移到私人付款人处①。

第三节　医疗服务垄断性和效果不确定性导致较强价格机制失灵

一、模型分析

有学者认为：在医疗服务领域运用市场机制的供求关系所产生的价格进行调节，也就是在医疗服务领域引入市场机制，让医院间开展市场竞争，达到公立医院提高效益、降低价格的目的。下面就是要论证医疗服务的垄断性和特殊性以及医疗服务效果的不确定性导致了较强的市场价格机制失灵。

在市场中，较高的价格趋于减少消费者的购买量，同时刺激生产。较低的价格刺激消费，抑制生产，价格在市场机制中起到了平衡的作用②。

在亚当·斯密的自由放任的竞争市场模型中形成的有效的市场价格，有两个显著特点：一是供求双方很多；二是提供的产品是同质的。在充分的竞争市场中，在市场机制作用下，市场供给与市场需求会达到均衡，即 $q_s = q_d$，$q_s = \sum_{i\in\Phi} q_i(p, w)$，$q_d = \sum_{j\in\Omega} q_j(p, P, y_j)$。其中，$q_s$ 为市场供给，q_d 为市场需求，p 为所

① Vivian Y. Wu. Hospital Cost Shifting Revisited: New Evidence from the Balanced Budget Act of 1997 [J]. Int J Health Care Finance Econ, 2010 (10).

② [美] 保罗·萨缪尔森，威廉·诺德豪斯. 经济学（第十四版）[M]. 胡代光等译. 北京：北京经济学院出版社，1996.

买商品价格，w 为要素价格集，P 为其他商品价格，y_j 为该消费者的收入，$\Phi = \{1, 2, \cdots, m\}$ 为需求集；$\Omega = \{1, 2, \cdots, h\}$ 为供给集或者说企业集。在充分竞争的市场经济中，市场供给与市场需求实现长期均衡。在长期均衡中，首先是供求相等，$q_s(p^o) = q_d(p^o)$；其次是任一供给者在长期中的利润为零，即 $\Pi_i(p^o) = 0, i = 1, 2, \cdots, n$。零利润包括了企业的正常利润，供给者获得企业的正常利润。如果较高的价格使企业获得额外的经济利润，则在充分竞争的条件下，就会有新的企业进入该行业；反之，如果低价导致已有的企业不能获得正常利润或者说获得了负的经济利润，则会使已有企业退出该行业。

通过市场价格变动→生产规模变动→市场供求变动→价格变动这样一种循环往复的运动方式，调节着生产者与消费者或者说供给与需求之间的关系。市场价格变动引起供求关系发生变动。因为价格的变动直接关系到供求双方的经济利益，为了各自的经济利益，供给者和需求者总是迅速、自动地对供给量和需求量作出重新安排和调整。

问题是现实中医疗服务的市场供给同有效竞争市场模型相差甚远：一是医院存在垄断性，医院、医生提供的医疗服务，由于每个人的身体状况、年龄、性别等差异，即使是相同的病，医院对患者病情的治疗也不可能像现代化工厂一样进行标准化、批量生产；二是医生提供的医疗服务具有天然垄断性、一对一的专家性质的服务；三是医疗服务效果的不确定性。像加拿大、美国等发达国家，人们生病后的看病流程一般是先找全科医生或家庭医生，由全科医生或家庭医生先对患者的病情做出初步判断和治疗。若病情需要，由全科医生或家庭医生为患者预约专科医院再进行专科医疗服务。我们采访到一位到美国加州大学旧金山分院医疗中心（UCSF medical center）看病的中国患者，在国内医生诊断为脊椎肿瘤，在美国为他看病的主治医生是神经外科医生 Dr. Chou，这位美国主治医生对这位患者整个问诊过程用了一小时，同时介绍了脊椎肿瘤、骨髓瘤等治疗情况的不同。然后，治疗中心通过穿刺活检等检查后，得出骨髓瘤的结论，Dr. Chou 表示，患者不需要手术，运用放射治疗的方法即可。但是，国内的一位医生对这位患者检查的结论是脊椎肿瘤，并要求尽快做手术，否则会短时间内瘫痪。假设医生没有其他企图，即使是相同的病情表现形式，不同的医生得出的结论都不一定相同。因此，如果医院和医生追求经济利润最大化，医疗服务的供给者很容易利用医疗服务的垄断性和特殊性夸大病情，从而牺牲患者的利益。

如图 2－2 所示，在垄断条件下，边际收益线位于需求曲线的 D 点的下方，垄断势力索取的价格将超过生产的边际成本，价格与边际成本之间的差距产生了福利损失。因此，医疗服务领域存在着明显的市场价格机制失灵。如果长期内供给是完全弹性的竞争性供给，供给曲线为平均成本 AC 线，也是边际成本 MC 线，则竞争性的价格和产量分别是 P_0 和 Q_0。如果该行业是垄断的并且需求和成本是不变的，利润最大化的产出为 Q_1，此时 MR = MC，垄断价格为 P_1，福利损失由三角形 ABC 表示。

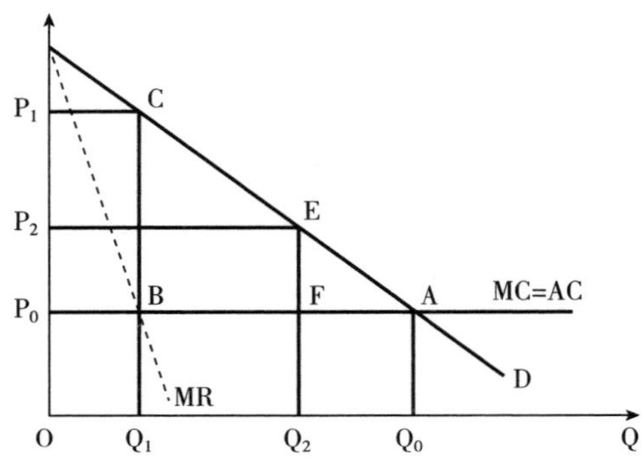

图 2－2　医疗服务的垄断导致的价格机制失灵

如果此时政府对医疗卫生服务的价格进行适当管制，可以在一定程度上减少由垄断造成的福利损失。假定政府设定医药费最高限价为 P_2，垄断者的边际收益在产量小于 Q_2 前都是水平的，等于 P_2。在产量为 Q_2 前，边际收益都超出了边际成本，因此，垄断者至少会提供 Q_2 数量的产品和服务。当利润最大化的产出是 Q_2 时，福利损失将减少四边形 EFBC，由原来的三角形 ABC 变化为三角形 AFE，△ABC－△AFE＝四边形 EFBC，由此可以得出，政府的价格管制可能是降低价格、减少垄断者获取垄断利润、减少福利损失的一个有效工具。

尤为重要的是医疗服务在很多情况下充满着不确定性。在很多情形下，医疗服务通过供求关系难以形成有效的市场价格，运用价格的高低调节医疗服务的供求量，在许多时候不起作用。有证据显示医院的竞争增加了成本和价格，并导致一些相反的效果，医院是非价格竞争的例子，患者就医也是考虑一系列的非价格因素，对于医疗服务价格非常不敏感①。

① Ana Xavier. Hospital Competition, GP Fundholders and Waiting Times in the UK Internal Market: The Case of Elective Surgery [J]. International Journal of Health Care Finance and Economics, 2003 (3).

二、现实考察

杰弗里·哈里斯（Jeffrey Harris）[①] 讲道："X 先生发烧、咳嗽，于是去看 A 医生。胸部 X 光透视检查发现了阴影，他住进了医院，医生给他注射了青霉素，这让他的烧退了，但 X 光复查发现阴影没有消失。于是对 X 先生进行痰液检查，查出了肺癌。进一步的研究表明，外科手术可以切除病灶。于是进行手术，不幸的是，X 先生发生了术后大出血，随后还发生了心力衰竭，医生宣布进行紧急复苏抢救。X 先生被转移到特护室，插着胸管，戴着呼吸器。血管的专项扫描发现了出血点，于是再次进行手术。这番描述的寓意是医院服务不像可预见的流水线作业，而是每个患者都很独特，因人而异。"[②]再比如在本书调研中，某医院急诊科医生讲述了一次抢救急救病人的例子。2015 年某月某日医院急诊科收治了一名头部受伤的患者，面部都是鲜血，右额头有两道伤口，患者用手捂住伤口，喊着救命，血不断从患者指缝往外涌。医生当时直观感觉患者有可能伤到了动脉。急诊科医生的第一反应就是立马和护士扶着患者到清创室，赶紧量血压，发现患者虽然喝了酒，但意识清醒。患者说自己由于血小板缺乏导致了凝血功能障碍，急诊科医生赶紧给患者止住了血。但三四分钟后，患者出现呼吸困难、胸闷等。急诊科医生考虑到可能是创伤性休克，立刻要将患者转移到抢救室。急诊医生在对这位患者的救治过程中，患者的血氧饱和度已经不到 70%，如果不及时给氧，会有生命危险。给患者输氧时，患者已基本无法自主呼吸，需要通过医生手捏球囊的简易呼吸装置来供氧，20 分钟后，患者面色红润了，血氧饱和度也到了 90%，血压也上来了。这说明医疗服务在很多情况下具有不可预见性，医生在许多时候的决策，尤其是在对病重患者抢救的过程中，存在着正外部效应。正是这种正外部效应或者说道德和良心支配着医院的医生为病重患者进行合理的紧急复苏抢救，而在此时，他的市场价值是被排除掉的，也无法用市场价格去衡量。医疗服务提供者不像市场上普通商品的提供者，尤其是在急诊情况下，医生更像消防员，匆促地为急救患者提供服务。要求医院或医生在治疗前就同患者或者患者的代理人政府进行谈判，并给出一个精确的、就像市场上那样通过供给与需求形成满意的价格谈判是不可能的。医疗服务的信息不对称、信息不完全和医疗服务

---

① 杰弗里·哈里斯（Jeffrey Harris）是美国经济学家，同时也是一名出色的医生。Harris 论证了医院市场化存在的黑洞现象，并指出：医院主要是通过非市场价格决策机制，医疗服务在很多情况下具有不可预见性，他在多年的从医经历中得出了哈里斯模型。

② ［美］舍曼·富兰德（Sherman Folland），艾伦·C. 古德曼（Allen C. Goodman），迈伦·斯坦诺（Miron Stano）. 卫生经济学（第三版）［M］. 王健，孟庆跃译. 北京：中国人民大学出版社，2004.

效果的不确定性，也使医疗服务的提供者和购买者难以展开讨价还价的谈判。这样一来，医院与患者、医生与患者之间的强信息不对称就产生了。即使存在独立于医院和患者的第三方，起的作用也很有限。医生在治病过程中，在很多情况下是用非价格决策规则支配他的医疗行为。如果医院和医生追逐经济盈利，医疗服务的供给者很容易利用医疗服务的垄断性和特殊性牺牲患者的利益。另外，医疗服务的特异性还表现出，患者常常会认为，在医院花钱治病，医生就一定会治疗好，从而对人自身身体的复杂性和医疗服务效果的不确定性认识不足，这也是医、患矛盾的一个原因，也是医疗服务特异性的现实表现。对于无故意医疗失败，若政府财政或社会医疗保险没有强有力的支持措施，一旦对患者的治疗没有达到预期效果或治疗失败，患者很可能将责任推给医生，这种现象在现实生活中常有发生。因此，政府需要充分认识到医生职业的特殊性和医疗服务的特异性，通过构建一个防护网来对医生给予尊重和保护。

即使是在第三方或政府购买医院服务模式下，第三方或政府与医院之间也不可能像市场交易那样，运用市场供求机制形成市场价格。医院和医生是用非市场交易的价格决策规则进行的，而第三方或政府是不能够了解其中的真正成本费用的。“公益性”的有良知的医生和护士面对患者痛苦的呐喊和尖叫，会像战场上的战士一样匆忙地进行战斗即提供医疗服务。因此，医疗服务消费存在着较强的价格机制缺陷，企图在医疗服务领域引入市场竞争机制，提供医疗服务，并运用市场竞争规则确定价格，这是不可能实现的。医疗服务领域存在着明显的市场价格机制失灵。

现实中在经济利益驱动下，医院和医生尽可能使用价格虚高和药价贵的药品。中医是我们的祖先留下的非常重要的遗产，在过去的3000多年间，中医为中国人民解决了无数的病痛。中华人民共和国成立后，提倡中西医结合，中医得到了大力发展。中医在实际中的运用所具有的简便易行、价格低廉的特征，为中国的医疗服务发挥了重要作用。2015年10月中国药学家屠呦呦获诺贝尔生理学或医学奖就是一个标志性成就。然而，改革开放以来，在经济利益的驱动下，中医中药运用得越来越少。很多传统的药品疗效可靠而且稳定，副作用清楚可防，但是因为价格低廉，医院和医生在经济利益驱使下，都不愿意使用。中国中医中药具有的简、便、廉、效的特点，尽管患者愿意使用，但其在医院里的使用量却越来越少。2010年中国公立医院的住院收入中，中药收入与西药收入之比为5.8%[①]。即

① 《中国卫生统计年鉴（2013）》，国家卫生健康委员会网站。

便是在中医医院，西药收入也占有绝对高的比重。1997 年北京市对医院用药调查显示：在北京地区医院药品销售额前 50 位的药品中，进口药物占 62.8%，合资企业生产的药品占 28.38%，国产药品占 8.57%[①]。例如，抗菌素环丙沙星国产每支 16 元，进口每支 148 元，一支同类药进口是国产的 9 倍多。

一般来说，外科手术的费用或利润高于内科治疗。因此，现实中外科手术扩大化成为趋势。例如，上面讨论的 1996～2010 年中国高危产妇比重妇女自然分娩比率下降而剖腹产比率上升就是很好的例证，类似的案例在现实中数不胜数。

第四节　医院间的自由竞争导致医疗费越来越贵

改革开放之初，哈佛医学院院长一行访问中国的协和医院时谈到，医疗服务在美国变成了生意，并提示中国要注意此问题在中国发生[②]。医疗服务在美国变成了生意引起了三个突出问题：一是医院间竞相进行医疗装备竞赛吸引患者；二是由此而来的医疗（药）费用高昂；三是放松疾病预防，重视疾病治疗。然而，改革开放以来，中国提供医疗卫生服务系统也在沿着美国医疗卫生服务系统所走过的路推进，美国医疗卫生系统的突出问题在中国或在有些地方已经变成现实，详细讨论将在本书后面部分展开。

假设医院是自负盈亏且医院之间可以自由竞争。医院要生存和发展，必须吸引更多的消费者（患者）。若一个需手术治疗的患者面前有 A 和 B 两家医院，A 医院医疗设备先进，是个大医院，B 医院医疗设备次之，是个中型医院。患者将选择哪个医院就医？一般来说，患者基于生命攸关、生命无价和手术治疗不是普通商品服务，以及选择错了不可以重来这样的理念选择医院，理性的选择是 A 医院。事实上，不需手术而需其他方法治疗的患者也同样是以这样的理念选择医院的。于是 B 医院为了吸引患者也必然购买先进的医疗设备和聘名医，以吸引患者。最后结果是在自由竞争的医院市场竞争中，生存下来的都是一流且医疗设备齐全的医院。而患者到医院看病，做什么检查、用什么方法治疗都是医生安排，这就为患者分摊医疗设备成本提供可能。结果是医院间的自由竞争导致医院的医疗装备竞赛，最后导致医疗费的昂贵。

下面再用博弈论分析，A、B 两家规模基本相同的医院都在独自决定是否引

---

① 邱鸿钟．新编卫生经济学［M］．广州：华南理工大学出版社，2002.

② 朱文轶．垄断的大医院［EB/OL］．香港中文大学，中国研究中心网站，2005－08－22.

进肺器官移植新技术和新设备。如图 2－3 所示，若 A、B 两家医院都不购买装备，利润为 M 亿元。若 A 购买，B 不购买，A 利润为 2M/3 亿元，B 将损失 M/3 亿元。若 A 不购买，B 购买，A 将损失 M/3 亿元，B 利润为 2M/3 亿元。若 A 购买，B 购买，A 利润为 M/3 亿元，B 利润为 M/3 亿元。那么，两家医院的策略选择是什么？

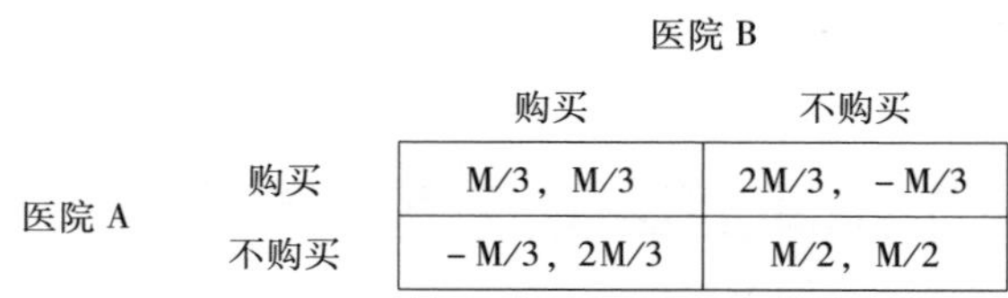

		医院 B	
		购买	不购买
医院 A	购买	M/3，M/3	2M/3，－M/3
	不购买	－M/3，2M/3	M/2，M/2

图 2－3　医院间的医疗装备竞赛博弈

若两家医院的策略是都不购买，总利润为 M 亿元。问题是 A、B 两家医院即便是一开始合作，但在利润的驱动下，必然会有医院打破规则，若 A 医院为了经济利益最大化，将导致 B 医院经济利益受损。若 A 医院的经济利益最大化：$\text{Max}\prod_A = 2M/3$，此时，B 医院经济利益将是最小化：$\text{Min}\prod_B = -M/3$；反过来，若 B 医院经济利益最大化，$\text{Max}\prod_B = 2M/3$，A 医院的经济利益将最小化，$\text{Min}\prod_A = -M/3$。按照博弈论的观点，两家医院都将选择购买。因为，两家医院即使达成一致不购买，这种情况也不会长期保持，盈利和竞争的动机也会促使医院购买，更何况两家医院是竞争对手，达成一致不购买的协议较难。因此，两家医院都有其优超策略，即无论 B 如何选择，A 选择购买的利润都将大于不购买，所以 A 的选择是购买。类似地，B 的优超策略也是选择购买。

以上是以两家医院为模型进行分析的，现实中仅三甲医院就有很多这样的案例。在多家医院的情况下，选择都不购买的可能性是零。若医院在经济利益驱动下，竞争和盈利的驱使必然会有医院带头购买最先进的医疗设备，在信息不对称的条件下，医院拥有最先进的医疗设备是吸引患者的最直观和最有效的手段，一家医院购买后，随之而来的就是其他医院纷纷仿效购买一流的医疗设备。结果就出现了医疗装备竞赛，从而导致医疗费越来越贵。

第五节　医疗服务特异性和公立医院治理结构与财政投入的关系

在充分的市场竞争中，在市场机制作用下，市场供给与市场需求会达到均衡。但是，医疗服务的消费具有不同于普通消费品的特异性。医疗服务不能实行“三包”，医疗市场存在契约失灵。若医院按照普通消费品的市场交易方式提供和人们按普通消费品方式消费，将无法避免严重的市场失灵。

本书基于医疗服务特异性和从公共财政理论视角，把基本医疗服务界定为准公共产品。基本医疗服务是人人都应该得到的医疗服务，基本医疗服务是社会正常运行所必需的、具有社会性的服务。

基本医疗服务作为准公共产品，政府就要在其中发挥主导作用，由财政投入的公立医院就要担当提供基本医疗服务的重任。若把医疗服务界定为私人产品属性的普通消费品，则医院治理结构就会成为以利润或创收为目标的医疗服务机构。以利润为目标的医院，对于健康预防就不会放在第一位。医院之间必然展开激烈的竞争，而医院间的竞争主要是聘名医、购买先进设备等所谓的“医疗装备竞赛”。医院也会把医疗卫生资源更多地投入到患者的疾病治疗上。以利润最大化为目标的医院治理结构，从经济利益的局部看，这样做有利于医院、医生，也能促进区域经济增长；但从全社会整体看，从医疗卫生服务与财政投入的最终目的看，这是不利于人民的健康和财政投入目的的。以利润为目标的医院治理结构，医院会把治病和治大病甚至小病大治等放在第一位，必然会倒逼财政放弃预防为先的医疗卫生经费投入保障制度。这既是财政对医院投入资源的浪费，也是对全社会医疗卫生资源的浪费。

“公益性”公立医院治理结构的医院不是以利润最大化为目标。“公益性”公立医院治理结构的核心功能是通过医生的专业操守来运作，提供优质可靠的医疗服务，合理节省资源。医院和医生的收入同看病治疗费用不挂钩，“公益性”公立医院的收入和支出全部被纳入财政预算管理。财政对公立医院的投入制度也会遵循医疗卫生事业的发展规律。财政优先保证公共卫生项目的投入，然后是保障基本医疗服务的财政投入，人人享受到基本医疗卫生服务。这样做既符合医疗卫生事业的发展规划，也是以人民为中心发展理念的具体体现。

第六节　小结

本章重点从理论层面，同时联系实际论证医疗服务的消费具有不同于普通消费品的特异性。医疗服务不能实行“三包”，医疗市场存在契约失灵。若医院按照普通消费品的市场交易方式提供和人们按普通消费品方式消费，将无法避免严重的市场失灵。

医院、医生与患者间存在强信息不对称。患者在治疗过程中，选择什么药、选择什么治疗方案，患者及其家属是无能为力的，都是医生给患者选择。在诊断病情和选择治疗方案方面，医生所掌握的信息以及医疗卫生知识远远超过了患者。若医院和医生为了经济利益，在信息不对称条件下，就会很容易出现医院和医生选择费用较高的治疗方案和药品。由于经济利益的驱动，很难避免小病大治、用昂贵的药物等情况，这也是在现实生活中经常出现的多开药、多检查、医疗（药）价格虚高的主要原因。

医院、医生诱导医疗需求模型。若在市场机制作用下，医院是独立核算、自负盈亏时，医院必然追逐盈利，追求利润最大化。医院要追逐盈利最简单的办法就是把医生的收入水平同医生的看病治疗费用建立联系。因此，以营利为目标的医院就会把医生的收入水平同医生看病治疗（开药）费用建立关联。医院和医生在经济利益动机的激励下，总是想把医疗（药）费推高。在现实中常常表现为：①医生让患者多做检查、多开药等；②用药需求量没有变化，医生使用价格高的药品和治疗手段等。医院和医生具备推高医疗（药）的能力和手段，这是因为医疗服务是一种专家服务，具有天生的非同质性和供给方信息垄断性，医生对疾病严重程度、治疗手段的有效性、医疗（药）服务的适度性等更为了解。医生对于患者来讲，既是医疗服务的建议者又是医疗服务提供者的双重身份，可以很方便地实现诱发医疗需求的目标。即使存在独立于医院的第三方监督机构，也只能在一定程度上起作用，只要医院和医生以营利为目标，医院和医生推高医疗（药）费就无法避免。结论是不论医疗服务市场化的竞争程度如何，只要存在医院以营利为目标和医生的收入同看病治疗（开药）费用挂钩的提供方式，医院、医生诱发医疗需求情况都无法避免。

医疗服务的垄断性、特殊性和医疗服务效果的不确定性导致较强的价格机制失灵。医疗服务的市场供给同有效竞争市场模型相差甚远。一是医院存在垄断性，医院、医生提供的医疗服务，由于每个人的身体状况、年龄、性别等差异，即使是相同的病，医院也不可能像现代化工厂一样进行标准化、批量生产；二是医生提供的医疗服务具有天然垄断性、一对一的专家性质的服务。医疗服务在很多情况下具有不可预见性。医生在许多时候的决策，尤其是在对病重患者抢救过程中，存在着正外部效应。正是这种正外部效应或者说道德和良心支配着医院的医生为病重患者进行合理的紧急复苏抢救，而在此时，他的价值是无法用市场价格去衡量的。医疗服务提供者不像市场上普通商品的提供者。尤其是在急诊情况下，医生更像消防员，争分夺秒地为急救患者提供医疗服务。要求医院或医生在治疗前就同患者或者患者的代理人政府进行谈判，并给出一个精确的、就像市场上那样通过供给与需求形成满意的价格谈判是不可能的。医生在治病过程中，在很多情况下是用非价格决策规则支配他的医疗行为的。如果医院和医生追逐经济盈利，医疗服务的供给者很容易利用医疗服务的垄断性和特殊性牺牲患者的利益。因此，在医疗（药）服务领域运用市场机制的供求关系所产生的价格进行调节，让医院间展开市场竞争，达到公立医院提高效益、降低价格的目的，这只是一厢情愿的事。正因如此，社会上才会用医德高尚、白衣天使等来形容医护人员。

医院间的自由竞争导致医疗（药）费越来越贵。医疗服务天然是一种专家性质的服务，每个人对自己生命的尊重和爱护本能地处于最高级。因此，患者常常选择设备先进、名医云集的大医院，医院为了吸引患者也必然购买先进的医疗设备和聘名医。最后结果是，在自由竞争的医疗市场中生存下来的医院都拥有一流且齐全的医疗设备，且都需要患者分摊成本。而患者到医院看病，做什么检查、用什么方法治疗都是医院、医生安排，这就为患者分摊医疗设备成本提供可能。结果是医院间的自由竞争导致医院的医疗装备竞赛，最后导致医疗（药）费的昂贵。

总之，在医疗服务领域存在着较强的市场失灵，医疗服务和普通消费品不同，具有特异性。主要是医院和医生与患者间存在强信息不对称，医疗供给方诱导医疗需求，医疗服务存在着较强的价格机制缺陷及医院间的市场竞争导致医疗装备竞赛和医疗（药）费越来越贵等。医院主要是通过非市场价格决策机制，医疗服务在很多情况下具有不可预见性。因此，通过市场竞争机制提供医疗服务会产生严重的市场失灵。如果每个医生在盈利驱动下，都选择价格相对较高的药品和治疗方案，必然导致整个社会的医疗卫生资源虚高和浪费，额外增加财政、医保和患者负担。

基于医疗服务特异性和从公共财政理论视角，本书把基本医疗服务界定为准公共产品。对于基本医疗服务，政府、财政和公立医院就要在其中发挥主导作用。由财政投入的公立医院就要担当提供基本医疗服务的重任。若把医疗服务界定为私人产品，则医院治理结构就会成为以利润最大化为目标的医疗服务机构，对于健康预防就不会放在第一位。放弃预防第一的医疗卫生经费投入保障制度，既是财政对医院投入资源的浪费，也是对全社会医疗卫生资源的浪费。

第三章　医院治理结构和财政投入制度的国际比较与启示

医院治理结构与财政投入之间是相互制约、相互影响的。本章将考察和讨论不同的医院治理结构制约、影响着财政投入的规模和结构等；反过来，不合理财政投入的规模和结构也制约、影响甚至决定着医院治理结构。英国的医院主要是公立医院治理结构，医院的经费主要通过财政税收保障。加拿大的医院运作主要也是通过财政税收提供经费保障，公共医疗保障网覆盖了所有国民。英国、加拿大医疗卫生费用相对低廉。美国医院的治理结构更多的是建立在市场化基础上，但是，美国以市场化为基础的医院治理结构陷入了困境。财政主要承担了穷人和老年人的社会医疗保险经费。美国医院经费主要来源于财政投入、私人医疗保险和个人支付。美国的医院是以私立医院为主的治理结构，导致美国的医疗卫生费全球最多，医疗卫生费用相对指标和绝对指标都是全球最高的，这加重了企业、社会和财政的医疗卫生费用负担。

印度于公元前600年有了医院的雏形，主要是收容贫穷与患病的人。受基督教的影响，公元4世纪，罗马贵族妇女腓比阿拉（Fabiola）终生献身于教会，把她的财富捐献出来作为济贫和社会服务之用，将自己的住宅改建为地中海西部第一所收容所[①]。这是现代意义上的第一所医院。

通过对国外医院形成的早期考察，从国外医院的形成过程看，医疗卫生事业从一开始就具有社会福利事业和慈善事业的基本特征。

随着工业化、社会化的发展，为了保证所有人生病后，在医院都能够得到必要的救治，西方国家逐步建立形成了规范化的社会医疗保障制度。众所周知，德国是世界上最早建立社会医疗保障制度的国家。1883年，当时执政的德国俾斯麦政府颁布了《疾病社会保险法》。德国在1883年颁布社会医疗保险法令前，就已经有了自愿医疗保障协会组织，这些自愿协会组织通常是互助团体。德国1884

① 王斌全，赵晓云．基督教对护理的影响［J］．护理研究，2006，20（5A）．

年颁布了《工伤事故保险法》，1889 年颁布了《老年和残障社会保险法》。德国建立社会医疗保险制度顺应了社会化生产和市场经济发展的需要。随后西方国家开始效仿。奥地利（1888 年）、瑞典（1891 年）、比利时（1894 年）等国家是较早建立社会医疗保险制度的国家，英国在 1911 年建立了第一个社会医疗健康保险系统，西班牙于 1929 年建立社会医疗保险制度后，标志着欧洲所有国家都制定了社会医疗健康保险制度。1946 年英国开始实施《英国国家健康服务系统》。由于美国更多信仰和强调市场竞争的力量，美国建立社会医疗健康保险制度落后于欧洲国家。

西方发达国家为保障医院的公益性、福利性运行，避免医院、医生在患者身上直接的趋利性，通过建立社会医疗保障制度，并从医院财务收支运作机制、准入机制和政府对医院的财政支持等方面进行制度安排与制度设计，尽力消除医疗服务的市场失灵和避免医疗服务的趋利性。当然，在实现医院的公益性、福利性的同时，在医院治理结构与制度设计和安排上也同各国国情深度关联。因此，比较分析不同国家的医院治理结构和财政投入制度，对中国不断完善公立医院治理结构和财政投入制度将有着积极的参考意义。

第一节　英国医院治理结构和财政投入制度

一、医院治理结构和财政投入制度考察

英国医院或医疗机构的治理结构主要按非营利性和公益事业的要求进行构建，这集中体现在英国的国家健康服务系统（National Health Service，NHS）治理结构与管理以及财政经费保障制度方面。国家健康服务系统（NHS）的医疗服务目标是人人享受主要由财政经费保障的医院提供的医疗服务，医院和医生根据患者的病情需求，提供医疗服务。

1946 年，英国建立了国家健康服务系统（NHS），对所有的英国居民提供医疗卫生保健服务。医疗卫生经费主要通过税收筹资，以 2000 年和 2009 年为例，政府财政的医疗卫生经费预算占卫生总费用的比例，分别是 79.2% 和 84.1%①（附录二，世界各国卫生状况），政府财政预算的医疗卫生支出占据了绝大多数。

① 《中国卫生统计年鉴（2013）》，国家卫生健康委员会网站。

国家健康服务系统对全科医生所需经费，按其覆盖的人数支付，英国几乎所有的医院都是公立医院，医生大多数是国家健康服务系统的雇员，对医院里的医生主要采用工资支付。除国家健康服务系统外还有私人健康服务部门，大约有10%的英国人购买了私人医疗健康保险。在国家健康服务系统中，有一些项目的服务不是完全免费。例如，在医院外面购买的药品，患者要负担一定比例的费用，如果患者希望得到更好的服务，像使用单独病房等需要支付额外费用，牙科保健等非必需项目也需要患者支付一定比例的费用。

在英国的医疗卫生体制中，政府发挥了绝对主导性的作用。

全科医生（General Practitioner，GP）是提供医疗卫生服务的守门人，全科医生（GP）不是政府雇员，他们是自己经营并且与国家健康服务系统（NHS）签订合同。全科医生（GP）收入主要来自按提供医疗卫生服务的人数的合同约定。全科医生（GP）提供的医疗卫生服务，主要是处理健康防疫、常见病、多发病，以及根据患者的病情将患者转诊到专科医院接受治疗。这些转诊到专科医院的患者接受专科医生的医疗服务。全科医生按照全科医生设置的相关科目进行严格规范的培训。全科医生在社区医疗卫生服务中发挥着极为重要的作用。

国家健康服务系统中的社区医院或社区健康中心也拥有较好的医疗设备和医疗服务条件，社区人群中大约85%的健康问题可以在社区医院进行治疗处理或在社区健康中心进行康复。

国家健康服务系统中专科医院医生主要由政府财政支付工资，对于一些特殊的医疗服务项目的费用开支再另外给予补偿。

在英国的医疗卫生服务制度安排中，患者获得急诊医疗服务和基本医疗服务容易。对于非急诊医疗服务和非基本医疗服务，就要根据患者的病种、病情的严重程度等条件，在医院提供的专科服务方面进行排队候诊。同时，英国对于医院新设备、新技术的购买和引进都有严格的规定。

在英国的医疗卫生服务制度安排中，获得医疗卫生服务的程序如下：一是医疗卫生服务的“守门人”制度。“守门人”就是指全科医生。全科医生首先为患者进行医疗初级服务的一般门诊。如果不经过全科医生提供的一般门诊，非急诊病人是不能直接到医院和专科医院接受医疗服务的。此外，人们可在一定范围内自由选择全科医生。当人们生病后，需要如何治疗、到什么医院和医院科室，患者不一定清楚。所以，全科医生或者说“守门人”制度，一方面能够使患者得到合理治疗，另一方面也使患者有序进入医院。二是获得医疗卫生服务的“分类排队”制度。医生根据患者的情况对需要进行外科手术的患者进行分类，分类排队制度决定住院时间的先后。因此，经济实力强、有能力支付全部医疗费的富人们会选择完全自费去私人医院做手术。三是医生否定某些治疗方案。医生否决一些很昂贵的治疗方案或认为没有必要治疗的患者。

英国是如何在保证提供全民覆盖的医疗卫生保健服务，同时仍能控制医疗卫生服务支出的呢？下面就来分析这个问题。

英国医院的治理结构主要是按照社会福利事业的要求构建，医院的运行经费和医生的工资主要是通过财政预算给予保障，医院和医生不用考虑直接从患者处挣钱，这是英国在保证提供全民覆盖的医疗卫生保健服务，同时仍能控制医疗卫生服务支出的主要原因。其次，医院、医生以及全科医生所服务对象对于提供医疗服务方的效果、满意度等能够表达，即民意能够表达，尤其是社区地段卫生委员会中的委员主要通过选举产生，这就能够较好地避免医疗服务特异性所导致的市场失灵。

联系到中国，中国的医院和医生包括公立医院和医生，给患者治病时，还要考虑直接从患者处挣钱，从而一系列问题由此产生。另外，中国目前全科医生缺乏、没有有效的“守门人”制度。当人们生病后，不管什么病情，患者往往是选择到大医院，结果是大医院常常人满为患，导致大医院的门诊医生每天看病像战斗一样，最终导致患者不满意，医生也不满意。

当然，英国主要由财政预算保障的国家健康服务系统也存在一些问题。接下来我们分析配给型的免费医院提供医疗服务或类似于财政预算全额提供医疗卫生服务组织与医疗服务通过私人医疗服务市场提供的模型。在图 3－1 中，Q 表示数量，P 表示价格，D 表示需求曲线，S 表示供给曲线。由于财政预算全额提供医疗卫生服务，可以把医疗服务的供给看作完全无价格弹性。也就是说，提供医疗服务的供给曲线 S 是一条垂直线，这表明医疗服务供给的数量与服务的价格无关。

如果政府制定的医疗服务的价格为 P_1，小于市场出清价格 P_0。在医疗服务价格 P_1 下，存在着超额市场的医疗服务需求（Q_1-Q_0），由于医疗服务不能实现供给与需求的平衡，患者就诊排队等候就成为必然的结果。与此同时，经济富裕的患者或者说一个以满足那些不需要财政预算买单的私人医疗服务市场就会存在。如图 3－2 所示，就是一个私营医疗服务市场。这部分主要是由经济条件富裕的患者选择的私人医疗服务。当然，这里也可能是一些患者愿意选择私人医疗卫生服务，或者是富裕的患者有能力支付私人医疗市场价格，以避免等候的时间。这里需要强调的是，即使是存在私营医疗市场也不能和普通商品市场等同看待。普通商品可以实行“三包”服务，医疗服务是不能实行“三包”服务的；医疗市场是个存在契约失灵的领域。

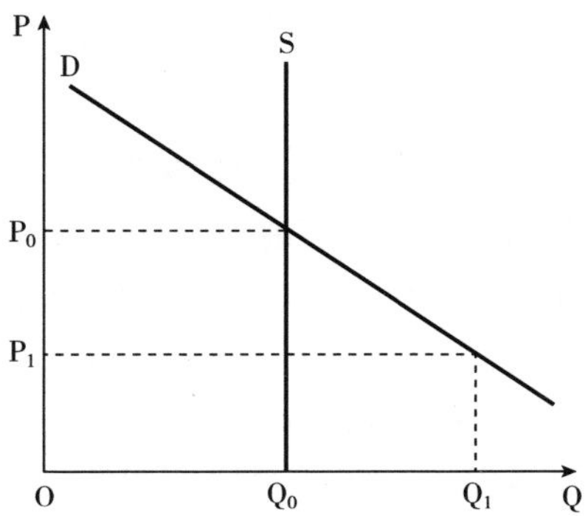

图 3-1　政府提供医疗卫生服务系统

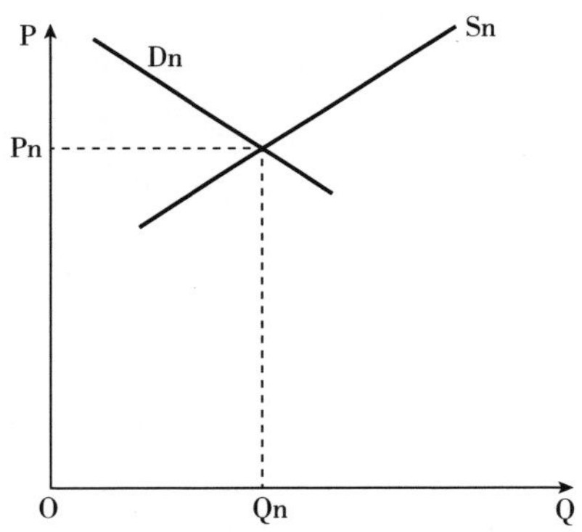

图 3-2　私营医疗服务市场

二、公共医疗服务的绩效与医院改革

英国政府提供公共医疗服务的绩效同美国等发达国家比较，英国政府在提供公共医疗服务中，将相当多的资源投入效益高的医疗项目，比如，常见病、卫生防疫、产前保健、婴儿保健等。效益高的医疗服务项目的全民覆盖对公众特别有益，也有利于医疗服务的公平性。此外，国家健康服务系统提供的医疗服务，实施分级分流就诊制度，使患者看病规范有序。英国的医疗卫生整体费用与美国等相比减少了许多。20 世纪 80 年代英国的医疗卫生支出占 GDP 的比重保持在

6.0%左右，到1997年仅上升为6.7%，而同期美国医疗卫生费占GDP的比重则在14%以上。以2000年和2009年为例，英国和美国的卫生费占GDP的比重分别是7.0%和13.4%、9.8%和17.6%①。而英国的医疗卫生考核的基本指标与其他国家相比是相对好的，比如，英国在预期寿命、患病率的控制和死亡率方面做得更好。

英国主要由政府提供公共医疗服务，即国家健康服务系统非常受公众欢迎。2012年在英国伦敦奥运会上展示的国家健康服务系统，就是英国人引以为傲的事。但是英国的国家健康服务系统在实际操作中，也存在一些问题。主要是对于刺激供给方的医疗技术创新动力不足，效率不高，非急诊患者住院治疗需要排队候诊，在一些地区出现了医院资金短缺等问题。为了解决这些问题，前首相撒切尔夫人领导的英国政府，组织了一次对医疗卫生系统的评价，并于1989年发表了白皮书《为患者而工作》（Working for Patients），在医疗卫生改革中，建议引入医疗服务的竞争机制。并在1990年出台了《国家保健服务和社区服务法案》（National Health Service and Community Care Act）。这次医疗卫生改革是英国的国家健康服务系统诞生以来最大的一次变革，改革的思路是把市场竞争的理念引入医院提供医疗服务中，以提高医疗服务的效率，同时降低医疗卫生的成本。医疗卫生服务供给方包括医院、医疗材料和医疗设备供应商集团投标竞争医疗卫生的财政投入和医疗卫生服务。政府或社区行政机构成为医疗卫生服务的购买方。这种买方与卖方的分离形成了内部市场，称为“内部市场化改革”，通俗地称为“政府购买医院或医疗服务”。这样，一家医院要想生存下去就必须通过竞争吸引足够多的患者。

这一改革用准市场化的机制将医疗服务的购买者与提供者分离，预算基金分配给医疗卫生服务的购买者，也就是由地区卫生当局和全科服务基金持有者为辖区内的人群购买医疗卫生服务。提供者主要是指医院、全科医生等，这样，提供者之间就会为了与购买者签订合同而展开竞争。这样一来，就为提高效率创造了激励机制。假设购买者以辖区内的人群得到优质医疗卫生服务为目标。

撒切尔和梅杰执政的政府进一步把类似企业管理的法人治理结构的制度引入医疗机构的治理结构中。在医院管理制度上，这一改革初期在提高医疗服务效率方面取得了一定成效，对于提高医疗服务质量，病人选择医院的自由度大大增加。但是，在实践中暴露出了一系列更为严重的问题。具体表现为：医院和医疗

---

① 《中国卫生统计年鉴（2013）》，国家卫生健康委员会网站。

机构间为了自身经济利益不能共享医疗服务信息，导致医疗器材重复购买，医院和医疗机构间相互竞争导致医院的医疗设备竞争、医疗基础设施重复建设，结果是医疗费用上升。医院、医生提供的医疗服务追求利润，出现了商业化竞争，结果是损害了患者利益、加剧了财政负担。

1997 年，布莱尔政府执政之后针对医疗卫生的“内部市场化改革”所产生的大小医院各自为政等问题，又把合作与协作作为医疗改革的重点。通过提高医疗服务质量、改善患者满意度，增加财政投入、改善医院治理、促进合作、加强医疗服务问责等一系列措施提高公立医院绩效①②。把国家医疗卫生服务中的所有全科医生都转入基本医疗保健团体（Primary Care Groups，PCG）中，政府对基本医疗保健团体，按提供的医疗服务人数支付费用。基本医疗保健团体负责，为患者提供大多数医疗卫生保健服务（大约每个基本医疗保健团体有 10 万名患者），基本医疗保健团体的预算方式，比以前有了更大的灵活性。

英国政府对公立医院的治理结构与运行机制进行了改革，将公立医院组建成独立法人，对当地政府和医院管理部门进行重点考核。

关于英国医疗卫生“内部市场化改革”的总结。尽管布莱尔政府针对医疗卫生的“内部市场化改革”所产生的医院间各自为政等问题，采取了一系列改革防范措施。但是，正如在本书第二部分所讨论的，医疗服务具有其特异性，存在较强的市场失灵。英国医院治理结构的内部市场化改革，终究不能避免医疗服务所固有的市场失灵。所以，阿兰 - 梅纳德（Alan Maynard）指出：在英国的医疗服务购买服务的机制是失败的③。

总体来看，英国在医疗卫生服务领域引进内部市场竞争机制，公立医院治理结构仿照企业法人进行改制的改革没有取得成功。在这个改革过程中，政府把公立医院治理结构改制为具有独立法人地位的医院，采取购买者与提供者分离的模式。由于公立医院具有了直接的经济利益诉求，因此医院为了经济利益，医疗丑恶现象不断。

通过以下案例可以清楚地看到，英国国家健康服务系统把公立医院治理结构改制为具有独立法人和医疗机构内部市场化、医疗购买服务，医院和医疗机构具有了直接经济利益的诉求后的弊端所在。

---

① Martin Gorsky. The British National Health Service 1948 - 2008：A Review of the Historiography［J］. Social History of Medicine，2008，21（3）.

② Ian Greener and Martin Powell. The Changing Governance of the NHS：Reform in a Post - Keynesian Health Service［J］. Human Relations，2008，61（5）.

③ 李玲. 关于公立医院改革的几个问题［EB/OL］. http：//blog. sina. com. cn/pkull，2010 - 09 - 17.

案例

英国曝出最大医疗丑闻　忽视医疗质量1200人致死

早在2009年3月，英国医疗委员会一项报告称，斯塔福德郡医院在2005~2008年因不当医疗，导致400名患者死亡。2010年2月24日独立调查组的报告称，死亡数字可能是2009年估计的3倍，即1200名。更令公众难以接受的是，独立调查组发现，患者住院期间“安全常被忽视”。患者提出协助如厕或更换床单的要求时，护士置之不理，患者衣服床单上的大小便污渍竟然持续一个月之久得不到清洗；病房里到处是血迹，废弃的针头及纱布随处可见；食物、饮水放在患者够不到的地方，有的老人甚至只能靠花瓶里的水解渴。

调查报告认为，导致事故频发以及上述现象的原因是，医院为获得所谓的“试点自主医院”的地位，大幅削减开支，压缩医护人员队伍，从而牺牲了患者的利益。

独立调查组报告公布当天，斯塔福德郡医院现任院长，向受害人道歉，并公布了整改方案。诸如，投入资金，聘用更多的护士，购买新的医疗器械；加大员工培训力度，改进服务质量；提高医生参与医院管理的比例，增加管理透明度等，以期大幅减少医院感染率和死亡率。

然而这并不能平息公众的愤怒，受害者家属走上街头示威，希望政府主持公道。有家属质问：“医护号称关怀行业，但关怀体现在哪里呢?”这件事还激起了不少民众和民间团体的不满。他们说，英国许多医院都存在医务人员漠视患者、就医环境不堪的问题，因医院失误造成的院内感染、患者死亡事件也屡见不鲜，这暴露出英国医疗体系存在着巨大的漏洞。英国保守党人士称：“我们需要开放、透明度高的医疗体系，只有这样才能防止此类事件重演!”

资料来源：中国新闻网。

三、公立医院治理结构内部市场化改革对中国的启示

英国的国家健康服务系统（NHS）实行全民医疗服务制度。政府主要通过税收筹款举办公立医院，为公民提供具有公共产品性质的医疗卫生服务。从20世纪80年代开始，英国政府对国家健康服务系统实施了市场化改革即内部市场化改革，医院为了获得政府购买、“达到考核指标”，以能够得到更多政府资金为目标。由于公立医院和医疗服务机构有了直接的经济利益追求，而忽略了患者的根本利益和医生的职业道德。医院和医疗机构间为了自身经济利益，医疗卫生服务体系出现了割裂，医院间的医疗信息不能共享，医院之间各自为政，不能为患

者提供统一连续的医疗卫生服务等。

英国的国家健康服务系统的公立医院治理结构准市场化改革再次印证了本书基于医疗服务特异性分析得出的医疗服务领域存在着严重的市场失灵。医疗服务不可能像普通商品的市场交易那样，运用市场供求机制形成市场价格。医院和医生在很多时候是用非市场交易的价格决策规则进行的。

在医疗领域固有的市场失灵导致英国的医疗改革转向去准市场化改革的时候，中国从理论界到实践部门仍然存在着公立医院治理结构市场化改革的倾向，并提出把政府财政举办的公立医院改变为财政补助医疗服务的需求方即补需方，政府代表患者购买医院服务和医院间展开市场竞争。目前，一些研究者希望把公立医院改制成独立经济利益的法人，依照国有企业法人治理结构的要求，建立独立于投资者的自主管理机构，董事会下的院长负责制，享有独立的人事任免权和财产权，并独立地承担民事责任。把公立医院改制成独立经济利益的法人治理结构，让公立医院竞争，财政对公立医院由“补供方”变为“补需方”，实现公立医院的财政投入方式的转变及公立医院治理结构的转变。笔者认为，持这样一种改革思路的学者，关键是对医疗服务特异性认识不够。政府购买医院的医疗服务的思路，本质上还是用市场机制解决医疗服务问题。

在医院提供医疗服务的实践中，由于医疗服务的特异性，普通商品在合同书中可以用“三包”，没有一家医院在合同书用“三包”提供医疗服务。医疗服务是一个存在合同契约严重失灵的领域。在中国盲目引入政府购买医院服务的方式，使处于优势地位的大医院创收盈利，使大医院直接追求经济利益合理化，将会出现各类医院去争夺各类医疗服务人才，购买最先进医疗物质技术装备，加大各类宣传甚至各种或明或暗的虚夸医疗广告，增加医疗成本，进一步增加医疗（药）费用。医院的趋利动机合理化，医院“看病贵”问题将更加突出。在政府代表患者购买医院服务模式下，最终也将拖垮公共医保资金。

目前，英国的国家健康服务系统主要是加强管理，推进互联网信息技术在医疗服务中的应用等，以此为基础提高医院运行效率、降低医疗卫生成本。

第二节　美国医院治理结构和财政投入制度

一、医院治理结构演进及医疗卫生费考察

美国是许多不同的文化、种族和宗教共存结合而形成的。美国是一个十分崇

尚自由、市场和竞争的国家，吸纳了世界上各行各业顶尖级人才，成为当今世界一流的经济、军事强国。但事情都是一分为二的，美国过分追逐自由、独立与市场竞争导致美国的负面问题也很多。例如，枪支、暴力、犯罪、种族歧视等问题始终是美国人民挥之不去的阴影。由于美国过分追逐个人自由、市场和竞争，医疗改革在美国也成为了疑难杂症。2009 年美国的卫生费占 GDP 的 17.6%①。尽管美国的卫生费相对和绝对指标全球最高，但是美国仍有 4000 多万人没有医疗保险②。

美国医院的产生及医院治理结构的沿革和演进，与美国的社会医疗保险制度以及资本主义制度的发展变化相关联。20 世纪 30 年代，随着经济大萧条的到来，社会阶级矛盾和社会问题更加尖锐化。为了缓解社会矛盾，美国的私立资助的医疗服务成本委员会（Committee on the Cost of Medical Care，CCMC）开始关注和关心公众的健康，支持联合开业、利用私人或由财政税收筹资的医疗保险计划支付医疗服务费用。在这个过程中，由于美国的不同利益团体的意见不同，许多医疗改革方案达不成一致意见。在美国，社会保障立法的突破是在经济大萧条的中期。1935 年，在时任总统罗斯福的主持下，美国通过了历史上第一部社会保障法，并且获得主张改革思想人士的支持。但是，在社会保障的立法过程中，由于反对派反对政府提供医疗保险，社会保障法被迫达成折中方案，其中就包括政府不提供医疗健康保险。在 20 世纪 30 年代末期，罗斯福政府通过医疗保健委员会，进一步调查了医疗卫生保健全民计划的需要性。医疗保健委员会建议支持由州政府资助的医疗保险计划，而不是单一的全民健康保险计划。医疗保健委员会以及随后举行的全国医疗卫生会议的主要建议是：建立强制性健康保险。但是，由于美国医疗协会反对建立强制性健康保险，罗斯福总统被迫放弃了该计划。在整个 20 世纪 40 ~ 50 年代，强制性医疗健康保险计划的支持者从未获得过成功。美国两个重要的与医疗健康有关的社会保险计划——老年医疗保险计划和穷人医疗救助计划在 1965 年才实施。这两项计划是在 20 世纪 60 年代美国的“民权运动”之中产生的，目的是解决“富裕中的贫困问题”，即“建立伟大社会”。换言之，是为了解决当时美国存在的尖锐的社会问题和矛盾而产生的。

美国医院的演变不是从公立和私立医院的划分开始的，而是从非营利性（Non - Profit）医院和营利性（for - profit）医院的划分开始的。非营利性私立医

---

① 《中国卫生统计年鉴（2013）》，国家卫生健康委员会网站。

② ［美］哈维·S. 罗森（Harvey S. Rosen）. 财政学（第六版）［M］. 赵志耘译. 北京：中国人民大学出版社，2003.

院是随着美国贫富差距越来越大导致的社会矛盾越来越激化而产生的。

根据医院所有权划分，美国的医院可以分为政府所有的医院和非政府所有的医院。政府所有的医院主要是联邦政府所办的军用医院或退伍军人医院，还有州和地方政府资助的医院。美国的非营利性医院并非政府所有。政府对于非营利性医院主要有税收优惠甚至免税，贷款利率低，社会的捐赠多。非营利性医院中大于成本的收益叫剩余收益（相当于营利性医院的利润），非营利性医院的剩余收益即利润不准进行分配，也就是不能对医院投资者分红，可以用于医院的基础设施建设、购买新设备、支付贫困患者的医疗费等。

美国是世界上私立医院最多的国家之一，公立医院的数目和规模有限。公立医院中规模比较大的就是各地的军用医院或退伍军人医院，形成了一个自给自足的独立体系。2005 年美国的医院总数是 5756 家，其中联邦政府的医院是 226 家，占医院总数的 3.9%；州和地方政府的医院是 1110 家，占医院总数的 19%；非营利性医院是 2958 家，占医院总数的 51% 多；营利性医院 868 家，占医院总数的 15%；其他类型医院大约 594 家，占医院总数的 10% 左右。联邦政府的医院及州和地方政府的医院共 1336 家，占医院总数的 23%，其余主要是私营所有的医院①。

2014 年美国的医院总数是 5627 家，其中联邦政府的医院是 213 家，约占医院总数的 3.79%；州和地方政府的医院是 1003 家，约占医院总数的 17.82%；非营利性医院是 2870 家，占医院总数的 51%；营利性医院 1053 家，约占医院总数的 18.87%；其他类型医院 488 家，占医院总数的 8.67% 左右。联邦政府的医院及州和地方政府的医院共 1216 家，约占医院总数的 21.61%，其余主要是私营所有的医院。图 3 –3 是 2014 年美国各类型医院的占比情况。

美国医疗服务的提供者分为三种。美国的社区医院一般是提供基础性质的医疗保健服务。初级医疗保健服务主要是疾病的早期预防、早期诊断、早期治疗。具体初级医疗保健服务包括产科、妇科、内科、普外科等；医疗保健服务还包括常见疾病的治疗，比如，呼吸系统常规治疗、心脏病常规治疗、物理治疗等。

二级医院的医疗设备和设施及实验室的仪器会更先进、更精密。三级医院是更复杂的治疗，主要有癌症的治疗和化疗、心脏外科手术等，所用医疗设备和设施及实验室的仪器将比二级医院更先进。美国正在兴起具有艺术性质的医疗保健服务，即四级医疗保健服务。

---

① Sherman Folland, Allen C. Goodman, Miron Stano. The Economics of Health and Health Care (Sixth Edition) [M]. 北京：中国人民大学出版社，2011.

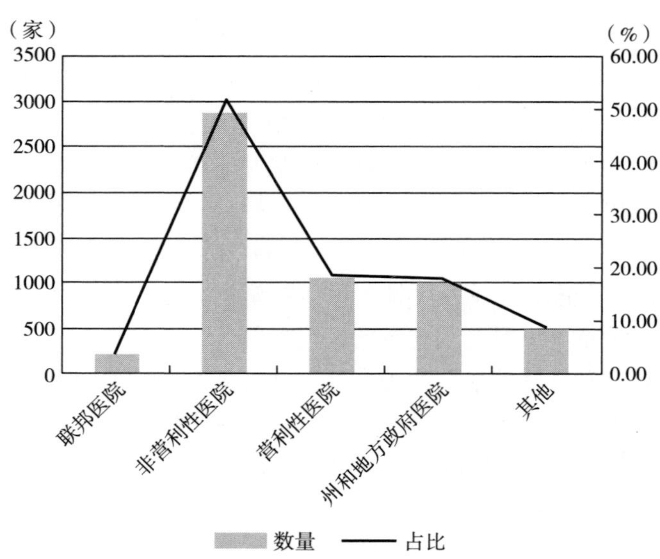

图 3－3　2014 年美国各类型医院占比

资料来源：https：//www. cdc. gov/nchs/data/hus/2016/089. pdf，National Center for Health Statistics.

美国的医院治理结构，主要是以非营利性私立医院为主体。医疗卫生服务首先是充满人情关怀的服务。而那些冷若冰霜、没有爱心的人实际上是不适合做医疗服务工作的。更有甚者，一心想从患者身上谋利，收受红包的医护人员，更应问责追查，当然社会也要尊重和爱护为人们身体健康工作的医护人员，同时要让医护人员得到合理的劳动报酬。

美国的医院已经历了上百年的演进。从早期的医院是一个更多充满人情关怀的慈善事业机构，到现在主要是以非营利性私立医院为主体的医院治理结构。从而提出这样一个问题：在美国经济高度市场化的背景下，美国以非营利性私立医院为主体的医院治理结构，究竟还保有多少慈善救济事业的性质呢？首先见表 3－1：

表 3－1　美国医疗卫生支出（部分年份）

年份	支出总额（十亿美元）	占 GDP 的比重（%）	联邦、州和地方政府医疗卫生支出占医疗卫生支出总额的比重（%）
1970	73. 2	7. 1	37. 8
1980	247	8. 9	42. 4

续表

年份	支出总额（十亿美元）	占 GDP 的比重（%）	联邦、州和地方政府医疗卫生支出占医疗卫生支出总额的比重（%）
1990	699	12.2	40.5
1997	1092	13.5	46.4
2003	1590	15.2	45.0

资料来源：National Health Care Expenditures Projections Tables，Health Care Financing Administration，http//www. hcfa. gov/.

从表 3－1 中可以看到，美国医疗卫生支出 1970 年是 732 亿美元，占 GDP 的比重为 7.1%；到了 2003 年医疗卫生支出是 15900 亿美元，占 GDP 的比重是 15.2%。由此可见，美国医疗卫生费用和医疗卫生支出占 GDP 的比重快速增长。若按照这种趋势发展下去，医疗保健支出占 GDP 的比重到 2075 年预计达到 40% 左右①。正如乔治·W. 布什（George W. Bush）所讲的：对于所有美国人，我们必须面对持续上涨的保健成本，加强医、患关系②。在美国竞争的市场机制下，非营利性私立医院规模迅速扩大，争相引进最先进医疗设备技术、高薪聘用医院经营者和名医等。对医院的快速扩张会导致非营利医院治理结构的行为模式和营利性医院治理结构的行为相类同，都是为了追逐经济利益，比如进行不必要的手术和检查等。

在经济利益的追逐下，非营利性私立医院出现以上这些问题。私立医院治理结构在很大程度上来源于对于医疗服务的市场化、商品化的认同。因此，美国社会和医院将医学自身完善性作为主要追求目标是不合理性的，忽视了医疗服务的公益性，结果导致美国的医疗卫生费增长很快。

从整个社会总资源在不同社会职能间分配的角度来看，医疗卫生只是多种社会职能的一部分。从社会经济整体发展来看，医疗卫生资源的投入需要一个合理的比重和限度。若单纯从医疗卫生技术人员服务专业水平上看，提供医疗卫生服务，而不考虑医疗卫生资源分配的平等和占有社会总资源的比重等来看，美国的医疗卫生服务可能是好的，或者说美国的医疗技术是先进的。但是，若把医疗服务的公平合理性和健康水平的关键指标以及占有社会总资源的比重等指标加入我们的分析框架后，再考察美国医疗卫生服务的结果时，美国的医疗卫生服务在许

①② ［美］哈维·S. 罗森（Harvey S. Rosen），特德·盖亚（Ted Gayer）. 财政学（第八版）［M］. 郭庆旺，赵志耘译. 北京：中国人民大学出版社，2009.

多方面难以被社会接受。美国的医疗卫生资源占社会总资源比重过高，美国的医疗资源占用了太多的社会资源。美国面对快速增长的医疗卫生支出，从 20 世纪六七十年代就在筹划以及推行管理医疗保健组织等，以遏制医疗卫生费的快速增长。关于美国医疗服务的效果及管理医疗保健组织改革等问题，将在下面的内容中做进一步的讨论。

二、财政投入是医院经费的重要来源

美国在医疗服务领域没有形成占主导地位的政府提供的医疗卫生服务系统，医院也没有中央和全国性的统一规划。美国的医疗卫生费用很高，2009 年占 GDP 的 17.6%，政府卫生支出占总费用的 47.7%，其余是由商业保险公司、个人和慈善机构等支付，医院中的住院治疗占医疗卫生支出的 32%，医生门诊医疗服务费占医疗卫生支出的 22%。这两项合计占 54%，是最大两项，其余还有处方药占 11%，养老院护理占 6% 等[①]。表 3 -2 是 2000 年美国医院经费构成。

表 3 -2　2000 年美国医院经费构成

	经费（十亿美元）	比例（%）
医疗经费总和	412.1	100.0
政府部门费用	243.2	59.0
联邦政府	197.8	48.0
州和当地政府	45.3	11.0
总私立部门费用	168.9	41.0
私人保险	133.9	32.5
个人支付	13.0	3.2
其他	22.0	5.3

资料来源：http：//www. hcta. gov/stats/nhe - oact/.

从表 3 -2 中可以看到：美国医院经费来源于政府财政的占 59%（其中联邦政府财政占 48%，其余是州和当地政府财政），私人保险占 32.5%，个人支付占 3.2%，其他占 5.3%。政府和私人健康保险公司是购买医院服务的主体，而政府是最大的购买者。美国的医疗保障模式是：职工商业医疗保险 + 政府对穷人的医疗补助 + 政府向老年人提供的医疗保险，而由政府财政负责的主要是后面两

① 《中国卫生统计年鉴（2013）》，国家卫生健康委员会网站。

部分。

美国医院经费主要来自政府财政和保险公司。

（一）财政向老年人提供的社会医疗保险计划是医院经费的重要来源

财政向老年人提供的社会医疗保险计划是美国医院经费的重要来源之一。老年社会医疗保险计划的内容包括：

老年社会医疗保险计划，通常向年龄在65岁以上的人和残疾人提供，对于65岁以上的人参加老年社会医疗保险计划的唯一条件是工作和缴纳工薪税10年以上，残疾人满足已伤残2年以上可以参加。该计划由联邦政府管理，参加资格标准在美国的各州是统一的，申请者参加老年医疗保险计划，不需要证明其收入水平。老年医疗保险计划主要由三部分组成：A部分是医院保险；B部分是补充医疗保险；C部分是选择性老年医疗保险计划。

A部分是社会医院保险。通常向年龄在65岁及以上有社会保障或有铁路退休委员会（Railroad Retirement Board）受益资格的人自动提供。残疾2年以上的人也有资格享用老年医疗保险计划中的A部分。老年医疗保险计划中的A部分主要包括：

（1）住院患者的医院服务：需要支付医疗费的起付金额以及在受益期间住院的共付金额，住院受益期间为60天。超过60天后，患者自己就要增加医疗费自付金额。

（2）职业护理服务：经过医院确认需要住院治疗的患者，且住院天数在3天以上30天以内的护理费用，患者自己也要负担一部分。

（3）家庭护理代理服务：这主要是为家庭健康助手提供的服务。

（4）收容院：主要是针对那些期望寿命在6个月以内的晚期患者和那些选择放弃医疗，仅接受收容服务的患者提供。收容院的理念是：医疗保健的目标是减轻痛苦，而不是花费高昂的医疗费用使之痛苦地延长不可挽救的生命。因此，鼓励患不治之症的病人做出到收容院的选择。

A部分医院保险的资金是通过对现在工作的在职员工课征工薪税筹款。工薪税的总税率为2.90%，包括雇主缴纳税和雇员缴纳税，税率都是1.45%。该税没有最高免税的限额，适用于全部收入。工薪税款的税收收入直接存入医院保险信托基金，由此基金支付给医院或医疗卫生服务的提供者。A部分医院保险实行现收现付制。

B部分是补充社会医疗保险。B部分主要包括患者到医院看病的医生和门诊病人的服务费用。B部分不提供肾透析、血液、器官移植以及救护车服务等医疗服务。参加 B 部分补充医疗保险是自愿的，参加者必须每月支付医疗保险费，所缴保险费不是固定不变的，目前大约每年为 500 美元。99% 符合条件的人都参加了补充医疗保险。B 部分补充医疗保险的资金，约有 75% 来自联邦政府财政的拨款，约 25% 来自本人每月缴的医疗保险费，联邦政府财政拨款占了其费用的大部分。

纳入或参与 A 部分和 B 部分社会医疗保险的人，生病后自己负担的医疗费用主要是患者负责支付老年医疗保险计划中未能覆盖的医疗项目费用和医疗保险计划中的各类费用共付比例中的个人分担的部分。

C 部分是选择性社会老年医疗保险计划。选择性社会老年医疗保险计划是一个协调医疗保健计划，参加选择性社会老年医疗保险计划是个人自愿的。其中包括医疗健康维护组织、优惠医疗服务提供者组织，还包括其他批准的公立和私立的协调医疗保健计划以及在现行法律标准下获得批准的医疗组织。个人缴纳 C 部分每月的费用是大约 75 美元。C 部分协调医疗保健计划包括了老年医疗保健救济项目和医疗储蓄账户。医疗储蓄账户实际上是一个重症或灾难性死亡疾病保单，医疗储蓄账户提供一个高起付线计划。在患者支付起付线部分后，医疗储蓄账户将支付给医疗提供者低于 100% 的医疗费用，具体比例不是固定不变，这取决于当时的合同约定。如果个人账户还有余额，可用来支付将来的医疗费。

老年医疗保险计划几乎覆盖了所有美国的老龄人口和符合条件的因残疾而接受社会保障的人。联邦政府的老年医疗卫生支出情况如表 3－3 所示：

表 3－3　部分年份联邦政府的老年医疗卫生支出

年份	支出（十亿美元）	支出占 GDP 的百分比
1967	3.4	0.4
1970	7.1	0.7
1975	14.8	1.0
1980	35.0	1.3
1985	71.4	1.8
1990	109.7	2.2
1995	180.1	2.7
2000	216.0	2.5
2003	268.2	2.3

资料来源：美国卫生保健筹款局的网站（http：//www.hcfa.gov）。

从表 3 –3 可以看到，老年医疗保险计划经费增长很快。老年医疗保健支出的增长速度高于联邦政府财政收入的增长速度。A 部分医院保险是依靠工薪税筹款，专款专用。由于医疗服务支出增加，因此，老年社会医疗保险计划存在收不抵支的情况。医院保险支出很快就会超过工薪税筹措的收入。由于是专款专用，缺口是越来越大，医院保险面临严峻的财政挑战①。补充社会医疗保险资金的政府部分是依靠经常性财政收入，不存在收不抵支的情况。但医疗服务支出增长的压力在加大。从以上内容可以看出，财政向老年人提供的社会医疗保险计划是美国医院经费的重要来源。但是，财政收不抵支的压力会越来越大。

（二）财政向穷人提供的社会医疗补助计划是医院经费的重要来源

财政向穷人提供的医疗补助计划是美国医院经费的重要来源之一。财政对穷人的医疗补助 + 政府财政向老年人提供的医疗保险，这两项都是由政府财政提供。美国医院经费来源于政府财政的占 60% 左右②，其中联邦政府财政及州和当地政府财政各占一半左右。

贫困人口的医疗保险是通过政府的医疗补助。该制度于 1965 年开始实施。目前，享受医疗补助的人大约 4000 万，占美国总人口的 14% 左右。

收入水平低是获得穷人医疗保险的唯一条件，各州领取医疗补助的低收入水平的条件是不同的，而且各州医疗补助的范围不完全相同。一般来讲，各州都要为贫困人口提供基本医疗服务，包括：儿童免疫、孕妇的围产服务、计划生育服务及用品、住院和门诊治疗费用、X 光费用、化验、医生服务费用等。其中大部分医疗卫生服务是完全免费的。

自从对穷人的医疗补助计划推行以来，美国穷人的健康状况有所改善。实行穷人的医疗补助计划，使贫困母亲的婴儿死亡率下降了，贫困人口的预期寿命得到了增加，各种传染病的发病率得到下降等③。

穷人医疗补助计划经费运行状况。1981 年前，医疗补助制度是实报实销，即医院或医疗服务提供者向政府上报其费用并得到等额的补偿。1981 年通过立法，使各州在管理上拥有了更大的对于穷人医疗补助计划管理的灵活性。州政府可以试行其他一些管理办法，其中之一是人头费制度，即每月向特定的个人或某类人提供固定的医疗费。

---

① ［美］哈维 · S. 罗森（Harvey S. Rosen），特德 · 盖亚（Ted Gayer）. 财政学（第八版）［M］. 郭庆旺，赵志耘译. 北京：中国人民大学出版社，2009.

② 数据来源于美国卫生保健筹款局的网站，http：//www. hcfa. gov。

③ ［美］哈维 · S. 罗森（Harvey S. Rosen）. 财政学（第六版）［M］. 赵志耘译. 北京：中国人民大学出版社，2003.

自从 2001 年以来，各州政府用于医疗补助计划的医疗卫生支出平均以 10% ~ 13% 的比例增加。许多州医疗补助资金出现了缺口，有些州医疗补助资金缺口甚至达到 30% 以上。为此，大部分州采取了降低医疗补助支出增长的措施。一个共同的方法是降低对医疗补助制度下医院或医疗服务提供者的偿付率，各个州降低的比例不完全相同。州政府采取的降低医疗补助支出增长的措施，导致了医院或医疗服务提供者对医疗补助制度下的患者提供的医疗服务的质量下降和拒绝提供一些医疗服务。

通过以上内容看到，财政向穷人提供的医疗补助计划是美国医院经费的重要来源之一。但是，面对日益增多的费用，财政的压力也是越来越大。为了控制不断增长的医疗卫生费给财政造成的压力，改革的措施重点是对医疗服务需求方的费用控制和直接降低医疗服务供给方的支付比例等。但是，这些效果都不大，这其中的主要原因就是医疗服务具有其特异性。

三、商业医疗保险也是医院经费的重要来源

美国职工的商业医疗保险即私人医疗健康保险是美国医院经费的重要来源之一。美国职工生病到医院看病治疗的费用，主要由商业医疗保险公司支付。目前在美国 65 岁以下的成年人中，大约有 90% 的人是由雇主提供的私人医疗健康保险给予保障。因此，商业医疗保险就成为医院经费的重要来源。美国医院经费来自商业医疗保险的占大约 1/3。第二次世界大战期间，美国政府实行工资和价格管制，但是，职工的非工资福利的保险则不受控制。于是，美国的公司或雇主为了吸引职工，给员工提供各种商业保险，包括商业医疗保险。同时美国的公司所得税法，针对这些方面给予了税收优惠，这些针对商业医疗保险税收优惠条款又进一步促使公司给员工提供商业医疗保险。雇员的商业医疗保险由私营保险公司经营运作。公司或雇主为雇员购买商业保险的等级、付费方式、自负比例等均由公司或雇主决定。一般大型公司、福利较好的公司全额支付员工的医疗保险费，当员工离职后这种医疗保险也就随之取消，这样一种制度由此也产生了私人医疗健康保险对职工的工作变动所产生的“锁定效应”。

目前由雇主资助的商业医疗保险计划覆盖了 60% 左右的美国人，并支付了美国全部医疗（药）费的 1/3。在 20 世纪六七十年代，美国的医疗成本费用急剧膨胀，1960 年美国的医疗卫生支出占 GDP 的比重是 5%，到 1970 年的医疗卫生支出占 GDP 的比重为 8% 左右，并且还在以不可遏制的势头增长。在 20 世纪 80 年代前，由雇主提供的私人医疗健康保险的支付，一般都是以患者的实际治

疗费用进行支付。但是，这种支付方式使医院、医生没有控制医疗费用的动机，相反，私人医疗健康保险公司为患者支付的钱越多，医院或者说医疗服务供给方获利越多，从而导致医疗费用增长越快。但是，医疗服务的质量和费用是不成比例的。于是，1971 年美国的卫生保健组织正式引入了“管理医疗保健组织”这个概念，联邦政府于 1971 年通过了“卫生维护组织法案”，在经济上和政策上支持了这种组织的发展，从此管理医疗保健组织在美国异军突起。近年来，越来越多的由雇主资助的商业医疗保险加入了管理医疗保健组织或类似的组织，大约 75% 的有医疗保险的美国雇员被管理医疗保健组织或类似的组织覆盖。管理医疗保健组织同时具有了保险和医疗的功能作用，关于管理医疗保健组织在下面进一步讨论。

四、医院治理结构改革——管理医疗保健组织

由于美国的医院是以私立医院为主的治理结构，医疗领域的更多市场化运作导致美国的医疗卫生费全球最多。美国的医疗卫生费用不管是相对还是绝对指标都是全球最高，这加重了企业和整个社会以及财政的医疗卫生负担。相互竞争的私立医院治理结构不可避免地导致医院追逐盈利，医院和医生都没有降低医疗卫生费的激励机制。相反，患者在医院花费越多，医院和医生从保险公司、政府财政或患者本人那里得到的钱越多。医院为了经济利益，医院与医疗保险公司的博弈也不断升级。医生对患者诊断时，医生为了追逐经济利益，把病人划分到医疗费用多的疾病类中。例如，病人是病毒性肺炎，医生把患者诊断为细菌性肺炎，这样一来就把病人划分到了费用高的疾病类别中了，医院就可以从医疗保险中得到更多的支付，这种做法称为“疾病诊断相关组爬升”①。在这场医院、保险公司以及财政之间的费用升级博弈中，由于医疗服务特异性，医院往往占据上风。为了达到控制医疗成本费用的目的，20 世纪 70 年代以后，美国对增长快速的医疗卫生费用控制转变了思路，转向供给侧改革，开始重点对医疗服务供给方治理结构进行改革，开始把医院组建成管理医疗保健（Managed Care）组织。美国的管理医疗保健组织的形式不是单一的，也不是一体化的，仍然是分散的。不同的管理医疗保健组织形式的管理理念基本相同。管理医疗保健组织实际上是作为医疗保险的一种特殊形式。组织内的成员需要向管理医疗组织定期缴纳保险费，这与向保险公司缴纳保险费是相同的，保险费是管理医疗保健组织资金来源的主要

---

① ［美］哈维·S. 罗森（Harvey S. Rosen），特德·盖亚（Ted Gayer）. 财政学（第八版）［M］. 郭庆旺，赵志耘译. 北京：中国人民大学出版社，2009.

渠道，此外政府也通过财政税收给予补贴、优惠，并从政策上给予倾斜。管理医疗保健组织拥有自己的诊所和医院或者雇用医生或者与诊所、医院签订合同，这些医疗单位向组织内成员提供医疗服务。管理医疗保健组织在美国已经成为重组医院体系的一种重要方式。对于在一程度上消除美国众多私立医院各自为政混乱的医疗服务提供体系发挥着重要的作用。管理医疗保健组织的运作实际上在一定程度上同公益性公立医院运作思路相同。也就是通过管理医疗保健组织的制度安排，尽量避免医院、医生给患者看病时直接从患者处赚钱。

（一）管理医疗保健组织的内涵

医疗服务是契约失灵的领域，医疗服务具有其特异性。医院和医生与患者间存在强信息不对称，医疗服务领域存在着严重的市场失灵。管理医疗保健组织正是为了克服医疗服务领域市场失灵而产生的。

管理医疗保健组织是医疗保险的一种特殊形式。其特殊性表现为，管理医疗保健组织不但分担组织内成员的医疗费用，而且还把筹集资金和提供医疗服务有机地结合起来。管理医疗保健组织拥有自己的诊所和医院或与其他诊所、医院签订合同，然后这些医疗单位向组织内成员提供医疗服务。因此，管理医疗保健组织同时具备了保险和医疗两个功能。管理医疗保健组织为了有效控制医疗成本，要求其成员只能在组织内所属的医疗单位或与组织签订合同的医疗服务单位中进行选择，成员不能随意选择医疗单位。管理医疗保健组织把医院、患者和保险公司三方的利益统一起来，集三种不同的身份于一身。

管理医疗保健组织在具体实施中有多种形式。比较典型的有四种：一是卫生维护组织；二是优先医疗服务提供组织；三是专有医疗服务提供组织；四是定点医疗服务组织。这是根据公众的需要和经济可能，设计了不同的形式，其费用和提供的医疗服务有差异。共同目标就是在尽可能地保证医疗服务质量的条件下，又能够尽量消除医疗服务的特性所导致的市场失灵，合理控制医疗卫生费用。

（二）管理医疗保健组织的治理结构及运作机制

管理医疗保健组织实现经济利益最大化的最佳途径就是保持组织内成员的身体健康，否则就要为其成员支付医疗费，且医疗费的多少同疾病的大小和患病时间成正比。因此，管理医疗保健组织必然会想办法采取多种医疗管理方面的手段，以保证医疗服务的质量和效率，如从一开始就会为其成员提供良好的增进健康、疾病预防和初级保健等方面的服务；若管理医疗保健组织的成员生病，它会尽力让生病成员迅速康复且采用最小的医疗成本。管理医疗保健组织比美国传统的一次一付医疗费制度略胜一筹，保健组织在医疗补助计划中也越来越重要①。通过对管理医疗保健组织运作的考察，管理医疗保健组织的运作思路在一定程度上类似于中国传统的公立医院运作。

管理医疗保健组织具有完善的医疗服务网络，由于管理医疗保健组织要对其组织内成员提供全责的医疗服务，因此，为了降低成员的患病风险，该组织就会重视预防和保健这两项最基本的医疗服务。

（1）初级医疗服务机构。这是管理医疗保健组织提供的基本医疗服务，它由组织自己雇用的初级保健医生向组织内成员提供服务，既可以按约定方式上门提供医疗卫生服务，成员也可以到初级医疗服务机构接受医疗卫生服务。初级医疗服务机构的主要任务是向组织内成员提供防疫、保健和常见病的诊断和治疗。这类似英国国家健康服务系统中的守门人。

（2）高级医疗服务机构。管理医疗保健组织的高级医疗服务机构是通过组织自己管理的医院或同某些特定医院和医生签订合同。组织内成员要接受高级医疗服务或专家的服务，一般要通过初级保健医生的同意，因为初级保健医生能够提供组织内成员常规性的医疗服务需求。这样是否会出现初级保健医生的治疗不及时和拒绝合理地到高级医疗服务机构治疗患者的情况？这是肯定会出现的，这就需要管理医疗组织进一步制定初级保健医生在通常条件下所必须遵守的详细医疗准则，以降低这种情况发生的概率。同时，也可根据不同群体的需求，设立不同类别和程序的医疗保健项目。本书认为，最关键的是提供初级医疗服务间要有竞争，社会公众能够自由选择医疗服务中的守门人，当然这样做也会导致其他负面问题。

（3）管理医疗保健组织的筹资机制。个人缴纳和政府财政税收支持相结合。对于志愿加入该组织的成员不管是否发生医疗费用，都需要定期向该组织预付事前按合同约定的款项。这同单纯的医疗保险筹资方式所不同的是加大了政府资助的力度。这是因为考虑到医疗保健服务是社会公众的基本需求，所以，政府要给予财政补贴和税收政策优惠，以便吸引更多的公众加入该组织。

（4）管理医疗保健组织的支付机制。一是包干制签约的医院和医生的支付。包干制支付是首先向签约医院和医生支付基础费用，然后根据医疗服务提供的绩效追加奖金或不予支付部分款项。一旦医疗费用超过包干的固定金额，就要由医院或医生来承担责任，支付超支的这部分额外负担。这样一来，医院和医生就会用尽量小的成本给患者治疗，避免医院出现小病大治、诱导病人消费、多开药、

① ［美］哈维·S. 罗森（Harvey S. Rosen）. 财政学（第六版）［M］. 赵志耘译. 北京：中国人民大学出版社，2003.

多做检查等不必要的服务来扩大收入等现象。二是固定预算。三是根据绩效合同约定支付。四是按照提供的医疗服务量支付等。不同的支付方式对医疗服务质量和成本都是有影响的。

综上所述，医疗服务的特异性和美国医疗领域的更多市场化运作，导致美国的卫生费相对指标和绝对指标全球最高。即使是经济第一强国的美国，也面对着有限的经济资源和提供高水平医疗服务的挑战。管理医疗保健组织能够在一定程度上消除医疗服务特异性所导致的市场失灵。目前美国的管理医疗保健组织在组织内推行共享式医疗信息系统，这样可以提高效率、降低成本。因此，管理医疗保健组织在美国已经成为提供医疗服务的一种重要方式。管理医疗保健组织在实际运行中，也存在过分强调医疗服务的成本控制、医疗服务的质量降低等弊病。这还需要政府对管理医疗保健组织加强干预和管理。

第三节　加拿大医院治理结构和财政投入制度

一、医院治理结构与财政预算资金分配

（一）医院治理结构和医院经费保障

加拿大的大多数居民是英裔和法裔的欧洲移民后代。加拿大的社会福利体系在1900年左右开始创立，逐步到20世纪70年代完备。加拿大的国家医疗卫生系统起源于20世纪30年代，随后逐步实行强制性的健康保险计划。在1957年通过了住院服务费用分担联邦立法，1966年通过了医生保健服务费用分担的《医疗保健法案》（Medical Care Act）。自1971年，加拿大初步建立起主要通过财政筹资的国家健康保险系统。加拿大的国家健康保险系统中的医院，其资金主要来源于税收，联邦政府直接向各省、区划拨部分经费，剩下的由各省、区分担。

加拿大的医院主要是私营的，但是，医院的运营并不是按市场供求关系的市场机制来调节和运行，医疗服务费用和医生的工资不是由市场供求机制确定。医院的预算是经过所辖省级政府批准，而且主要是由所辖省级财政资助的。加拿大私营部门中的大多数医院是以非营利为基础组织起来的，这些医院要么是慈善组织拥有，要么是宗教组织拥有，即使是私营医院也与一般的私营公司不同。

在加拿大，人们生病后通常需要先看家庭医生。家庭医生类似于英国的全科医生。全科医生把大病患者或需要专科治疗的患者，根据病情需要转往医院或专

科医生。因此，去医院的病人，是家庭医生预约好的。全科医生一般要为新加入者建立病历，这需要对新加入者进行全面的健康体检。因此，除非个人对家庭医生不满意，一般人们不随便选择新的家庭医生。

加拿大的国家健康保险系统（National Health Insurance，NHI）具有强制性。加拿大的国家健康保险系统不同于美国为老年人设立的老年医疗保险计划。在加拿大的 10 个省和 3 个地区中，每个地方都管理着一个全民健康医疗保险系统，它的部分资金是由联邦政府财政拨款支持的，各系统必须达到联邦政府有关保险的各种标准。加拿大的医疗保险覆盖了所有公民，个人在国内移居时其医疗保险不受影响。对患者获得医疗卫生服务的可及性不存在经济方面的障碍，患者可以自由选择医疗卫生的初始提供者。

加拿大的国家健康保险系统与英国的国家健康服务系统不同的是：大多数加拿大医生是私人开业并且拥有入院批准权，对医院或医疗服务供给方更多的是按服务项目收费，费率根据各省和医生组织协会协商的收费标准确定，后来医院又进行了总额预算制改革。总额预算制的实施要求医院能够在相对合理的预算资金内进行各项规范的医疗服务，包括接收病人的流程、提供规范的医疗服务、合理利用医疗设备、合理的医疗费用等。加拿大成功地开展了行之有效的、全面的、广覆盖的国家健康保险系统，并被加拿大人广泛接受。相比之下，美国的医疗卫生保健费用虽然快速增长，但是却存在着大量未能购买保险的人群。因此，许多美国人把加拿大的国家健康保险系统看作是美国改革的方向。

（二）财政预算资金的分配

预算资金分配的计算过程①。尽管加拿大的医院是私人拥有，但是，其医院的经费主要是由财政预算投入，加拿大政府及其相关管理部门对医院提供医疗服务的费用计算管理是非常详细的。每个医院得到的经费，主要是根据提供的医疗服务覆盖的人数等因素进行综合计算，并不是通过医院间的市场竞争，按照市场机制来确定医疗服务价格。

二、医院绩效评价及启示

（一）医院绩效评价

加拿大政府对医院管理的目标可归纳为两个方面：一是保证患者能够得到合理的医疗卫生保健服务；二是控制不合理增长的医疗卫生费用。首先，政府对医

---

① 王培英，余澐，孙晓明，封岩，陈玉铭．加拿大医院总额管理制度［J］．中国卫生资源，2006，9（3）．

院实行总额预算制控制费用。总额预算制度是控制医院总费用，包括医院投入和各项成本的开支，而不是限制单个患者或患者团体。其次，医生费用由省政府拨款，通过医生协会对医生控制，政府与医生协会针对费用支付水平的谈判也是一种重要的费用控制措施，有 10 个省实行了医生费用最高限额政策。很多省份为医生的服务制定了费用目标，若实际费用超过了目标费用，政府就降低对医生的付费标准，这项措施主要是针对全科医生。最后，加拿大还实行了医疗管理系统的分权，中央把医疗系统的管理权下放到省甚至省级以下的政府。

加拿大医院实行报告制，在全国范围内开展评价医院的医疗服务绩效。该机构为决策机构和医疗服务者提供可以对比的医疗信息指标。通过一套可比的指标体系，使数据在全国所有省和地区可以进行比较分析。

医院提供的医疗服务包括财务绩效、医疗服务的效果、患者满意度等方面。患者满意度的指标反映了患者对医院提供医疗服务的满意度评价，这其中包括对医院、医生的整体印象，医生与患者的沟通情况，医院、医生和护士对患者关心程度等；对于少年儿童，由于年龄特征，对医院、医护人员不能作出合理评价。因此，该指标也包括了有关儿科患者家长满意度指标。

（二）启示

加拿大的医生收费是根据医生协会或者说医生组织与省级政府协商而确定的，同时也有对总费用的控制措施。医院收费也用类似的方式由各省通过医院预算审批来调控，医院和各省之间协商确定由省政府资助的医院运营费用，医院资本投入也可通过其他渠道筹资，但医院的资本支出仍必须经过省级政府的审批。

尽管加拿大的医院是私人拥有，但是加拿大仍然实行由政府主导的医疗资源分配方法，将医疗资源分配到医院部门，并决定医疗资源在医院之间的分配。加拿大医院的使用率较高，而且各省都对引进新技术耗费的资本成本进行限制。加拿大对医疗卫生实行集权化管理，这是加拿大医疗卫生费用低的一个原因。加拿大实施按服务项目付费和总额预算制度相结合的管理方式，同时加强对医疗利用的管理，实施医疗服务个案审查，促使医院、医生主动管理医疗服务使用情况，减少过度使用医疗资源。事实证明，加拿大医院总额预算制度对医疗费用的控制是简单有效的。1987 年加拿大医院的费用支出约占卫生费用总支出的 39%，1998 年为 31.7%。2009 年加拿大卫生总费用占国内生产总值的比重为 11.4%，高于英国的 11.4%，但远低于美国的 17.6%①。加拿大人均医疗费用的绝对值也

① 《中国卫生统计年鉴（2013）》，国家卫生健康委员会网站。

比美国要少。

医院的总额预算制的一个主要缺陷是易导致医疗服务供给方或者说医院通过减少必要的医疗服务来控制医疗费用的现象。但是，加拿大政府严格的监管体制和对医院、医护人员的评价指标体系，在减少和杜绝这一现象的发生上起到了有力的保障作用。医院的总额预算制度的实施与加拿大的财政税收制度和全科医生制度等一系列制度一起，保障了加拿大国家医疗保险制度的顺利实施。加拿大所有的公民都享有一系列内容广泛的健康权益，基本上不存在患者看病对医疗服务价格的担忧，患病后没有后顾之忧。民意显示绝大多数加拿大公民对这种医疗服务制度感到满意。但是，加拿大一系列对医院或医疗服务供给方的制度规定以及限制医疗技术引进等也存在一定的弊病，如患者等待获得医疗服务时间较长和医疗新技术新设备更新换代慢等。这也是大多数实行国家医疗保险制度的国家共同面临的问题。

中国公立医院绩效考核的难题之一是如何保障各医院间数据的可比性。医院所处地区的社会、经济发展、当地居民可支付水平不同，医院绩效指标存在地区差异等。

加拿大的医院主要是慈善组织和宗教组织所拥有，同时加拿大政府对医院的监督管理细化到了每一个环节。医院的经费、医院新设备的购买、医生的操作规程等都处于政府管理和社会的监督下，并没有让医院以盈利为目标，以市场为导向进行市场竞争。这同本书第一部分讨论的由于医疗服务特异性，医疗领域存在强市场失灵的理论是相吻合的。这些对中国的公立医院治理结构改革具有重要的借鉴意义。

第四节　法国和德国医院治理结构和财政投入制度

法国在医院治理结构中，政府实现了医疗卫生机构的统一管理，从而使区域内与区域间的医疗卫生资源得到共享，有利于提高医疗卫生服务的效率和控制医疗卫生的成本费。

法国医院的治理结构与财政投入制度启示主要是：从宏观和微观两个层面看，政府对医院的管理和医院的医疗活动发挥着主导作用。医院中公立医院为多数，公立医院实施全额财政预算管理，公立医院的医生相当于行政管理部门的公务员。中国和法国的公立医院治理结构具有许多相同点。法国的公立医院治理中，政府对公立医院的绩效考核、公立医院的财政预算管理、公立医院中的医生采用公务员制等经验值得中国借鉴。

联系到中国的公立医院管理，一方面要求公立医院追求“公益性”，另一方面公立医院的医生工资收入同医生对患者的看病治疗费用挂钩，医院各科室的福利奖金同科室收入挂钩，这本身就是自相矛盾的事。

德国政府在医疗卫生服务机构投入和建设方面，覆盖了几乎医疗卫生服务机构提供的所有诊疗项目和内容。德国的社会医疗健康保险体制的特点是制度统一、分散管理、促进竞争。为了竞争，德国有大约1300个医疗基金组织，医疗基金组织同医院和拥有诊所的医生通过签订合同提供医疗卫生服务，合同中包括了医疗运营成本和费用。众多的医疗基金组织在促进竞争的同时也存在明显的负面作用。负面作用主要表现为：由于各医疗基金组织财务相互独立，为了各自的利益，在信息技术时代，通信网络技术在医疗服务信息共享中不能很好地发挥作用，尤其是各医院提供的医疗服务数据信息不能共享。

德国对医院实行联邦、州、区三级管理。德国对医院管理的三级政府进行了分工，职责明确。德国的医院根据规模大小设1～3位院长，其中有3位院长的医院，分别是负责行政方面的院长、负责医疗服务方面的院长和负责护理服务方面的院长。医院的经费主要来源于医疗保险。德国的社会医疗保险是强制保险，由个人和雇主共同负担。德国的社会医疗保险和政府的财政补贴构成了整个医疗卫生费用的主体。德国医疗体系的支付更多的是按病种付费。

德国的医院有三种类型。其中，公立医院所占比重最大，发挥着主导作用。其次是慈善机构或教会承办的非营利性医院。公立医院控制了所有病床的51%左右，非营利性医院控制了病床的35%，营利性医院控制的病床占13%①。最后是营利性私营医院。公立医院和慈善机构或教会承办的医院的床位数占了绝大多数。慈善机构或教会承办的医院也是具有公益性质的医院。若有个别医生收取红包，一旦被发现可能面临被吊销执照甚至判刑的严厉惩罚。在药品使用方面，注重用药的经济性和有效性的评价，将医疗服务效果与医疗费用之比作为重要评价指标来指导药品的生产和使用。

德国医院的经费主要由两部分组成：一是医院的基本建设和医院的设备由政府财政投入；二是医院的运营成本主要由医院提供的医疗服务进行补偿。医院的运营成本和拥有诊所的医生提供的医疗服务费是由医疗基金同其签订合同提供。

---

① 雷克斯福特·E. 桑特勒（Rexford E. Santerre），史蒂芬·P. 纽恩（Stephen P. Neun）. 卫生经济学：理论、案例和产业研究（第三版）［M］. 程晓明等译. 北京：北京大学出版社，2006.

按照德国的相关法律，医学毕业生必须要在助理医生的岗位上工作满 5 年才有机会升任主治医生。德国公立医院的医生收入，在德国社会里大概是中等收入水平。

在德国设立医院要符合政府的区域医疗卫生规划，政府根据区域的人口、地域位置等因素确定医院建设地址和医院规模大小。政府直接进行医院的基本建设投资和医疗设备投资等。一般每个区域都有四级医院服务体系，包含一个综合性的大型医院、两个中心服务医院、约 20 所跨社区医院和 8 所左右社区医院。

德国医院的治理结构与财政投入制度的启示。在德国设立医院是政府根据人口、地域位置等因素确定医院建设地址和医院规模大小。从宏观和微观两个层面看，政府对医院的医疗活动发挥着主导作用。德国医院包括公立医院、非营利性私营医院、营利性私营医院，前两种类型的医院占了绝大多数。公立医院一般规模比较大；非营利性私营医院主要由教会或慈善机构举办和管理。不论哪种医院，其基本建设和医院的设备都由政府财政投入。在德国，由于各医疗基金组织财务相互独立，为了各自的利益，在信息技术时代，通信网络技术在医疗服务中信息不易共享，信息技术不能很好地发挥其作用。各医院的医疗数据信息不能较好地共享，必然会造成医疗卫生资源得不到充分利用。中国在公立医院改革中，这一问题需要引起注意，防止类似问题在中国的医院治理结构改革中出现。当然德国也在现有法律基础上通过医院间的合作来推进共享式医疗信息系统改革。因为共享式医疗信息系统，可以使医院间协同诊断、治疗，也可开展远程医疗，有利于整个医疗卫生系统提高效率、降低成本，同时也方便患者就诊。

第五节　国外医院治理结构和财政投入制度启示

一、医院治理结构和财政投入制度的绩效比较

为了能够更全面地考察各国的医疗卫生支出的绩效状况，如表 3 - 4 所示，本书选择了 30 个国家 2014 年的医疗卫生支出与医疗保健结果进行比较。主要选择了三个关键性的指标，分别是人均医疗卫生支出、预期寿命和婴儿死亡率。

表 3-4　部分国家的医疗卫生人均支出与结果比较（2014 年）

国家	人均医疗卫生支出（美元）	预期寿命（年）	婴儿死亡率（每千人死亡率）
美国	9027.8	81.3	5.8
英国	3958.3	83.2	3.9
加拿大	4538.2	83.9	4.7
澳大利亚	4300.4	84.4	3.4
奥地利	5059.6	84.0	3.0
比利时	4612.0	83.9	3.4
捷克	2469.1	82.0	2.4
丹麦	4872.5	82.8	4.0
芬兰	3931.4	84.1	2.2
法国	4666.1	86.0	3.5
德国	5160.0	83.6	3.2
希腊	2133.7	84.1	3.7
匈牙利	1810.4	79.4	4.5
冰岛	3784.9	83.5	2.1
爱尔兰	4939.5	83.5	3.3
意大利	3250.5	85.6	2.8
日本	4245.2	86.8	2.1
韩国	2290.8	85.0	3.0
卢森堡	7118.1	85.2	2.8
墨西哥	1020.8	77.5	12.5
荷兰	5277.9	83.5	3.6
新西兰	3511.5	83.5	5.7
挪威	6157.6	84.2	2.4
波兰	1599.7	81.7	4.2
葡萄牙	2593.6	84.4	2.9
斯洛伐克	1998.4	80.5	5.8
西班牙	3042.0	86.2	2.8
瑞典	5183.4	84.2	2.2
瑞士	7115.2	85.4	3.9
土耳其	1042.6	80.7	11.1
平均	4023.7	83.5	4.0

资料来源：Organization for Economic Co-operation and Development；人均支出（美元）数据来源于：https：//stats. oecd. org/index. aspx？DataSetCode = HEALTH_ STAT；预期寿命（年）数据来源于https：//stats. oecd. org/index. aspx？DataSetCode = HEALTH_ STAT；婴儿死亡率（每千人死亡率）数据来源于https：//stats. oecd. org/index. aspx？DataSetCode = HEALTH_ STAT。

通过表3－4中这30个国家的人均医疗卫生支出、预期寿命和婴儿死亡率的数据可以看到，不同国家之间的差异还是很大。2014年美国的人均医疗卫生支出达到9027.8美元，在这30个国家中最高；美国人的预期寿命81.3岁；美国每千人婴儿死亡率是5.8。美国的人均医疗卫生支出约是这30个国家平均水平的2.24倍，而美国人的预期寿命少于平均水平2.2年，美国每千人婴儿死亡率比平均水平高出1.8。再对美国、英国和加拿大比较，美国的人均医疗卫生支出约是英国的2.3倍，加拿大的2倍；然而美国人的预期寿命分别比英国少1.9年、比加拿大少2.6年；美国每千人婴儿死亡率分别比英国高1.9、比加拿大高1.1。

英国、加拿大和美国这三个国家的医疗卫生保障制度的满意度民意测试显示：英国的满意度居于首位，其次是加拿大和美国①。英国、加拿大和美国的卫生费的相对指标显示：美国居首位，其次是加拿大和英国。英国、加拿大和美国这三个国家的医疗卫生保障制度的满意度同其所花费的卫生费用之间表现出的是一种反比关系。一般来看，医疗卫生保障制度的满意度同其所花费的卫生费用之间应该表现为正相关的关系，即医疗卫生花费多、满意度也高，而现实中这三个国家却表现为一种反向关系。表3－5和表3－6进一步列出了这三个国家的卫生费和健康状况部分指标的比较。

表3－5　卫生费用比较

国家	卫生总费用占GDP比重（%）			卫生总费用构成（%）						人均卫生费用（美元）			人均政府卫生支出（美元）		
				政府卫生支出			个人卫生支出								
	2000年	2011年	2012年	2000年	2011年	2012年	2000年	2011年	2012年	2000年	2011年	2012年	2000年	2011年	2012年
加拿大	8.7	10.9	10.9	70.4	70.4	70.1	29.6	29.6	29.9	2100	5656	5763	1477	3982	4037
英国	6.9	9.4	9.3	79.1	82.8	84.0	20.9	17.2	16.0	1761	3659	3595	1394	3031	3019
美国	13.1	17.7	17.0	43.0	47.8	47.0	57.0	52.2	53.0	4818	8467	8845	2074	4047	4153

资料来源：《2017年中国卫生和计划生育统计年鉴》——“附录二、世界各国卫生状况”，中国经济社会大数据平台网站。

从表3－5可以看到，英国、加拿大和美国三个发达国家卫生费差异很大，其中2012年美国的人均卫生费用比加拿大多3082美元；2012年美国的人均卫生

① 雷克斯福特·E. 桑特勒（Rexford E. Santerre），史蒂芬·P. 纽恩（Stephen P. Neun）. 卫生经济学：理论、案例和产业研究（第三版）［M］. 程晓明等译. 北京：北京大学出版社，2006.

费用比英国多5250美元，是英国的2倍多。美国采用政府购买医院的医疗服务。2000～2012年英国、加拿大和美国三个国家中的人均医疗卫生费的政府财政支出也是美国最多；而从表3－6可以看到，英国、加拿大和美国三个发达国家的健康指标却反映不了花费越多、健康指标越好的状况。美国花费最多，但是美国的预期寿命（岁）、5岁以下儿童死亡率（‰）、孕产妇死亡率（1/10万）、非传染性疾病死亡率（1/10万）等指标却都是排在最后。婴儿死亡率甚至是高于低收入国家，15%的美国人没有加入医疗保险，一些传染病（艾滋病、结核病等）仍在传播①。可美国的卫生费相对和绝对指标是全球最高，2012年美国的卫生费已占GDP的17.0%。在20世纪80年代，医疗服务的价格上涨率比其他商品和服务的平均价格上涨率高出了2倍多。在美国用于每个人身上的医疗保健支出比其他国家的公民要多得多，尽管用于医疗卫生保健的费用很高，民众对这一制度的不满却十分普遍②。

表3－6　健康状况部分指标

国家	预期寿命（岁）			5岁以下儿童死亡率（‰）			孕产妇死亡率（1/10万）		非传染性疾病死亡率（1/10万）
	1990年	2000年	2015年	1990年	2000年	2015年	2010年	2015年	2012年
加拿大	77	79	82.2	8.3	6.2	4.9	12	7	318
英国	76	78	81.2	9.3	6.6	4.2	12	9	359
美国	75	77	79.3	11.2	8.4	6.5	21	14	413

注：有些数据统计年鉴缺乏，年度不完全对应，这些数据主要是对健康状况部分指标说明，所以使用的数据不影响文中论证的问题。

资料来源：《2017年中国卫生和计划生育统计年鉴》——“附录二、世界各国卫生状况”，中国经济社会大数据平台网站。

从上面英国、加拿大和美国三个典型的不同医疗卫生保障制度的国家比较可以看到，美国的卫生费相对指标和人均卫生费都是最高，而期望寿命、儿童死亡率、孕产妇死亡率、非传染性疾病死亡率等指标并没有表现出花钱多、指标就越好。英国的国家健康服务系统（NHS）中的医院治理结构主要是按非营利性和公

① ［美］保罗·A. 萨缪尔森（Paul A. Samuelson），威廉·D. 诺德豪斯（William D. Nordhaus）. 经济学（第十六版）［M］. 萧琛等译. 北京：华夏出版社，2002.

② ［美］大卫·N. 海曼（David N. Hyman）. 财政学理论在政策中的当代应用（第八版）［M］. 张进昌译. 北京：北京大学出版社，2006.

益事业的要求进行构建。英国几乎所有的医院都是公立医院，医生大多是国家健康服务系统（NHS）的雇员，对医院里的医生主要采用工资支付。英国、加拿大的医疗保障制度主要是通过财政税收提供经费保障，公共医疗保障网覆盖了所有国民且费用相对低廉。

二、美国众多私有化医院治理结构导致卫生费全球最高

美国受其政治与文化的影响，整个社会过多崇尚市场和个人选择。美国医院的治理结构与运作机制更多的是建立在市场化基础上。但医疗卫生领域固有的市场失灵，使美国以市场化为基础的医疗保障制度陷入困境。医疗保健要复杂得多，病人不得不依赖医生的经验，消费者即患者如此严重地依赖向他们推销服务的人（指医生）的建议，这样的市场会怎样真是难以想象①。医疗服务供给者即医院、医生诱发医疗需求和医疗卫生新技术、新设备的过度使用等，已经导致了美国的医疗卫生支出急剧增长。

由于美国公共管理对医院缺乏整体规划和有效管理，从一开始就没有建立全民覆盖的社会医疗保险制度，形成了不同的利益团体，致使美国医疗改革一直争论不休，使美国人深陷于矛盾之中。美国的卫生费相对和绝对指标全球最高，预测到2025年，医院保险信托基金的资金将枯竭（CWM）。为什么美国的卫生费这么高？原因究竟是什么？通过下面对美国医院治理结构、管理制度及医保制度的剖析，以及通过几个国家的比较分析可以找到答案。

美国是世界上私立医院最多的国家之一，实行以私立医院为主体的医院治理结构，公立医院的数目和规模有限。对英国、美国和加拿大等国家医院的治理结构和财政对医院投入的方式和比重不同可以得出：医院经费投入方式和比重及医院治理结构的不同，各国的卫生费差异很大。在美国，平均每个公民的医疗卫生支出费用比加拿大多1/3，是日本的2倍，是英国的3倍（David N. Hyman，2006）。有学者争辩说，加拿大的医院是私营部门，成本远低于美国。但是，加拿大的医院主要是慈善组织和宗教组织所拥有。前面我们已经分析了，加拿大通过国家健康保险系统进行筹资和管理，并非按市场规则运作。更多依靠市场化运作的美国私营医院治理结构，是导致美国的医疗保健系统成为全世界最昂贵的主要原因。

在美国存在一种关于医疗的争论。一种观点认为，医疗也是一种商品，可以

① ［美］哈维·S. 罗森（Harvey S. Rosen），特德·盖亚（Ted Gayer）. 财政学（第八版）［M］. 郭庆旺，赵志耘译. 北京：中国人民大学出版社，2009.

通过市场竞争机制提供。美国有相当一部分富人持这种观点，这样富人可以在医疗服务的市场上随意买到昂贵的医疗服务。另一种观点是医疗服务应该是人人能够享受到的一种平等权利。在美国代表富人的观点占据主导，结果是美国的医疗体系和治理结构更多地体现了市场化。当然市场竞争也使美国的医疗技术很先进。所以，美国的富人甚至其他国家来美国看病就医的富人，常常自豪于自己享受到的医疗服务水平和质量。为数不少的美国富人不赞成甚至害怕美国政府对医疗服务提供和费用支付的介入和统筹，因为那样有可能会降低医疗服务的质量，损害医学自身的完善性，降低富人的福利。美国富人这样做实际上是认同了医疗服务的市场化。克林顿政府时期的全民健康保险计划被否决，除了复杂的政治原因之外，美国人内心的矛盾也是重要原因，美国的相关利益团体考虑到全民健康保险计划，会损害富人所享受到的医疗权利及其他利益团体的已经获得的利益。

如前所述，对于健康来讲，提前预防比得病后对疾病的治疗要有效得多且成本也低。但是，美国以私立医院为主体的医院治理结构，把主要的医疗健康资源都集中到疾病的治疗上。因为这样做，对医院、医生和医疗健康保险公司以及整个医疗（药）卫生行业都有利。Berk 和 Monheit（2001）研究得出在 1996 年占美国总人口的 1% 的人利用了美国总医疗费用的 27%，主要是这些患者享用的是高、精、尖的治疗。在美国每 7 美元的医疗卫生费用中有 1 美元是用在一个人一生的最后 6 个月（Clark，1992）。

美国实行以私立医院为主的医院治理结构，在医院与医疗管理的理念上，追求医学自身的完善性，更认同医疗服务、医疗产品的市场化。美国的卫生费相对指标和绝对指标全球最高，主要原因归根到底是美国医院现有的治理结构、管理制度和医保制度的缺陷无法有效克服医疗领域所固有的市场失灵。

美国对医院和医疗管理缺乏统一有序，更多强调市场竞争，更多的医疗资源用在了疾病的治疗上。但是，美国决策者考虑短期利益不愿为人民和社区的健康作出正确选择，这成为一个很糟的例子①。

由此可见，医疗卫生费并非花费越多，民众的健康状况就越好，也并非财政对医疗卫生事业投入越多，公民就越健康。为此，政府对公众的健康保障的财政支出项目应当排序。增进公众健康保障的财政投入，应该首先投入到医疗卫生项目中那些投入少、收益高的项目，比如卫生防疫、常见病的防治等。

---

① 顾泳，杨立群．美国专家提出忠告：中国医卫改革应免蹈美国覆辙［N］．解放日报，http：//www.sina.com.cn，2004－03－02.

三、美国与加拿大对医院管理的不同理念导致卫生费差异很大

美国和加拿大在语言和文化方面有许多相似的传统，两国都是市场经济发达的国家，经济结构也有许多方面相似。加拿大有一个相对高水平的社会公共服务管理系统。在20世纪60年代前，两国的医疗卫生服务系统的发展很相似。1960年美国的医疗卫生支出占GDP的比例为5.2%，同年加拿大的医疗卫生支出占GDP的比例是5.5%，美国略低于加拿大。1971年，两国的医疗卫生支出都占GDP的7.5%左右。1971年以后，两国的医疗卫生服务系统开始向不同的方向发展。加拿大建立起了主要通过社会筹资的全民社会医疗健康保险制度，对医院强化统一管理和细化了医疗服务管理制度，而美国则继续维持市场主导。结果是2000年和2009年加拿大的卫生费用占GDP的比重分别是8.8%和11.4%；而2000年和2009年美国的卫生费用占GDP的比重分别是13.4%和17.6%。2000年和2009年加拿大的人均卫生费用分别是2089美元和4519美元；而2000年和2009年美国的人均卫生费用分别是4703美元和7960美元①。

通过以上相对和绝对指标比较看，加拿大和美国之间的医疗卫生费用差异还是很大的。加拿大通过公共管理部门对医疗服务需求方、医院和医生提供医疗服务的供给方都有详尽的制度安排，实行全民社会医疗保险制度，对医院、医生通过预算和合同进行控制，医院有严格的预算限制。加拿大医院的资本性支出必须经过省级政府的审批，包括新的建筑、设备以及其他资本性支出，各省都对引进医疗新技术耗费的资本成本进行限制。虽然加拿大的医院是私有的，但是医院的预算要经各省批准，而且主要是由各省财政资助的。尽管加拿大的医院主要是私营的，但是医院主要是慈善组织或宗教组织所拥有，并非按照市场规则运作。

美国受其崇尚个人选择的政治文化影响，要建立全民社会医疗保障制度很难，公共管理部门对医疗服务需求方、医疗服务供给方建立相应的统一的制度安排则更难。若实行全民社会医保制度和对医院建立统一的公共管理制度必然会限制个人的选择权，要想让部分公民牺牲一些自由选择的医疗权利会引起富人很大的社会反弹。要想在医疗领域不牺牲富人的选择权，唯一的办法就是市场化、私有化的机制。而医疗服务市场化又无法有效避免医疗领域的市场失灵。

美国的医保制度和医院主要是建立在市场化的基础上，政府在这一体制中主要充当一个买家，向私有的保险公司和医院、医生及其他医疗服务机构购买服

---

① 《中国卫生统计年鉴（2013）》，国家卫生健康委员会网站。

务，政府本身对保险公司和医院、医生及其他医疗机构的干预能力有限。在这方面，加拿大与美国的情况不同。加拿大建立了全民的社会福利医疗保险制度和对医院有强有力的预算约束，政府具有巨大的对医疗资源的控制力，因此可以强有力地与保险公司、医院和药厂谈判，控制价格。

由于美国没有全民医保和缺乏对医疗服务需求方、医疗服务供给方的有效制度安排，整个医疗体系更多的是建立在市场化、私有化基础上，造成医保体系分割、无序和医院相互竞争与攀比的特点。市场化的医院运行机制又必然会出现越来越严重的市场失灵情况，最明显的问题就是，投入的钱越来越多，收到的效果却不成正比。

四、美国医院间的市场竞争导致医疗新技术（药）和新设备过度

由于美国的医院的治理结构和医保制度主要是建立在市场化、私有化的基础上，美国医疗体系的主要特征是没有政府的统一管理。根据第二章的理论分析，医院间的自由市场竞争必然导致医疗装备竞赛。私营医院为了吸引更多的患者而竞相采用新设备和新技术以及提供舒适的病房。这些对于富人是非常有利的，但是，却增加了医疗卫生的社会成本和不利于自费的经济困难户。美国的医生们急于向患者提供和采用最新的现代医学技术和仪器检查，医院间的市场竞争导致医院的医疗装备竞赛，最终导致医疗费的昂贵。在美国拥有影像设备的医生要求病人做影像检查是无影像设备医生的4倍多（Hillman et al.，1990）。比如，在20世纪90年代末，美国每百万人拥有3.7台核磁共振造影仪，同期德国每百万人拥有0.9台核磁共振造影仪，加拿大每百万人拥有0.5台核磁共振造影仪。据Reinhardt、Hussey和Anderson（2002）提供的最新的加拿大、英国和美国每百万人拥有核磁共振成像仪（MRIs）的数据，美国每百万人拥有核磁共振成像仪（MRIs）的数量比加拿大多4倍，比英国多50%①。从全社会资源配置的角度看，大量的医疗新技术和新设备的研究开发、生产和使用，并不一定是有效率的。当这些医疗新技术和新设备的使用边际收益超过边际成本时，使用如此充裕甚至相对过剩的医疗新技术和新设备的直接结果是医疗费用迅速上升，其机会成本是人们获得基本医疗服务和公共卫生、预防保健可能性的相应减少。

中国改革开放以来，在医疗卫生领域也逐步引入了市场机制，各医院为了吸引患者竞相进行医疗新技术（药）和新设备竞赛，中国医疗卫生领域现在面临

① 雷克斯福特·E. 桑特勒（Rexford E. Santerre），史蒂芬·P. 纽恩（Stephen P. Neun）. 卫生经济学：理论、案例和产业研究（第三版）［M］. 程晓明等译. 北京：北京大学出版社，2006.

看病贵应该是和各医院竞相进行医疗新技术（药）和新设备竞赛有关。并且现在有些地方正在或准备把公立医院的治理结构改变为民营化，以进一步促进医院竞争，这样的改革思路是很危险的。

五、医院、医生诱导医疗需求导致医疗费上涨

美国的医疗费用高在一定程度上是医疗服务供给方诱导需求方（患者）所导致的，美国调查发现很多心脏病人，其实都不需要做搭桥手术的，但是医院和医生都给病人做了，统计显示：在美国的20万例冠状动脉搭桥手术中，有2.8万病人的手术选择不恰当，有6万病人接受手术的原因有疑问①。美国医院和医生出于经济利益，使美国的医疗量化指标高于其他国家，比如，普及冠状动脉搭桥手术、冠状血管成形术和接受透析的数量都比加拿大和英国高。在美国各项服务中不合理用药的水平不同：冠状血管影术服务是17%；颈动脉内膜切除术是32%；上消化道内镜检查术是17%。这三项服务的不确定性利用率分别是9%、32%、11%。Winslow冠状动脉状搭桥手术不合理利用率是17%，不确定率是30%。这说明在美国有许多医疗服务不是必需的②。美国的医疗技术的推广和采用更多地由市场力量来决定。美国普及冠状动脉搭桥手术、冠状血管成形术和接受透析的数量高于加拿大、英国和德国③。为了追逐经济利益，医院、医生有动力多提供医疗服务，这样医院和医生都可以多从财政支付、保险公司支付和患者处获取更多的经济利益④。

由于美国整个医疗体系和医院治理结构更多是基于市场化、私有化，造成医保体系和医疗服务供给体系分割、无序的特点，导致医疗支付的第三方力量削

---

① 邱鸿钟．新编卫生经济学［M］．广州：华南理工大学出版社，2002.

②③ 雷克斯福特·E. 桑特勒（Rexford E. Santerre），史蒂芬·P. 纽恩（Stephen P. Neun）．卫生经济学：理论、案例和产业研究（第三版）［M］．程晓明等译．北京：北京大学出版社，2006.

④ 关于医院治理结构和财政投入制度的国际比较与启示的研究，此部分内容在研究中还参阅和借鉴了下列参考文献的研究思路及部分观点：本项目主持人前期相关研究成果。在本书其他部分的研究中的参考文献也包括本项目主持人前期相关研究成果，此处一并说明；封禹，李筱蕾．国外政府管医院系列介绍，英国政府对医院的管理职能［J］．卫生经济研究，2000（3）；［美］哈维·S. 罗森（Harvey S. Rosen）．第十章，社会保险：保健．财政学（第六版）［M］．北京：中国人民大学出版社，2003；张琳．美国医疗系统的中流砥柱：非营利性私立医院［J］．医学与哲学，2005（1）；刘君，孙纽云．加拿大医院报告项目的循证研究及对中国的启示［J］．中国循证医学杂志，2012（7）；黄二丹．法国医疗服务筹资与支付机制对中国的借鉴［J］．中国卫生经济，2008（5）；黄二丹，李卫平．世界医改启示录（五）法国医改的镜鉴价值［J］．中国医院院长，2011（14）；薛伟．问道法兰西［J］．中国医院院长，2011（11）；此部分数据除在参考文献和文中明确标示外，其余单个数据均来源于美国卫生保健筹款局的网站，http：//www. hcfa. gov。

弱。美国的医疗支付方对于医疗服务供给方没有严格的公共管理制度，导致医疗服务供给方诱导需求。美国松散的第三方支付制度降低了医疗服务需求方和医疗服务供给方双方都没有节约医疗卫生资源的动机。

中国的一些学者希望中国的医院治理结构主要建立在市场化的供求关系的基础上，公立医院改革为民营化医院，政府主要加强管理这样的改革思路应该是行不通的，比如，在第四章谈到的宿迁医改。

第六节 小结

基于医疗服务所具有的特异性，许多国家都对医院进行了规划、布局，甚至直接建立公立医院，即使是私营医院也主要由慈善机构等所拥有，通过医疗服务强化管理，避免医疗市场失灵，并没有把医疗服务当作普通商品主要通过市场交易方式提供。建立了守门人制度，使患者就诊规范有序。目前，发达国家的医疗卫生供给结构呈现出集中化的发展趋势，尤其是运用现代计算机信息网络，大力发展共享式医疗服务信息系统。

英国的国家健康服务系统（NHS），建立了以公立医院为主体的医院治理结构和相应的评价指标体系，使医疗服务机构可以较好地体现其“公益性”功能。公立医院的经费来自财政预算，医生主要采用工资支付，工资基本上是固定的，这样可以有效避免医生诱导医疗需求和小病大治等。目前，英国的国家健康服务系统正在大力推进互联网信息技术在医疗服务中的应用，医疗服务通过专门互联式医疗卫生系统来共享医疗卫生资源，以此为基础提高医院运行效率、降低医疗卫生成本。

加拿大全民覆盖的国家健康保险系统具有强制性。加拿大医院的治理结构，虽然以私营为主，但是加拿大的医院并没有按照市场规则运作，医院主要由慈善组织或宗教组织所拥有。医院的预算是经过所辖省级政府批准，主要是由所辖省级财政资助的。政府对医院有一整套公共管理制度，包括医院经费、医院投资管理制度、医疗卫生服务的质量监督等。这些手段的共同点就是激励医院使用高效益、低成本的医疗技术和药品等。加拿大的医院、医生收费是根据医生组织与省级政府协商而确定的，各省通过医院预算审批来调控，医院和所辖省级政府之间协商确定由省政府资助拨款的医院运营费用，资本筹集也可通过其他渠道筹资，但资本支出仍必须经过省级政府的审批。这样一种集权化的对医院统一管理与协调机制，可以将医疗资源分配到医院部门并决定资源在医院之间的分配。

社会主义思想在法国有悠久的传统。法国对公立医院实施全额预算管理，对医务人员采用固定薪金制，法国的公立医院医生与行政管理部门的公务员相当。社会福利在法国更多体现了社会主义特征。中国和法国的公立医院改革具有许多相同点。政府对公立医院的绩效考核、公立医院中医生采用类似的公务员制等经验值得中国借鉴。

德国的公立医院在所有医院中所占比重最大，在医疗卫生服务供给体系中发挥着主导作用；其次是慈善机构或教会承办的非营利性医院。德国政府根据人口、地域位置等因素确定医院建设地址和医院规模大小，并由政府直接进行基本建设投资和医疗设备投资等。德国也通过医院间的合作推进共享式医疗信息系统改革。共享式医疗信息系统可以使医院间协同诊断、治疗，也可开展远程医疗，有利于整个医疗卫生系统提高效率、降低成本，同时也方便患者就诊。

美国的医疗服务供给体系与医院治理结构和医疗保障整个体系更多体现了市场化、私有化的理念，并在此基础上构建相应的制度。但医疗卫生领域固有的市场失灵，使美国以市场化、私有化为基础的医疗服务供给体系与医院治理结构和医疗保障制度陷入困境，美国的医疗成本费用急剧膨胀，美国的卫生费绝对指标和相对指标都是全球最高的，而且还没有实现全民医保。医疗市场化程度比较高的美国，面对医疗服务这个特殊领域存在的市场失灵，为了消除医疗服务市场化的弊端，主要采用的办法如下：一是组建管理医疗保健组织或类似的组织；二是对自由竞争的医院在一定程度上进行了约束，使其朝着社会福利目标方向发展。美国的非营利性医院中的董事会成员并非就是商业公司中的董事，非营利性医院中的董事会成员是市民领袖，他们更注重在公众面前的形象①。由市民选举产生的医院董事，为了能够当选或连任，就必须提高在公众前的形象，这就会迫使董事会成员为公共利益服务，医院董事必然是更注重医院服务的社会福利。

总之，基于医疗服务特异性，医疗服务不是普通商品，存在着较强的市场失灵。西方市场经济国家在医院布局和医院治理结构及患者就医安排等方面并非主要遵循市场法则，各国政府都对医院在不同程度上进行了规划、强化管理，避免医疗服务的市场失灵。

① ［美］雷克斯福特·E. 桑特勒（Rexford E. Santerre），史蒂芬·P. 纽恩（Stephen P. Neun）. 卫生经济学：理论、案例和产业研究（第三版）［M］. 程晓明等译. 北京：北京大学出版社，2006.

第四章　中国公立医院治理结构与财政投入制度回顾与反思

公立医院治理结构与财政投入制度相互之间的关系是相互影响、相互制约的。在全民社会医疗保障制度下，“公益性”的公立医院治理结构，既有利于人民健康，还具有总体降低财政对医疗卫生投入经费的功能；营利性或创收型医院治理结构必然会推高医疗卫生费。中华人民共和国成立后，中国政府把医疗卫生界定为社会福利事业，同时，采取预防为主和主要满足人民群众的基本医疗卫生的方针政策。政府主导的具有福利性质的公立医院治理结构和农村合作医疗组织，使中国的医疗卫生事业成绩显著。财政兴办的公立医院和集体办的医院，国家实行集中统一的财务管理制度，医院的收入和支出全部纳入财政预算管理，这样一整套“公益性”的公立医院治理结构与财政预算管理制度是需要重视的经验。改革开放后至新医改，在医疗卫生领域，市场的边界和作用放大。对于公立医院管制的放松和公立医院经费得不到财政的有效投入保障，也是造成公立医院治理结构成为一个创收型或营利性单位的重要因素。下面将对这部分内容展开讨论。

中华人民共和国成立初期，中国政府采取预防为主和主要满足人民群众的基本医疗卫生的方针政策，公立医院主要实行财政全额预算制度。经过长期不懈的努力，在当时的历史条件下，中国政府实行的医疗卫生包含公立医院政策，使中国的医疗卫生事业得到了长足的发展，全国人民不同程度地享受到了基本的医疗卫生服务。然而，改革开放以后，在中国的经济得到了快速发展的时候，患者到公立医院看病却越来越面临看病贵、看病难以及社会医疗保障覆盖面萎缩等问题。中央和各级地方政府高度重视医疗卫生事业。在新医改中，理论界和政府管理部门在建立全民社会医疗保障制度方面取得了共识，同时在实践中大力推进并取得了阶段性成就，得到了世界卫生组织高度赞赏。中国在不到 5 年时间里，使城乡基本社会医疗保险覆盖了95%的中国人口，这在世界上绝无仅有①。在当前新医改取得阶段性成就的形势下，迫切需要夯实成果并继续推进，否则，新医改将基础不牢。目前面临的突出问题是：医、患关系紧张，医院“看病贵”，公立医院趋利动机并未消除。针对这些问题，公立医院治理结构与财政投入制度改革成为争论的焦点。公立医院治理结构与财政投入制度的改革应该如何进行？下面对改革开放前后的中国公立医院治理结构与财政投入制度进行回顾与反思，力求揭示其本质，从中寻找符合中国国情的公立医院治理结构和财政投入规律。

第一节　改革开放前公立医院治理结构与财政投入制度

中华人民共和国成立以前的国民党政府统治时期，中国社会经历着从传统的中医药医疗方法向近代的中西医医疗方法的转变。传统的师徒相授的中医药方法在乡村和城市仍发挥作用外，现代医院中所具有的医、药、护理结构也已初步成型且初具规模。民办的包括教会办的新式医院不仅在城市而且在一些乡村也已存在，不同类型的慈善事业在医疗卫生方面也发挥着一定的作用。1914 年《红十字会管理条例》、1922 年《管理医师暂行条例》、1943 年《医师法》相继制定和实施。这些法律法规对促进和规范当时中国的医院管理和发展具有积极的作用。但从总体上讲，由于连年战乱，财政经费支出主要用于战争，中国的医疗卫生条件非常落后，医疗卫生机构很少，医疗卫生服务能力低下，难以保证人民群众医疗卫生服务的基本需求。疾病丛生，瘟疫流行，广大中国人民长期承受着疾病和贫困的苦难。尤其是中国广大的农村，缺医少药，传染病、地方病肆虐，广大农村居民的健康水平十分低下。1949 年全国各级各类医疗卫生机构共计 3670 个，大小医院 2600 所，将近 80% 属于私有医疗卫生机构，从事医疗卫生人员总数为 54. 44 万人，门诊部（所）769 个，疗养院、专科防治、妇幼保健、医学研究等单位只有几所或几十所②。就是这些很少的医疗卫生机构也大多集中在大城市，并主要服务于有钱和有权势群体。中华人民共和国成立初期，各种急慢性传染病、寄生虫病和地方病肆虐，广大人民群众处于缺医少药甚至无医无药的状况。

---

① 习近平会见世界卫生组织总干事陈冯富珍［N］. 人民日报，2013 - 08 - 21.

② 贾康，刘尚希. 财政与公共危机［M］. 北京：中国财政经济出版社，2004.

一、公立医院治理结构及经费保障与财政预算制度

中华人民共和国成立后，中国政府确定医疗卫生事业是社会福利事业。根据中国的现实情况，在认真总结中国医疗卫生事业历史发展经验的基础上，中国政府推行“预防第一”的医疗卫生战略。采取预防为主和主要满足人民群众的基本医疗卫生服务需求，把有限的国家医疗卫生资源使用在了预防保健、初级医疗卫生服务和公共卫生服务的项目上。

大力发展国家、集体办医院的公有制医疗卫生机构，在医疗卫生资源的分配上强调公平性和福利性的特征。国家财政预算对政府办的医院实行全额预算管理，医院的医生工资由财政统发。通过这样的措施建立了企业职工及其家属的医疗保障制度和相关医院经费保障制度。1952 年中央人民政府颁布了《关于全国各级人民政府、党派、团体及所属事业单位的国家工作人员实行公费医疗预防的批示》和批转了卫生部制定的《国家工作人员公费医疗预防实施办法》，对享受公费医疗服务的对象、公费医疗服务范围、就医办法和经费来源渠道作了明确的规定。通过以上政策措施，建立了行政机关和事业单位等的工作人员的公费医疗保障制度和相关医院经费保障制度。

在大力发展财政兴办公立医院和集体办医院的同时，公立医院实行全额预算管理。

财政投资兴办的公立医院。财政对医院主要实行“全额预算管理，专项补助，结余上缴”。我国在 1958 年、1960 年和 1972 年分别下调医疗服务收费价格、药品价格。财政承担了由于医院药品和医疗服务价格下降而减少的医院经常性支出，主要是工资、职工福利费、药品支出、一般修缮费和一般医疗设备购置、管理费用等。通过下面的公立医院预算经费设计的一些项目可以了解其计算。

表 4 - 1 是 1964 年某市人民医院收支预算表，通过该表进一步说明公立医院经费的收支运作情况。

表 4 - 1　1964 年某市人民医院收支预算表　　单位：元

收入		支出	
项目	金额	项目	金额
一、业务收入	498000	一、业务支出	750170
门诊收入	300000	工资	229680
其中：药品材料收入	255000	补助工资	30000

续表

收入		支出	
项目	金额	项目	金额
		职工福利费	4890
		公务费	40000
		修缮费	5600
		设备购置费	40000
住院收入	198000	业务费	400000
其中：药品材料收入	138600	其中：药品和材料费	382000
		其中：医疗杂支	3000
		其中：医学研究费	15000
二、其他收入	30000	二、其他支出	10000
三、上年结余	97100	三、年终结余	101500
其中：药品材料收入	87100	其中：药品材料费	98525
四、财政预算拨款	236570		
总计	861670	总计	861670

注：公立医院收支预算表编制的主要依据是课题组的调研和国家预算教材编写组．国家预算［M］．北京：中国财政经济出版社，1980. 通过公立医院收支预算表主要说明公立医院预算收支情况。通过此表可以看到，在公立医院收支预算中，国家财政预算在其中发挥着重要作用。

公立医院预算经费收入主要包括住院收入、门诊收入和其他收入。财政预算拨款是医院运转的基础保障。其中住院收入包括：住院费、诊疗费、手术费、药品材料费等。住院收入中各项具体项目的计算一般是按照各项费用所占的比例进行。计算各项收入是以计划年度平均病床数使用天数为基础，住院收入 = 医院计划住院天数 × 住院病人上年度每一床日平均收费额。

其他收入：救护车、废品变价等。年度平均病床数是按照计划年初原有病床数和计划年度新增加的病床数及使用月数的加权平均数计算。

公立医院财政预算经费支出。人员经费支出主要根据人员数和平均工资标准确定，还包括附加工资；药品和材料费，这是医院重要的业务支出；一般医疗设备购置和被服购买等。公务费主要包括办公费、差旅费等。另外，规模大的医院还有医学研究费。

中华人民共和国成立后，公立医院被界定为向职工和居民提供医疗卫生服务的社会福利性质的事业单位。即使是在计划经济时期，对公立医院的收支预算管理也同生产经营性质的国有企业管理不同。医院的经常性收入，主要取决于病床使用率的高低、门诊人次和收费标准高低。各项医疗收费的基本原则是低收费标准，医疗收费中不含医生工资成本，医院对于医疗服务收费没有追逐盈利，国家对于医疗服务收费也不征税。财政投资的公立医院，财政部门对医院主要实行“全额管理、结余上缴，专项补助或差额补助”等管理办法。这种财务管理办法的好处是：公立医院的财务收支纳入财政预算管理和监督，公立医院自身不存在盈利需求，有利于医院降低医疗（药）收费标准，减轻患者经济负担，从而有利于整体医疗卫生费的降低。由于从政府到医院对公立医院认识和定位清晰，即使是在当时管理技术水平低下的条件下，主要通过对公立医院的强化管理，医院和医生在提供医疗服务过程中，基本上没有直接从患者身上获取盈利。对于21世纪的今天，在信息技术高度发展的条件下，完全可以充分利用信息技术系统对医院的财务收支实行全方位、精细化监控和管理，消除公立医院、医生在提供医疗服务中小病大治、诱导医疗需求等逐利行为。

二、乡镇卫生院与农村合作医疗保障制度

中华人民共和国成立后，面对广大农民处于缺医少药以至无医无药的状况，农村在土地改革中成立的农业互助合作社的启发下，在医疗卫生方面也试办了具有公益性质的保健站和医疗站。

1965年6月26日，毛泽东指出：应该把医疗卫生工作的重点放到农村去[①][②]。这一时期，各级政府大力发展农村医疗卫生事业，广泛建立了基层医疗卫生组织，改善了农村的医疗卫生状况。以全国医疗卫生机构病床的分布为例，1965年农村只占总数的40%，10年后，到1975年，这个比重已提高到60%，这种转变，极大地改善了农村的医疗卫生条件，同时大批城市医疗专业人员组成巡回医疗队奔赴农村，为提高农村基层医疗卫生组织防治疾病水平、培训赤脚医生发挥了很大的作用[③]。

中国在推行农村合作医疗方面，发挥了互助互济的保险功能，解决了农民个人患病后，看不起病和吃不起药的困难，互助互济使所有农民的身体健康有了基

---

① 农村卫生驶上高速路［EB/OL］. 新华网，http://xinhuanet.com/health/2018-10/31/c_1123639198.htm.

② 曹普. 中共党史资料［EB/OL］. 凤凰网，2013-11-20.

③ 贾康，刘尚希. 财政与公共危机［M］. 北京：中国财政经济出版社，2004.

本保障。

农村合作医疗组织是为中国农村农民提供预防性的医疗卫生服务、基本医疗和常见疾病治疗服务的筹措资金和支付系统。公社福利基金和公社成员缴费是合作医疗组织的两大资金来源。对于不同地区的农村合作医疗组织，集体基金的统筹资金比例不完全相同。如果农民患严重疾病，由于合作医疗组织不具备相应的医疗技术设备条件，而需要转到县医院或更上一级的医院进行治疗时，农民必须支付基本的挂号费和部分医疗费用。由于农村合作医疗组织的资金来源主要是公社和大队等的合作基金和合作医疗组织的成员缴费，公社具有内在动机降低农村合作医疗组织的费用开销。中国采取的主要应对措施如下：一是中央和地方政府要求公社确保成功执行医疗卫生中以预防为主的公共卫生政策，减少农村中疾病和疫情的发生。由于重视疾病的预防，农村合作医疗组织的医疗费用就减少了。二是在生病以前，合作医疗组织努力为病人提供预防性的医疗卫生服务，督促农民在日常生活中采取预防措施。三是农村合作医疗组织中的赤脚医生充当推荐病人到上一级医院的“看门人”。不论农村中农民的经济情况如何，农村合作医疗组织都能提供给农民基本的医疗卫生服务。这样的制度安排和美国的管理医疗保健组织的理念在一定程度上相同，而中国的农村合作医疗组织的产生早于美国的管理医疗保健组织。此外，农村合作医疗组织经常性地对卫生院（所）的赤脚医生、卫生员和农村接生员进行培训。

随着社会主义事业的发展，农村医疗卫生事业出现了飞跃发展，乡镇卫生院即公社卫生院（所）发展很快。医疗卫生事业属于公益性的福利事业，乡镇卫生院即公社卫生院（所）以政府财政投入为主。门诊业务和住院率增长迅速。县、乡医疗机构有相应的转诊制度，医疗卫生服务实现城乡互补。大医院专家经常深入农村卫生院（所）指导培训或开展义诊医疗卫生服务，把医疗卫生工作重点面向农村，医疗卫生服务基层群众，政府重视加强农村医疗卫生建设，提高广大农民的医疗卫生保健水平的宗旨落到实处。

中国政府对农村医疗卫生高度重视，在广大的农村曾经建立起了比较完善的医疗卫生服务体系。县一级有三个机构：县级医院、妇幼保健站、防疫站。公社一级有卫生中心，主要负责公共卫生预防、门诊服务和部分住院。一般的生产大队有一个以上的兼职或专职卫生员，他们提供疾病预防服务和对病人的一般性治疗。这样一个三级医疗卫生网络系统，能够满足农村居民的卫生防疫和最基本的医疗卫生服务需求，使农村居民的健康状况大大得到了改善。20 世纪 70 年代末，全国农村基本建立了合作医疗体系①。

第二节 改革开放前公立医院治理结构与财政预算制度值得重视的经验

改革开放以来，中国引进了市场机制，市场机制在促进中国经济快速发展的同时，也产生了许多严重的问题。中国的市场化改革实践告诉我们，市场机制不是无条件的、可以简单搬来直接在任何经济社会领域使用的。因此，对于市场机制的适应性和局限性需要有一个清醒的认识。市场机制能否简单化地运用于医疗卫生、社会保障、教育等领域，或者能否简单化地运用于经济与社会的所有领域呢？答案显然是否定的。

一、医疗卫生界定为社会福利事业及财政投入路径选择符合客观规律

纵观西方经济社会发展，随着资本主义经济社会的发展，自由放任的市场竞争原则带来的隐患日益凸显出来，集中地表现在公平与稳定两方面。发达国家财政用于社会保障和社会福利方面的支出包括医疗卫生支出项目相当可观，且支出比重不断上升，成为财政支出中的最大项目。即使美国这样一个非常注重市场竞争的国家也是如此，1902～1980 年美国财政支出结构的发展变化中，民生福利支出呈现出不断增长的趋势，民生福利支出占财政支出的比重由 1902 年的 7.1%，上升到 1980 年的 39.4%②。因此，为了使市场经济更好地运行，做好社会福利事业也是至关重要的。

公民的健康是人力资本的重要构成要素，是经济发展的内在动力。基本医疗卫生服务是一个社会人人都应该得到的不可缺少的服务，是社会福利事业重要组成部分。

中华人民共和国成立后，中国政府把医疗卫生界定为社会福利事业符合客观规律，中国政府相应制定的医疗卫生政策措施和财政投入路径选择基本符合医疗

① 新中国公立医院治理结构与财政投入制度回顾与反思中的公立医院的这种分配方法的依据是：国家预算教材编写组．国家预算［M］．北京：中国财政经济出版社，1986；邱鸿钟．新编卫生经济学［M］．广州：华南理工大学出版社，2002；课题组在财政部门和医院调研中也验证了这种做法；中国农村合作医疗组织和乡村卫生室的研究中还参阅和借鉴了曹普先生写的《人民公社时期的农村合作医疗制度》的部分观点，具体见：曹普．人民公社时期的农村合作医疗制度［J］．中共中央党校学报，2009（6）．

② 陈共．财政学（第七版）［M］．北京：中国人民大学出版社，2012.

卫生事业发展规律。人民的健康既是社会发展的起点，也是社会发展的重要归宿点。

由于基本医疗所具有的特征，基本医疗可看作准公共产品。实现工业化的国家，一般都把基本医疗看作准公共产品或公共产品。中国政府建立的公立医院制度、公费医疗制度、劳保医疗制度和农村合作医疗制度，形成了政府主导下的公共基本医疗制度，既符合了医疗事业发展的客观规律，又保障了人民的健康水平。

中国政府采取预防为主和主要满足人民群众的基本医疗卫生的方针政策，把有限的国家财政对医疗卫生的资金投入使用在了预防和初级医疗卫生保健以及公共卫生的项目上。在政府主导并大力推进下的医疗卫生事业取得了长足进展。中国在传染病和地方病的防治方面取得了举世公认的巨大成就。

中国政府的医疗卫生路径选择符合医疗卫生事业发展的客观规律。发展医疗卫生事业是政府义不容辞的职责，但并非财政对医疗卫生事业投入越多，人民就越健康，财政对医疗卫生的财政支出项目应当排序。在财力有限的条件下，应当首先投入到成本小、收效大的医疗卫生项目。而公共卫生、传染病、常见病、多发病、地方病等的预防和治疗，就是政府需要高度重视和重点支持的项目。中国政府把公共卫生，尤其是传染病、常见病、多发病、地方病的预防和治疗，以及基本医疗长期作为重点支持的医疗卫生项目，使中国在财力薄弱、医疗卫生投入比较少的艰苦条件下，医疗卫生事业仍然取得了举世瞩目的重大成就。现代医学和经济学研究证明，把医疗卫生重点放在疾病的预防和基本医疗卫生方面，是医疗卫生事业投入小、收效大的正确路径。这一时期由政府主导并主要由政府实施财政预算管理的公立医院制度符合医疗卫生事业发展的客观规律。

二、政府主导且具有福利性的公立医院及农村合作医疗组织

中国大力发展国家、集体办医院的公有制医疗卫生机构，在医疗卫生资源的分配上强调公平性和福利性。政府财政预算对政府办的医院实行全额管理。医疗保障实行公费医疗和劳保医疗制度，农村推广合作医疗组织。到1958年，全国5万多个乡镇都设立了联合诊所或区卫生所，多数农业合作社也都设有卫生室（站）①，在广大的农村建立起了比较完善的医疗卫生服务体系。正是因为中国农村长期实行的是“廉价医疗卫生”政策，党和政府高度重视农村医疗卫生事业，

① 陈飞，张自宽，昌鸿恩．赤脚医生来龙去脉［N］．健康报（第5版），2007－11－09.

经常性地组织城市医院的医护人员到农村去指导或为农村居民提供义诊服务，培养农村医疗卫生人员，建立和健全农村基层医疗卫生组织，尤其是大力培训提升农村的“赤脚医生”医疗业务水平，使农村社会的医疗卫生状况与中华人民共和国成立前相比有了长足进步。

现代社会，鉴于医院和医疗这个特殊领域存在着较强的市场失灵，许多发达国家对其进行强有力的干预和必要的直接提供，并没有把医疗卫生服务当作普通商品进行市场交易。英国作为老牌市场经济国家，通过国家健康服务系统（NHS）提供医疗卫生服务，主要由政府财政提供经费保障，医院或医疗机构是社会福利事业的重要组成部分，并非通过市场竞争提供。德国公立医院一般规模比较大，德国的非营利性医院由慈善机构或教会举办。加拿大的医院也主要由慈善组织或宗教组织所拥有，政府对于医院和医生的盈利加以管制。法国按区域对医疗服务进行行政管理，法国的公立医院实施全额预算管理，法国的公立医院医生与公务员相当。发达国家对医院这些管理制度和措施同中国对医院的管理存在许多共同之处。

中国政府主导的城市医院的医护人员经常轮换到农村去指导，为农村居民提供医疗卫生服务，培训提升农村医生的医疗卫生服务水平，推进医疗卫生政策的城乡互动。这些措施今天看来仍然是非常重要的。中国在这一时期由政府主导并主要由政府实施财政预算管理的公立医院制度符合医疗卫生事业发展的客观规律。使公立医院、医生没有经济创收冲动，医院、医生把防病、治病作为其工作的基本职责。

三、公立医院治理结构与医疗保障制度具有总体降低医药费用的功能

这一时期中国的公立医院治理结构主要表现是，政府对财政预算投资公立医院的收入和支出全部纳入财政预算管理，对公立医院实行全额管理。具体来讲，财政部门对公立医院实行“全额管理、结余上缴，专项补助或差额补助”。公立医院的基本建设投资，医院的设备购置、维修和医生的工资都由财政预算拨款。这样一来，公立医院、医生没有盈利或创收的动力。这些管理制度和措施同加拿大的医院管理制度有一定的相似性。加拿大医院和各省之间协商确定由省政府资助的医院运营费用，加拿大医院资本支出必须经过省级政府的审批。这样一种机制可以将资源分配到医院部门并决定资源在医院之间的分配。加拿大医院的使用率较高，而且各省都对引进新技术耗费的资本成本进行限制。

中国在改革开放前广覆盖的公共医疗保障体系和公立医院治理结构具备了降

低医药费的功能。一是公费医疗保障制度、劳保医疗保障制度和农村合作医疗制度都具有不同程度的强制性，这就避免了医疗保险中的逆向选择导致保险费率上升的问题。二是政府对医疗服务需求和医疗服务供给方都有政策制度规定。公费医疗保障制度、劳保医疗保障制度和农村合作医疗制度都对获得医疗需求有政策与制度安排，都有守门人或者说转诊制的规定。此外，对医药费的价格实行政府计划控制，以及在农村广泛实行的中草药和简易的针灸疗法，对于降低医疗费用也起到相当的作用。

中国在改革开放前由政府主导的医疗卫生事业，使医疗卫生确实成为社会福利事业单位，医院、医生没有盈利或创收的动力。医疗卫生供给方提供的服务主要是确保人民的基本医疗卫生服务。这样一来，各种行之有效的中草药和简易的医疗方法在中国的乡镇（公社）卫生院（所）、农村合作医疗组织得到较广泛的开展。事实上，美国的管理医疗组织在很多方面类似于中国的农村合作医疗组织的管理理念。而中国的农村合作医疗组织的组建始于20世纪50年代，而美国的管理医疗组织在70年代才兴起。

四、取得的成绩与启示

中华人民共和国成立后，中国政府把医疗卫生界定为社会福利事业，对公立医院的治理以及一系列财政预算管理制度，使医院没有盈利或创收的动力。财政部门对公立医院实行“全额管理、结余上缴，专项补助或差额补助”。在医疗卫生和财政投入的路径选择及实施中，采取预防为主和主要满足人民群众的基本医疗卫生需求。因此，在公立医院布局和医疗卫生资源分配上，把当时有限的主要由财政投入的医疗卫生资源使用在了公共卫生、疾病预防和初级医疗保健项目上。通过中西医结合等一系列措施，在当时的历史条件下，中国政府实行的医疗卫生政策使全国人民不同程度地享受到了基本的医疗卫生保障服务。

王绍光（2008）认为，当时中国成为世界卫生组织在全球范围内推广初级卫生服务运动的样板①。

胡琳琳、胡鞍钢（2003）对中华人民共和国成立后，在医疗卫生事业取得的成绩也做了深刻研究。中国政府实行的医疗卫生政策、制度，为居民提供了比较

① 王绍光．学习机制与适应能力：中国农村合作医疗体制变迁的启示［J］．中国社会科学，2008（6）．

有效的医疗卫生保障，城乡居民健康水平都有很大提高①。

在改革开放前，几乎全体城镇居民和大部分农村居民都获得了一定的医疗保障，这就是中国能够在经济发展水平很低的情况下取得令人羡慕的健康成就的原因②。中国赢得国际组织广泛赞誉。

中国在医疗卫生领域推行的“预防第一”的医疗卫生战略，坚持加强农村地区医疗卫生工作的方针，在城乡把生育健康、儿童免疫、控制传染病和地方病作为医疗卫生工作的重点等，使城乡居民的健康状况大大改善，被世界银行誉为成功的“卫生革命”。1978 年世界卫生组织（WHO）对中国的医疗卫生评价是，用最低廉的成本保护了世界上最多人口的健康③。1983 年，世界卫生组织在山东召开世界合作医疗研习会议，盛赞中国“在落后国家的经济水平上达到了先进国家的卫生水平”，取得了“低收入发展中国家举世无双的成就”④。

总之，在这一时期，中国政府主导且具有福利性的公立医院及农村合作医疗组织，并主要由政府公立医院提供的医疗卫生服务，基本吻合了医疗卫生事业发展的基本规律。因此，中国在这一时期的医疗卫生事业取得了相应的成绩。但是，计划经济时期存在的主要问题是：在经济竞争性领域完全排斥市场机制，对于政府与市场的分工与协作没有清醒的认识和界定，政府应该做什么和不应该做什么没有清醒的认识。在经济领域否定市场的作用，随着时间的推移，计划机制在经济发展中的负面作用越来越明显。所以，才有了以市场化为导向的改革开放政策。在以市场化为导向的改革开放政策下，必须防止走向另一个极端。事实上，自实行以市场化为导向的改革开放政策以来，确实出现了从计划经济时期的完全排斥市场到完全迷信市场这样一个极端。在许多本应政府主导并主要由政府发挥作用的领域，政府相关部门把它们推向了市场。帕尔玛·贝斯利讲到，中国可能忽视了自己的成功，应该避免重蹈美国的覆辙⑤。改革开放以来，从中央到地方政府更多的是盯着经济增长指标，而无暇顾及或者说对社会福利和公共利益的增进重视不够。过分强调以经济建设为中心，发生了片面追求经济利益的偏颇，各级政府官员大多把精力放在抓经济指标和政绩工程上，而根据公共财政理

---

① 胡琳琳，胡鞍钢．从不公平到更加公平的卫生发展：中国城乡疾病模式差距分析与建议［J］．管理世界，2003（1）．

② 王绍光．政策导向、汲取能力与卫生公平［J］．中国社会科学，2005（6）．

③ 陈共．财政学（第六版）［M］．北京：中国人民大学出版社，2009.

④ 尚丽岩．中国农村合作医疗制度［D］．辽宁大学，2008.

⑤ 顾泳，杨立群．美国专家提出忠告：中国医卫改革应免蹈美国覆辙［N］．解放日报，http://www.sina.com.cn，2004－03－02.

论，其真正应当履行的政府职能——提供公共产品和准公共产品，未能做到实至名归。结果是为公众提供医疗卫生服务的公立医院也成为可以创收盈利的部门，基本医疗卫生方面的公共服务往往没有落到实处，造成医疗卫生领域发展失衡。接下来将对改革开放后中国公立医院治理结构和财政投入制度展开讨论。

第三节　改革开放后公立医院治理结构与财政投入制度

一、公立医院治理结构与财政投入制度改革

（一）公立医院治理结构与医保、财政投入改革的逻辑勾画

20 世纪 80 年代开始，在经济领域以市场为导向的改革背景下，中国从中央政府到地方政府积极进行公立医院治理结构与财政投入制度改革以及公费医疗制度、劳保医疗制度的改革。各地方政府纷纷出台城市职工医疗保险制度以及公立医院治理结构与财政预算制度改革的办法。改革的基本思路是：逐步减轻财政预算和国有企业的医疗卫生费负担压力，扩大公立医院自主权和允许公立医院扩大自筹经费力度。尤其是公立医院改革仿照国有企业改革的思路，主要是扩大公立医院自主权，在公立医院经费和医疗保险制度方面，普遍实行了职工看病自负一定比例的医疗费，建立责任共担的机制，允许和扩大公立医院自己创收，以此达到减少财政预算和国有企业的医疗卫生费的负担。

从 20 世纪 80 年代至 1993 年，中国对公立医院的认识首先从观念上开始发生变化。1979 年，时任卫生部部长钱信忠提出运用经济手段管理医疗卫生事业①。

总之，这个时期的公立医院改革思路和实践，主要是吸收了农村承包制和国有企业改革的理念和思路。在具体操作上是逐步把经济手段尤其是医院可以想办法创收引入到公立医院的治理结构与管理中，并在公立医院的科室试行承包制、医院开设家庭病床、开展业余有偿医疗卫生服务等手段提高医院和医生及其他工作人员的收入水平。这个阶段，对于“文化大革命”中对中国的医疗卫生事业的冲击认识不足。“文化大革命”造成财政收入薄弱，卫生费用紧缺，医疗卫生队伍尤其是具有一定专业水平的医务人员青黄不接，医院管理水平、技术水平、

① 陈小爱，张洁平．中国医疗卫生体制改革的路径实质是对经济体制改革路径的依赖——以新制度主义为视角［J］．法制与社会，2010（5）．

工作效率低下等问题。而在当时，中国没有把由于“文化大革命”所造成的医疗卫生问题和计划经济其他时期中国医疗卫生事业清楚地分开讨论和深刻反思；没有对中华人民共和国成立后，公立医院和医疗保障在实践中发挥过好作用的政策很好地归纳和总结。在这个阶段过分地强调运用经济手段管理医疗卫生事业，承包制也渗透到了公立医院的改革中，结果导致中国的医疗卫生改革出现了偏差。这一时期的改革更多注重运用经济手段对医疗卫生管理体制、公立医院治理结构和运行机制方面进行改革。总的来说，本阶段的公立医院改革更多是模仿了农村和国有企业的承包经营改革。政府部门甚至于学术界还认为，医院由服务型转向经营服务型，尤其是公立医院强化经营意识，这才是公立医院的改革方向。在市场经济大潮的冲击下，政府部门和理论界没有很好地总结和归纳医疗卫生事业的特点，对医疗卫生事业发展自身特性了解和认识不足。

这一阶段引入过许多医院成本补偿、增加医院收入的方式和医疗（药）费支付方式。比如，医保、财政和患者的共付制、起付线、封顶线、排除部分医疗服务、开设家庭病床、开展业余有偿医疗卫生服务等，以便增加医院收入、鼓励患者节约成本和控制医疗卫生费用的快速增长。在此阶段，中央并没有形成改革的总体规划，国有企业和地方政府也主要是面对日益增长的医疗卫生费所增加的企业负担和财政负担实行预算约束，降低财政和国有企业的负担。但是，这个阶段的医疗卫生改革没能抑制住医疗卫生费用的成本增长。表 4 – 2 显示，与 1978 ~ 1986 年相比，公费医疗和劳保医疗的费用支出在 1986 ~ 1993 年增长更快使公费医疗、劳保医疗以及财政负担都加重了。公费医疗支出的年增长率从 1978 ~ 1986 年的 14.1% 提高到 1986 ~ 1993 年的 16.2%，这也加剧了政府医疗卫生的财政预算压力。即使从工资中提取 4.5% ~5.5% 的比例用于劳保医疗仍然不够。到 1993 年，大多数国有企业实际医疗卫生费用达到或超过了总工资的 10%。结果是国有企业被迫从企业的正常利润中再列支来弥补医疗卫生费的不足。

表 4 – 2　同期卫生费用的实际年增长率　　单位：%

项目	1978 ~ 1986 年	1986 ~ 1993 年
GDP	9.5	9.6
卫生总费用	9.8	13.4
公费医疗	14.1	16.2
劳保医疗	11.2	13.0

资料来源：World Bank. Financing Health Care：Issues and Options for China［R］. Washington DC：The World Bank，1997；并根据同期统计年鉴整理。

为了应对公费医疗费用和劳保医疗费用的快速增长所引起的财务困境，保障医院经费，1994 年开始了社会医疗保险制度的改革，在此阶段，中国政府采取了在试点城市进行卫生综合改革试验。选择了人口规模相当的江苏省镇江市和江西省九江市为不同模式的试点城市，从 1995 年 1 月 1 日起率先进行城镇职工医疗保障制度改革试点。

为借鉴前期医疗卫生改革中成本共担机制的经验，在社会医疗保险改革中主要集中于两点：一是扩大各医疗主体风险共担以在更大人群中分散风险，充分利用保险原理中的风险分散功能；二是从非缴费制转为缴费制。

在社会医疗保险改革中，同 20 世纪 50 年代到 70 年代职工可以享受行政事业单位和国有企业医疗保障支付的治疗和住院待遇不同的是，这两个城市的居民要求参加社会医疗保险。社会医疗保险制度要求单位和职工都要缴费。社会医疗保险费被分为两个账户：个人账户和社会统筹账户。参加社会医疗保险者的医疗服务首先由个人账户支付，然后是现金支付，而统筹账户发挥大病保险的功能。个人账户和统筹账户制度的引入，能够达到消除公费医疗和劳保医疗的差别，从而形成了一个统一的社会医疗保险制度。个人账户 + 社会统筹账户制度在两个方面扩大了保险的范围。首先，它要求所有职工（包括退休人员）参加，不管他们来自机关、国企、私企和其他。其次，风险共担不再限于个人的工作单位，而是另外建立了覆盖制度内所有单位的全市范围的大病保险。同时，广泛的覆盖和城市范围内的统筹也会避免保险中存在的逆向选择，并使退休职工和困难企业职工的健康风险在全社会得到分散。

1996 年经国务院批准，国家体改委、财政部、劳动部、卫生部联合制定发布了《关于职工医疗制度改革的试点意见》，决定由每个省（自治区、直辖市）再选择一两个中等城市进一步扩大试点。于是改革扩大到 27 个省的 57 个城市。1998 年末国务院颁布了《关于建立城镇职工基本医疗保险制度的决定》，中央政府开始在全国范围内推行新的社会医疗保险制度改革，并于 1999 年停止执行运行了长达 40 年之久的公费医疗制度和劳保医疗制度。

这个时期的医疗改革目的是使医疗服务供给方主要是公立医院用比较低廉的费用，满足居民的医疗卫生服务需要。但是，由于公立医院越来越趋向于营利性，公立医院间、科室间相互攀比搞创收。有些地方把公立医院治理结构改造成了股份制医院，有些将公立医院的管理权交给有限公司，有的公立医院搞股份合作制医院模式等。但是，不管哪一种公立医院治理结构改革模式，归根到底是要让医院盈利或创收成为必然的选择。于是公立医院像利润最大化的企业一样，向追逐经济利益的方向发展，公立医院的本质属性“公益性”却越来越淡化。结果是医疗卫生费用增长更快，尤其是2001年个人对于医疗卫生费的支出占整个医疗卫生费的比重达到了60%的峰值。

城镇社会医疗保险制度的经费来源是单位和个人共同缴费，个人账户与社会统筹基金相结合是城镇社会医疗保险制度突出特征。社会医疗保险制度规定，医疗卫生服务费用的筹资由单位（一般是职工工资的6%）和职工个人（一般是职工工资的2%）共担。

当一个参加社会医疗保险的人生病时，个人账户首先被用来支付医疗费用。个人账户用完后，个人才能使用社会统筹基金。公务员在参加城镇职工基本医疗保险的基础上，对于超出社会医疗保险的医疗费，由政府财政对公务员实行医疗补助。

企业补充社会医疗保险是依据企业的经营效益和行业特点，经国家社会保障行政部门批准设立，其费用由企业和职工按国家有关规定和补充社会医疗保险的规定缴纳。企业补充社会医疗保险基金用于解决企业职工基本医疗社会保险待遇以外的医疗费，负担补充性社会医疗保险。当时，主要针对中国的城镇职工基本社会医疗保险制度保障的是基本社会医疗保险水平。对于经济效益好的企业，例如，电力、电信、银行、证券和保险公司等企业单位参加了地方基本医疗保险统筹后，待遇就会降低，政府为了减少改革过程中的摩擦，就允许这些企业再办理补充社会医疗保险，这里的前提条件是必须首先参加基本社会医疗保险。补充社会医疗保险费用可在企业的福利费中列支，按工资总额的4%计算，若福利费不足部分，经同级财政部门核准后可列入成本。个人也可以购买补充商业医疗保险来应对重大疾病。这样一来，对于效益不好的企业和经济条件差的职工医疗费的支付就是一个难点。

通过以上的社会医疗保险制度和公立医院治理结构的改革，结果：一是社会医疗保险覆盖面不断萎缩；二是医疗卫生费却增长快速。中国的医疗卫生改革陷入困境中。从表4－3中的数据可以更清楚地反映这个情况。表4－3中用不同人群的医疗保险覆盖率来判断中国公共医疗保障的可及性。

表4－3　各类医疗保障覆盖率的变化

项目	1993年	1998年	2003年	1993～2003年变化
1. 个人账户＋社会统筹	0		30.4	30.4
2. 公费医疗	18.2	16	4	－14.2

续表

项目	1993 年	1998 年	2003 年	1993 ~2003 年变化
3. 劳保医疗	35.3	22.9	4.6	-30.7
4. 合作医疗	1.6	2.7	6.6	5.0
5. 其他社会保险	17.4	10.9	4	-13.4
6. 商业保险	0.3	3.3	5.6	5.3
7. 无保险	27.4	44.1	44.8	17.5
有社会医疗保险（项目 1 ~5）	72.4	52.6	49.6	-22.8
无社会医疗保险（项目 6 ~7）	27.6	47.4	50.4	22.8

资料来源：卫生部卫生统计信息中心．中国卫生服务调查研究：第三次国家卫生服务调查分析报告［M］．北京：中国协和医科大学出版社，2004.

由表 4 -3 可以看出，中国城镇公共医疗保障的覆盖范围在急剧缩小。改革开放初期，公共医疗保障几乎覆盖到全体城镇居民，但改革开放以后，拥有公共医疗保障的人口比例陡然下降。截至 2003 年末，城镇居民大约只有一半的人口拥有医疗保险，其中大约 30% 享有新实行的城镇职工基本医疗保障，而其余的人，包括参保人的家属，都只能自己直接支付医疗费用。从表中可以得出另一个结论，在计划经济时期形成的公费医疗和劳保医疗制度被废除之后，其中有相当部分的城镇居民并没有被新的社会医疗保险制度所覆盖。

图 4 -1 是 1978 ~2004 年医疗卫生费的增长状况。图 4 -1 中，Y 是总医疗卫生支出，X_1 是个人现金医疗卫生支出，X_2 是政府预算医疗卫生支出，X_3 是社会医疗卫生支出。

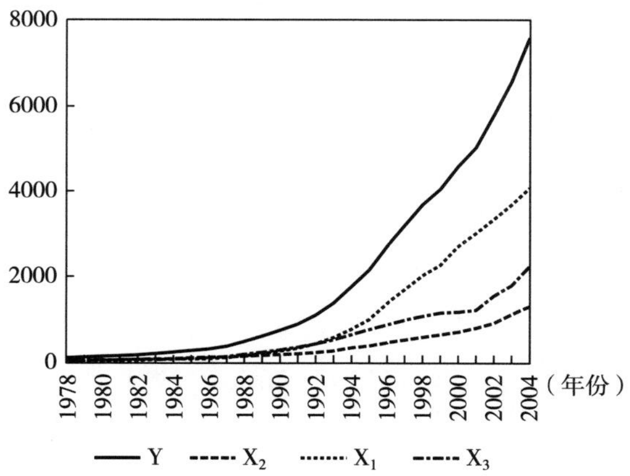

图 4 -1　历年医疗卫生费的绝对指标

资料来源：《中国卫生统计年鉴（2006）》。

图4－2中，X_1 是个人现金医疗卫生支出占总医疗卫生支出比重，X_2 是政府预算医疗卫生支出占总医疗卫生支出比重，X_3 是社会医疗卫生支出占总医疗卫生支出比重。

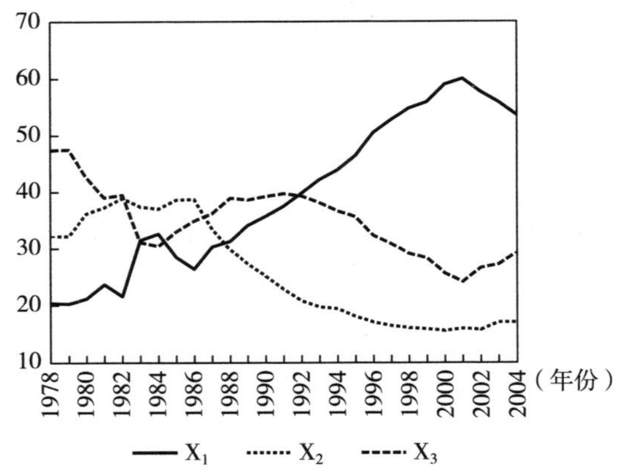

图4－2 历年医疗卫生费的相对指标

资料来源：《中国卫生统计年鉴（2006）》。

由图4－1、图4－2可以看到，1978～2004年，中国的医疗卫生费快速增长，个人支付的医疗卫生费的比重在增加，社会和政府支付的医疗卫生费的比重在下降。1978年的医疗卫生费110.21亿元，2004年的医疗卫生费增加到7590.29亿元。2004年比1978年医疗卫生费用增长69倍。1978年的医疗卫生费中个人支付占的比重为20.4%，2004年个人支付医疗卫生费占的比重为53.6%。因此，社会公众越来越感到看病贵。1978年的医疗卫生费占GDP的比重为3.04%，2004年医疗卫生费占GDP的比重为4.75%。即使是实行全民社会医疗保障制度的英国、法国、德国在1960年医疗卫生费占GDP的比重也只有3.9%、4.2%、4.8%①，都还不到5%。

在以上的公立医院治理结构和医疗卫生保障制度改革中，中国政府希望通过改革达到公立医院用较低廉的医疗卫生费用满足城镇职工的医疗卫生服务需要，减轻财政和国有企业的医疗卫生费负担。但是，尽管医疗卫生保障覆盖面缩小，而医疗卫生费用却增长更快甚至是超常增长。这其中原因之一是中国的公立医院

① ［美］舍曼·富兰德（Sherman Folland），艾伦·C. 古德曼（Allen C. Goodman），迈伦·斯坦诺（Miron Stano）. 卫生经济学（第三版）［M］. 王健，孟庆跃译. 北京：中国人民大学出版社，2004.

治理结构改革发生了偏差，公立医院治理结构与评价指标越来越偏离“公益性”。下面再通过这一时期公立医院治理结构改革的不同模式和公立医院的创收机制的形成案例进一步分析，可以看到公立医院创收机制的实际运作，对医疗卫生费用的超常增长就能说明其中的原因。

（二）公立医院治理结构改革的主要内容及评述

在以上的医改过程中，公立医院治理结构的改革进程在不断推进。下面进一步讨论当时在理论界和实践中关于中国公立医院治理结构改革方面的问题。

首先是关于公立医院“两权分离”的提出和实践。

在公立医院治理结构改革中参照国有企业的做法，两权分离逐步在公立医院的治理结构改革中渗透。在这种情况下，有关学者提出借鉴国有企业两权分离改革做法，公立医院可以运用出资者所有权和法人财产权的分离，从而实现公立医院法人财产权制度，具体通过建立公立医院国有资产投资公司，而医院以法人身份，建立法人治理结构及运营机制，独立支配和运营医院的财产。

实现医院产权主体的多云化。明确医院产权的所有权、占有权、收益权、处置权和各权利主体间的利益分配关系。在实践中公立医院治理结构的市场化改革的典型代表就是宿迁医改①。江苏省宿迁市医改从2000年开始，将公立医院通过公开拍卖、股份制改造等方式实现民营。

中国公立医院治理结构中产权制度的主要模式如下：②

（1）组建股份制医院模式国有大中型公立医院的股份制改造在理论上和实践中有三种形式：第一种，对公立医院的资产进行评估并拆分成股份；第二种，将公立医院改为企业法人和国家共同投资的股份制医院；第三种，对公立医院的资产进行评估并拆分成股份，把公立医院改造成股份制医院，设股东大会。

笔者对重组公立医院模式的简评：把公立医院改造成股份制医院后，医院要分红、派息等，这也就是说，股份制医院明确要追逐经济利益。问题在于，根据前文基于医疗服务特异性分析，患者看病治疗主要由医院、医生给患者选择治疗方案和药品，而股份制医院既要追逐经济利益，又要让医院、医生给患者选择价廉物美的药品和治疗方案，这个可能吗？医院的“公益性”不存在后，患者到医院看病治疗时对于医生往往是言听计从的，而此时的医生恰恰是要向患者出售药品和提供治疗方案获取利益的人，这种矛盾如何避免呢？

（2）重组公立医院模式就是政府将公立医院的管理权交给有限公司，由各

① 张文鸿．宿迁医改之路［J］．中国卫生产业，2006（9）．

② 邱鸿钟．新编卫生经济学［M］．广州：华南理工大学出版社，2002.

方的代表组成公司的董事会，董事会制定医院的发展规划、政策；审批医院收费标准和大型设备、基建项目的经费使用情况等；董事会任命医院院长，医院院长向董事会负责。医院具有对医院工作人员加薪、定职、晋级、晋升、辞退等权利和对医院的财务收支、医院业务、行政管理等自主权。

笔者对重组公立医院模式的简评：对于这种模式，各方代表组成的公司董事会成员具体如何形成？董事会向谁负责和董事会的目标是什么？如何防止医院院长及领导滥用权利？如何避免医院以盈利为目标和医生出于经济利益考虑为患者小病大治、开大处方等治病呢？这一系列问题重组公立医院模式并没有必要的说明，可能无解。美国的医院治理结构中营利性医院占医院总数的一小部分，非营利性医院占了大部分，而非营利性医院中的董事会成员并非就是商业公司中的董事，而是市民领袖，主要由选举产生，选举产生的董事会成员才更注重在公众面前的形象。由市民选举产生的医院董事，为了能够当选或连任，就必须提高在公众前的形象，这就会迫使董事会成员为公共利益服务，医院董事必然更注重医院提供医疗服务的社会福利。重组公立医院模式中的各方代表组成的公司董事会成员具体如何形成和如何运作是一个难题。

（3）股份合作制医院模式。这是一种资本联合和劳动联合相结合，既有股份制又有合作制特点的两合企业制度。

笔者对股份合作制医院模式的简评：把公立医院改造成股份合作制医院，其主要形式有：增量型，存量型，混合型，外联型。并且职工也要入股，即使医院职工也不是人人搞慈善。因此，不管何种股份合作制医院模式，分红、派息也在所难免。股东大会作为股份合作制医院的最高权力机构，它又是代表谁的利益呢？必然是股东的利益，也就是说，不管何种股份合作制医院模式都将明确地成为以盈利为目标，医院的“公益性”将不存在。

（4）内部职工持股医院模式。

（5）医院资产重组模式。医院资产重组的实质就是使医院的产权具有流动性。通过医院产权的流动性，即通过投资控股、参股和兼并等形式，组成医院集团。

（6）医院产权拍卖转让模式。主要是对于经营困难公立医院，通过市场交易进行产权拍卖和转让。

笔者对医院资产重组和医院产权拍卖转让模式的简评：在市场经济条件下，企业进行资产重组和产权拍卖是要实现经济利益最大化；医院资产重组和产权拍卖是要实现社会效益最大化。因此，医院资产重组不能简单照搬企业资产重组的做法。

通过中国公立医院治理结构中产权制度的主要改革模式可以看到，改革开放以来，公立医院改革尝试过多种模式改革。比如，公立医院改造成股份制医院、将公立医院的管理权交给有限公司、股份合作制医院模式等。但是，占有收益从来都是产权的核心，一切主体之所以要确立起财产所有权和占有权，以及处置权的产权复合结构，无不是为了确保占有财产收益①。不管上述哪一种公立医院治理结构改革模式，归根到底是要让医院盈利成为必然的选择。于是公立医院像企业一样，向追逐经济利益的方向发展，公立医院的本质属性“公益性”却越来越淡化，结果是中国的医疗卫生费用增长快速。下面通过公立医院的创收机制的形成案例，可以更清楚地看到公立医院是如何追逐经济利益的。

（三）公立医院治理结构与财政投入案例

××市人民医院的创收机制，在20世纪90年代初建立。2004年××市人民医院的几份院内文件，详细描述了这一机制。在“2004年绩效工资核算方案”（以下简称“方案”）中，××市人民医院明确规定，2004年全院的“经济指标”为6500万元，比上一年增长28.96%，其中药品收入占到2242.2万元。在承担任务的各临床、医技科室中，指标最高的科室为“外一科”，为630万元。超声科为150万元。方案还给出了“住院病人床位编制床日指标”“药比指标”“门诊工作指标”等其他考核指标。比如“外一科”，月药比指标要求在30%以下，月床位使用率要求在95%以上。在“指标”压力下，××市人民医院部分科室会通过给现金回扣的方式鼓励医生收病人住院，通常一次为50元。同样在2004年，××二级公立医院出台一份“劳务（奖金）发放实施细则”，基本精神是“开单提成”，比如在检查费中，超声科这样的医技科室提成比例为总收入的10%，临床科室的提成比例则为3%。由于“提高了工资效率，起到了预期效果”，次年该医院又进一步加大了提成比例。

医院管理专家阎惠中对南方周末记者说，给科室下“经济指标”现象从20世纪90年代就已出现，它是公立医院“以创收论英雄”政策的直接产物，“没有指标（压力）就没办法实现高创收”。

医院的绩效工资来源于病人。××市人民医院2004年“方案”要求，各科室根据各自指标，按不同比例上缴医院一部分（30%~60%），剩下的部分减去科室成本，大体就是本科室的“绩效工资”。××市人民医院的另一份文件

---

① 刘诗白．产权新论［M］．成都：西南财经大学出版社，1995.

《2004 年度科主任目标管理责任书》明确要求科室主任“应适应市场经济的要求，具备经济管理的能力和手段”，“不断寻求新的经济增长点，真正做到‘管理出效益’”。医院年底还将对各科室主任全年完成目标管理任务情况进行全面考核，好的给予奖励，反之，则会受到经济处罚甚至撤职处分。由于科室实行“二次分配”，且强调“必须打破平均主义”，创收压力最后被转嫁到每个医生头上。医生想提高自己收入的唯一办法就是从病人身上赚更多的钱。医院院部与科室之间的这种类似企业“承包”的创收机制。

大做检查应对“药占比”。在××市人民医院的创收体系中，药品的利润仅15%左右，而检查费的利润可以高达70%～80%。于是，医院开始有意识地购买设备、大做检查，而且，越贵的设备往往越受医院欢迎。超声科这样的检查科室也由此成为××市人民医院的“赚钱大户”。其员工的收入水涨船高。在创收的鼓励和压力下，医生也成为“过度医疗”的参与者和受益者。

（四）课题组调研和简评

中国改革开放以来，用经济手段的市场化的改革取向逐步引入医疗卫生领域，公立医院也在仿效企业经济利益管理的理念。政府为了减轻财政负担，公立医院经费管理由原来的全额管理逐步放松管理，医院逐渐形成了以单位经济利益为导向的创收机制。政策上对公立医院的逐步放权和实际操作中的医院创收机制的形成，促使公立医院的医疗服务“公益性”逐渐下降和单位营利性经营模式的形成，结果导致公立医院背离了公益性。甚至于一些地方把公立医院私有化或民营化，医疗服务按照市场交易规则提供，谁有钱，谁看病。医院要创收、盈利就要吸引患者，要吸引患者就要进行医疗装备竞赛。根据第二章医疗服务特异性分析讨论可知，医院进行医疗装备竞赛的结果是新技术、新设备和新药等的过度使用，导致医疗成本超常增长。医院在生存压力和盈利动机驱使下，为了多创收往往诱导患者小病大治、多做检查、开大处方和用贵药。医院常常想方设法多收医药费等，使病人不堪重负。改革开放以来，中国各地的医院基本都建立了医生的看病治疗费用同医生的收入水平挂钩的做法。医疗卫生领域存在着严重的信息不对称，患者如何治疗和使用什么药品都是医生给选择的，看病治疗费用同医生的收入水平挂钩的直接结果是使小病大治、多做检查、开大处方和用贵药变为常态。疗效确切又便宜的药在各个医院基本上都没有了。医生使用价格虚高药品→医院收入增大→医生对医院贡献增加→医生收入增加。公立医院为了创收，像管理企业一样在不断寻求新的经济增长点，在患者身上深挖盈利点。医院从经济效益角度有意识地购买医疗大设备、让患者多做检查、做大检查，而且，越贵的设备往往越受医院欢迎。超声科这样的检查科室也由此成为××市人民医院的“赚钱大户”，其员工的收入水涨船高。可见公立医院的管理已经偏离公益事业的轨道很远。相当多的公立医院追逐盈利创收的表现证实了本课题第二章的医疗服务特异性理论分析。

二、农村合作医疗组织和乡村卫生室（所）分析

（一）农村合作医疗组织和乡村卫生室（所）的衰落

中华人民共和国成立后，中国政府采取预防为主和主要满足人民群众的基本医疗卫生的方针政策。同时，把医疗卫生工作的重点放到农村，在农村大力推行农村合作医疗组织。经过坚持不懈的努力，在当时的历史条件下，中国政府推行的农村合作医疗政策，使得广大农村居民享受到了基本的医疗卫生服务。

在农村合作医疗组织中，活跃在各地乡村的赤脚医生，组成了亿万农民健康的守护神。课题组在对山西省长子县石哲乡卫生院调研时，当年的赤脚医生王医生讲到，当年的赤脚医生人手一本《赤脚医生手册》，县卫生局和大医院的医生组织培训时，就以《赤脚医生手册》为主要教材。手册中图文并茂，从问题入手，通俗易懂地介绍了各种常见病、多发病的诊治，是一本全科医疗卫生宝典。通过这样一本《赤脚医生手册》，使赤脚医生像全科医生一样，既能处理常见病、多发病，又能起到守门人的作用。

改革开放后，农村的县、乡、村三级医疗卫生网络系统的筹资来源渠道发生了重大变化。随着家庭联产承包责任制的实施，以农村人民公社集体所有为依托的合作医疗制度出现了严重的滑坡，集体经济的衰落使乡（镇）、村医疗卫生系统所依赖的卫生室（所）失去了经济基础，农村合作医疗组织因而迅速衰落，许多乡村医疗卫生室（所）也面临着关门。此时的政府又没有采取相应的有效措施弥补市场经济所造成的这些领域的缺位现象。结果是乡村合作医疗组织由于缺乏相应的政府和财政支持而迅速衰落。从全国看，合作医疗覆盖的社队从1976年的92.8%降至1982年的52.8%，6年间下降40%，1983年，随着人民公社正式解散，农村合作医疗出现雪崩式的解体，覆盖面骤降至11%①。这一时期仅存的农村合作医疗主要分布在上海郊区和当时以集体经济著称的苏南地区②。

绝大多数农村地区没有其他医疗保障方式，城乡医疗卫生资源的配置差距逐

---

① 王绍光. 学习机制与适应能力：中国农村合作医疗体制变迁的启示［J］. 中国社会科学，2008（6）.

② 杨辉，王斌.《中国农村卫生服务筹资和农村医生报酬机制研究》系列报告之一 问题的提出和研究背景［J］. 中国初级卫生保健，2000（7）.

渐扩大。

20 世纪 90 年代初，中国着手改善农村初级医疗卫生保健工作。坚持筹资以个人投入为主，集体扶持，政府适当支持的路径。事实上，随着乡村集体经济的衰落，以及相当多的县乡两级财政是“吃饭财政”，相当多的地方难以支持农村合作医疗组织的重建和农民医疗卫生保障，结果农村合作医疗组织的经费来源最后还是主要由农民自己负担。虽然经过十多年的努力，但整个 20 世纪 90 年代农村合作医疗组织并没有像预期的那样得到有效恢复，其覆盖率主要是在一些经济发展较好的农村地区。

（二）农民面临看病贵和因病返贫现象

改革开放后，随着家庭联产承包责任制的实施以及随之产生的农村集体经济迅速解体，中央财政和地方财政没有及时对农村合作医疗组织和村、乡卫生室（所）进行必要的支持，农村合作医疗组织和村、乡卫生室（所）迅速衰落。各地农村自发出现农村私人诊疗所，医疗卫生服务的公益性弱化。结果是逐渐形成了 90% 的医疗费农民需要自费，农民面临看病贵和因病返贫。中国政府曾经逐步建立起的县、乡、村三级农村医疗卫生保障网，随着乡村卫生室（所）变成私人诊所被割断。医疗服务公益性的减弱，县医院和乡镇卫生院也要盈利，广大农民又没有医保，结果是农村人口得病后的医疗费用需要自己负担。根据原卫生部 1998 年进行的“第二次国家卫生服务调查”，全国农村居民中得到某种程度医疗保障的人口只占 12.68%，其中合作医疗的比重仅为 6.5%，农村居民 87.4% 自费医疗①。

通过表 4－4 中农村卫生经费的变化情况可以看得更加清楚。

表 4－4　中国农村卫生费用情况

项目	1991 年	1992 年	1993 年	1994 年	1995 年	1996 年	1997 年	1998 年	1999 年	2000 年
全国卫生总费用（亿元）	888.59	1090.72	1370.40	1768.58	2257.80	2857.24	3384.87	3776.51	4178.62	4763.97
农村卫生费用（亿元）	299.69	368.94	455.57	585.53	804.42	1064.90	1270.40	1348.30	1474.80	1527.80

① 卫生部统计信息中心．第二次国家卫生服务调查主要结果的初步报告［J］．中国卫生质量管理，1999（1）．

续表

项目	1991 年	1992 年	1993 年	1994 年	1995 年	1996 年	1997 年	1998 年	1999 年	2000 年
及占卫生总费用比重（%）	33.73	33.83	33.24	33.11	35.63	37.27	37.53	35.70	35.29	32.07
政府农村卫生投入（亿元）	37.50	42.94	46.23	60.30	66.80	74.66	81.49	86.10	94.21	100.65
及占农村卫生费用比重（%）	12.54	11.64	10.15	10.30	8.30	7.01	6.41	6.39	6.39	6.59
社会农村卫生投入（亿元）	20.18	23.45	25.11	30.56	43.80	49.04	52.85	55.38	52.02	49.80
及占农村卫生费比重（%）	6.73	6.36	5.51	5.22	5.45	4.60	4.16	4.11	3.53	3.26
个人农村卫生投入（亿元）	241.94	302.55	384.22	494.68	693.82	941.21	1136.00	1206.80	1328.50	1377.30
及占农村卫生费用比重（%）	80.73	82.01	84.34	84.48	86.25	88.38	89.42	89.51	90.08	90.15

资料来源：贾康，刘尚希．财政与公共危机［M］．北京：中国财政经济出版社，2004.

表 4－4 显示，1991～2000 年，中国农村卫生费用占全国卫生总费用的比重在 30%～40%，最高的 1997 年是 37.53%，最低的 2000 年是 32.07%。这说明医疗卫生资源大部分是集中在城市。1991～2000 年，中国政府农村卫生投入占农村卫生费用的比重在 6%～13%，最高的 1991 年是 12.54%，最低的 1998 年和 1999 年是 6.39%，并且中国政府农村卫生费投入占农村卫生费用的比重呈现逐年下降的趋势。1991～2000 年，中国社会农村卫生投入占农村卫生费用的比重在 3%～7%，最高的 1991 年是 6.73%，最低的 2000 年是 3.26%，并且中国社会农村卫生费投入占农村卫生费用的比重也呈现逐年下降的趋势。1991～2000

年，中国个人农村卫生投入占农村卫生费用的比重在82%～91%，最高的2000年是90.15%，最低的1991年是80.73%，且中国个人农村卫生费投入占农村卫生费用的比重呈现逐年上升的趋势。最直接表现就是广大农村居民普遍感到看病贵。

1991～2000年，全国卫生总费用中个人卫生支出的比重迅速上升，2000年居民个人卫生支出占总费用比重已达到60%以上。但是，农村居民的医疗卫生费用负担比重更高，90%的卫生费用需要个人负担。

中华人民共和国成立后，中国的农村实行的是预防为主和中西医相结合的医疗卫生政策，建立了比较完善的县、乡和村三级医疗卫生网络，使农村社会的医疗卫生状况有了长足的发展。改革开放以后，整个社会的注意力更多集中到了经济领域的改革，政府财政以及乡和县一级的医院在改革中，对农民的现实利益的关注度大大降低。与此同时，农民的收入没有实质性提高，所以，看不起病是农村居民普遍的状况。

第四节　对公立医院治理结构与财政投入制度改革的反思

一、创收型公立医院治理结构导致医院盈利性增强

改革开放后，运用经济手段管理医疗卫生事业占据了主导，医疗市场化改革思路逐步进入公立医院和公立医疗机构，公立医院由服务型转向经营创收服务型，公立医院的“公益性”越来越被淡化。对于公立医院的领导、医生的评价和考评越来越倾向于通过对医院的创收贡献来衡量。为了能够给医院带来更多收入，在公立医院的科室也出现了承包经营等。医院各科室打破平均主义，实行收入二次分配，科室的创收压力最后落到每个医生身上，医生想提高自己收入水平的唯一办法就是从病人身上赚更多的钱。而医生从患者身上赚钱的简单有效的办法就是小病大治、多做检查和用高价药等。正如我们在前面分析出的只要医院和医生以盈利为目标，医院和医生推高医疗（药）费就无法避免。结论是不论医疗服务市场化的竞争程度如何，只要存在医院以盈利为目标和医生的收入同看病治疗（开药）费用挂钩的提供方式，医院、医生诱发医疗需求情况都无法避免。医院科室为了实现创收最大化，在科室间还有联动的潜规则，尤其是需要仪器检

验和检查科的科室。从公立医院治理结构演变实践和财政投入方式转变的视角进行分析看，从1980年开始，财政对公立医院实行定项、定额补助，医院结余留用，医院可以从结余中提取一定的比例资金给职工发奖金，医院为改善经营和职工福利，可从结余中提取相当数额的资金用于基本建设、设备购置和职工福利，虽然财政制度规定，医院收支实行“全额管理”，但是，由于医院结余由上缴变为留用的预算制度。实际上，医院可以从医疗服务收费中，获得直接的物质利益并承担医疗服务收入下降后的损失，此时，公立医院的投入分为两部分：一是政府财政定项、定额补助；二是医院自己的创收即盈利。为此，各地医院为适应医院创收的需要，对医院治理结构和评价指标进行了针对性的改革。医院在创收动机支配下，财政对医院的“全额管理”制度被严重削弱。各地的医院基本都建立了医生的看病治疗费用同医生的收入水平挂钩的做法。比如，武汉市同济医院推行医院成本核算，该医院的做法主要如下：一是划小核算单位，将全院分为132个核算单位，每个单位设独立的内部账户。二是把职工基本利益与收入支出紧密联系等①。这实际上就是把医生的看病治疗费用同医生的收入水平紧密联系起来或者说挂钩。在这样的制度安排下，必然会调动医院科室和医生的创收积极性。医院收入和医院领导、医生等的收入水平必然会大幅度增加。因此，1998年实行成本核算后，该医院业务收入比上年增长了17%，职工收入水平平均增长35%②。广东省中医院在20世纪80年代末提出了“充分量化，切实挂钩”的口号。此时公立医院量化和挂钩无非就是同医院创收、医生看病开药治疗等费用建立关联。这实际上等于医院可以创收，成为一个营利性部门，一些地方干脆把公立医院私有化，医疗服务按照市场交易规则提供，谁有钱，谁看病。医院要创收、盈利就要吸引患者，要吸引患者就要进行医疗装备竞赛。根据前面的讨论知晓，医院进行医疗装备竞赛的结果是新技术、新设备和新药等的过度使用，导致医疗成本超常增长。公立医院和医生在创收压力和盈利动机驱使下，为了多创收往往诱导患者小病大治、多做检查、开大处方和用贵药。医院常常想方设法多收医疗（药）费，使病人不堪重负。

二、公立医院“公益性”减弱和医疗保障的公平性下降

随着创收型公立医院治理结构和评价指标的潜规则形成，公立医院“公益性”在减弱，医疗保障公平性下降，尤其是弱势人群的基本医疗卫生得不到保

①② 邱鸿钟．新编卫生经济学［M］．广州：华南理工大学出版社，2002.

障。关于基本医疗服务公平性，一般应符合两个标准：一是病人个人不能因无钱而无法得到基本医疗服务；二是弱势群体应该比富裕的人向医疗供给体系支付更少的费用。然而，由于中国的公立医院“公益性”减弱和医疗社会保障的公平性下降，弱势群体反而需支付更多的费用。从表4－5的数据中可看出，收入最低、第二、第三、第四和最高人群的医疗卫生支出占收入的比例在2003年依次是10.78%、8.27%、8.08%、7.25%、5.64%。

表4－5　不同收入人群的医疗卫生支出（按1993年不变价计算）　单位：元

	最低	第二	第三	第四	最高
1993年	104	102	115	113	152
1998年	72	98	121	155	216
2003年	102	151	227	300	459
占收入的比例（%）（1993年）	14.07	8.13	6.86	5.15	3.95
占收入的比例（%）（1998年）	9.51	7.20	6.34	6.08	4.70
占收入的比例（%）（2003年）	10.78	8.27	8.08	7.25	5.64
占非食品支出的比例（%）（1998年）	20.55	19.52	18.46	16.88	16.01
占非食品支出的比例（%）（2003年）	19.61	17.08	18.42	17.67	14.87

资料来源：王绍光．政策导向、汲取能力与卫生公平［J］．中国社会科学，2005（6）．

在中国，富人和弱势人群之间获得医疗服务的数量差距在扩大。当医疗服务由支付能力决定而不是由医疗卫生服务需要决定时，弱势人群就会面临疾病带来的巨大经济风险，会陷入更加贫困的境地，从而产生贫困循环。然而，公平和平等是医疗卫生领域的主要政策目标，中国存在亲富人的健康不平等，由于医疗服务利用的不平等，高收入人群的健康状况更好并使用了更多的医疗服务，农村健康不平等程度整体上高于城市，城乡健康不平等程度在加深①。

随着医疗卫生费用不断增长和公立医院把创收作为医疗服务的一个重要指

① 解垩．与收入相关的健康及医疗服务利用不平等研究［J］．经济研究，2009（2）．

标，公立医院公益性的下降，已经使很多人因为无钱治病而不能获得必需的基本医疗卫生服务。

从表4－6中可以看出，1993年，居民因经济困难未就诊比例是4.31%，1998年，居民因经济困难未就诊比例达到了32.28%。在1993年，收入水平还不是支配看病的决定因素。1998年以后，低收入成为严重限制人们求医行为的重要因素。

表4－6　城镇居民未就诊比例　　单位:%

年份＼项目	患病两周未就诊	其中因经济困难未就诊	过去一年应住院未住院	其中因经济困难未住院	提前出院	其中因经济困难提前出院
1993	42.40	4.31	26.20	40.96	—	—
1998	49.90	32.28	27.50	60.09	36.47	45.72
2003	57.00	36.40	27.80	56.10	34.50	53.00

资料来源：原卫生部的第一、二、三次国家卫生服务调查，http：//www.moh.gov.cn/tjxxzx/index.htm。

表4－7中所呈现出的特点是：收入水平越低的人群，未就医的比例越高，未就医的比值大小同收入水平和时间跨度成正比，随着时间的推移，若政府不进行有效干预，这种趋势就会进一步扩大。

表4－7　不同收入组中城镇居民未就医人口的比例　　单位:%

年份＼项目	最低	第二	第三	第四	最高
	患病两周未就诊率				
1993	37.50	42.70	40.20	39.40	35.90
1998	49.10	46.10	44.10	45.50	39.90
2003	60.20	57.70	54.20	51.20	45.20
	过去一年应住院未住院率				
1993	31.67	23.84	22.42	21.04	16.87
1998	46.80	42.60	33.00	29.00	27.40
2003	41.58	32.30	22.73	28.23	17.18

资料来源：原卫生部的第一、二、三次国家卫生服务调查，http：//www.moh.goy.cn/tjxxzx/index.htm。

从表4-8中可以看出，1998年，因病或残疾致贫的人口比例达到贫困人口总数的4.44%。到2003年，因病或残疾致贫的人口比例达到贫困人口总数的25%。因此可以得出一个结论，疾病或残疾已经成为导致贫困的一个最主要的原因，疾病或残疾在危害弱势人群的身体健康，也正在危及这些群体的基本生存。然而基本的健康保障是保持良好的人力资本的重要组成部分。人力资本中的基本健康保障的缺失危及国家经济内生发展以及社会的和谐稳定。疾病或残疾所导致的这么大比例的贫困已经成为一个严重的社会问题。

表4-8 因病致贫的人口比例 单位：%

项目	1998年	2003年	变化率
贫困发生率	7.24	6.10	-1.14
致贫原因			
疾病或残疾	4.44	25.00	20.56
缺少劳动力	7.07	26.90	19.83
恶劣自然条件	0.60	3.50	2.90
人为原因	2.88	8.10	5.22
其他（含失业）	85.00	36.50	-48.50

资料来源：原卫生部的第一、二、三次国家卫生服务调查，http：//www.moh.goy.cn/tjxxzx/index.htm。

三、公立医院市场化改革导致政府、财政责任淡化和患者就医混乱无序

所谓公立医院市场化改革，就是把公立医院提供的医疗服务，当作普通商品来买卖，患者就医是由其经济能力来决定，公立医院的资源配置也是由市场中的资金盈利能力来引导。改革开放以来，由于对市场机制的局限性没有一个清醒的认识，中国在经济领域引入市场机制，在公立医院领域也逐步引入了市场机制，尤其是把医疗服务当作普通商品进行交易，甚至把一些具有公共产品性质的卫生防疫的医疗措施也变成了谋利的项目。而医院为了经济利益，各类公立医院相应采取多种盈利措施，比如，对科室进行收入评比，对医生根据其对医院创收贡献度发放奖金。本应该是以“公益性”作为主要考评指标，对公立医院相关领导进行评价，结果变为医院领导能够想各种办法为本单位带来创收成为提拔重用的依据，而那些坚持原则的领导和医护人员反而被边缘化了；有的公立医院科室搞承包制，甚至干脆把公立医院私有化或者说民营化。是什么原因导致医院盈利性

增强和政府在公立医院领域改革路径选择上出现失误？原因可归结为两个：一是对市场的边界和作用放大或者说迷信；二是公立医院本身和政府对经济利益的片面追求。

对市场的边界和作用放大导致公立医院市场化的改革思路违背了医疗卫生事业发展的基本规律。政府在医疗卫生领域包括公立医院，为了减轻财政压力更多地放弃了公共责任，而让位于市场。对于公立医院管制的放松和公立医院经费得不到保障，促使公立医院成为一个创收型或盈利性单位。

一些地方政府领导之所以青睐公立医院市场化、民营化改革或者说公立医院拍卖这样的市场化改革之路，主要是这样的所谓“改革”方法简单，当地政府财政通过拍卖公立医院可以立刻收到一笔资金。为了“短期政绩工程”，有些地方政府领导非常喜欢这种简单的所谓公立医院改革。比如，江苏省宿迁市的公立医院治理结构的市场化就是一个典型案例。但是这样的改革方案将把中国的公立医院改革带入错误的改革轨道中。

自从 20 世纪 80 年代中期医改以来，在中国卫生总费用里，由于政府和社保支付的份额下降很多、中国公立医院公益性功能下降以及盈利性功能增强，中国的医疗卫生保障体系逐渐变成一个主要由私人出资的医疗卫生体系。这就从根本上背离了现代社会医疗卫生的基本特征和中国公立医院“公益性”的基本功能。从表 4 -9 中我们可以清楚地看到这种变化过程。

表 4 -9　1978 ~2004 年卫生总费用及三项支出构成

年份	合计（亿元）	政府预算卫生支出（亿元）	社会卫生支出（亿元）	个人现金卫生支出（亿元）	三项支出占总支出比重（%）		
1978	110.21	35.44	52.25	22.52	32.2	47.4	20.4
1979	126.19	40.64	59.88	25.67	32.2	47.5	20.3
1980	143.23	51.91	60.97	30.35	36.2	42.6	21.2
1981	160.12	59.67	62.43	38.02	37.3	39.0	23.7
1982	177.53	68.99	70.11	38.43	38.9	39.5	21.6
1983	207.42	77.63	64.55	65.24	37.4	31.1	31.5
1984	242.07	89.46	73.61	79.00	37.0	30.4	32.6
1985	279.00	107.65	91.96	79.39	38.6	33.0	28.5
1986	315.90	122.23	110.35	83.32	38.7	34.9	26.4
1987	379.58	127.28	137.25	115.05	33.5	36.2	30.3

续表

年份	合计（亿元）	政府预算卫生支出（亿元）	社会卫生支出（亿元）	个人现金卫生支出（亿元）	三项支出占总支出比重（%）		
1988	488.04	145.39	189.99	152.66	29.8	38.9	31.3
1989	615.50	167.83	237.84	209.83	27.3	38.6	34.1
1990	747.39	187.28	293.10	267.01	25.1	39.2	35.7
1991	893.49	204.05	354.41	335.03	22.8	39.7	37.5
1992	1096.86	228.61	431.55	436.70	20.8	39.3	39.8
1993	1377.78	272.06	524.75	580.97	19.7	38.1	42.2
1994	1761.24	342.28	644.91	774.05	19.4	36.6	43.9
1995	2155.13	387.34	767.81	999.98	18.0	35.6	46.4
1996	2709.42	461.61	875.66	1372.15	17.0	32.3	50.6
1997	3196.71	523.56	984.06	1689.09	16.4	30.8	52.8
1998	3678.72	590.06	1071.03	2017.63	16.0	29.1	54.8
1999	4047.50	640.96	1145.99	2260.55	15.8	28.3	55.9
2000	4586.63	709.52	1171.94	2705.17	15.5	25.6	59.0
2001	5025.93	800.61	1211.43	3013.89	15.9	24.1	60.0
2002	5790.03	908.51	1539.38	3342.14	15.7	26.6	57.7
2003	6584.10	1116.94	1788.50	3678.66	17.0	27.2	55.9
2004	7590.29	1293.58	2225.35	4071.35	17.0	29.3	53.6

注：①本表系调整后的测算数；②按当年价格计算；③自 2001 年起卫生总费用不含高等医学教育经费。三项支出顺序是政府预算卫生支出、社会卫生支出、个人现金卫生支出。

资料来源：《2005 年中国卫生事业发展情况统计公报》，卫生部统计信息中心。

从表 4－9 中可以看出，政府预算卫生支出占总卫生费的比重从 1978 年的 32.2%降到 2004 年的 17.0%；社会卫生费支出占总卫生费的比重从 1978 年的 47.4%下降到 2004 年的 29.3%；而个人卫生费支出占总卫生费的比重却从 1978 年的 20.4%上升到 2004 年的 53.6%。

1978～2004 年，政府预算卫生支出占总卫生费比重最高的年份是 1982 年，比重为 38.9%，比重最低的年份是 2000 年，比重为 15.5%。

1978～2004 年，社会卫生支出占总卫生费比重最高的年份是 1979 年，比重为 47.5%，比重最低的年份是 2001 年，比重为 24.1%。

1978～2004 年，个人卫生支出占总卫生费比重最高的年份是 2001 年，比重为60.0%，比重最低的年份是1980年，比重为21.2%。

改革开放至新医改启动前，公立医院治理结构的市场化改革思路和政府对公立医院管理的逐步放松，尤其是为了减轻财政负担，结果使公立医院也演变成一手交钱、一手提供医疗卫生服务的普通商品交易模式，越来越成为营利性行业。政府对经济利益的追求导致政府有关管理部门甚至也成为医疗卫生利益的分成者。具体发展路径为：医院使用价格虚高的药品→医院盈利增强→财政压力减轻；医院、药厂发展壮大→地方政府税收增加、当地GDP增加和就业增加。改革开放以来，各级政府片面追求经济指标和政绩形象工程，而更多地忽视了社会公益责任，结果是公立医院越来越偏离“公益性”，医院盈利性越来越强。

其中，政府减轻财政负担的目标具体又分解为两个方面：一是减轻政府承担的公立医院、公共卫生等事业费；二是减轻政府承担的公民医疗卫生保障费。

第一个方面政府对公立医院经费中政府投入比重越来越低，政府对公立医院预算管理也逐步放松，医院要靠自身的创收来经营和发展。这实际上是等于公立医院成为营利性组织和医疗服务成为普通商品进行买卖。在这一时期还出现了政府同意对公共卫生实行部分收费，比如对防疫保健服务项目和计划生育服务项目等实行有偿服务。

第二个方面减轻政府承担的公民医疗卫生保障费。具体表现是社会医疗保障覆盖面萎缩，普遍实行职工自付一定比例的医疗费和农村居民主要是自费医疗，把医疗服务当作普通商品进行交易。

第一个方面导致看病越来越贵；第二个方面导致越来越多的公民失去基本医疗保障。

按照公立医院市场化的思路对公立医院改革，医院布局和医疗卫生资源配置和患者就医就会由市场中的货币来引导，这必然会出现两个方面的情况：一是医院布局和医疗卫生资源在地区间配置不平衡。医院布局和医疗资源更多配置在城市、发达地区和富人聚集区；对于农村、边远地区、贫困地区等医院和医疗卫生资源配置则越来越少。二是患者就医无序。患者就医顺序不是根据患者的病情来进行安排，而是根据患者的经济能力来确定。结果是大病、小病纷纷拥挤到了大医院，而大医院由于逐利性也乐见其成。从而导致大医院人满为患、拥挤不堪，大医院的医生超负荷工作，劳动价值也得不到应有的尊重，医生不满意，患者不满意，医、患关系紧张。

四、财政缺位和公立医院的社会化监管程度不足

公立医院是由财政资金投入和公共部门管理运行的医院。因此，公立医院体

现公共性是其必然要求。财政具有非营利性，它是以满足社会公共需要为目的的。在市场经济条件下，财政是向社会提供公共产品的财政。1994 年，中国推行的分税制改革中，税收返还额是根据基数法在原体制基础上加以确定，这种转移支付制度不仅不能平衡地区间财力分配差距，反而使各地原来不合理的分配格局进一步扩大化。近年来，转移支付尽管按照因素法在加以调整，但离规范化、科学化的转移支付制度还有很大差距。不完善的分税制，造成相当部分地区的财政，尤其是贫困地区的财政无力保证当地公立医院的正常运行，特别是县、乡镇一级公立医院和卫生院运行难以为继。在一些经济欠发达地区，财政在公立医院、医疗卫生领域的“缺位”问题更为严重。

公立医院的财务收支、管理以及对其评价都要充分体现公共性，接受社会监督和管理。中国的公立医院社会监督和社会化管理程度不够。公立医院管理中内部人控制严重，常常以公立医院甚至科室的自身单位利益评价优劣，这就犯了经济学中的经济推理的谬误，即总体等于部分之和。对公立医院以及医生的评价往往缺少患者和社会各界的评价指标。在公立医院管理的委托—代理关系中，如何使代理人追求的目标符合公立医院的本质属性方面，设计的激励机制不够科学，这就出现了委托—代理理论中的内部人控制问题。公立医院逐渐形成了以单位经济利益为导向的创收评价机制，公立医院科室之间进行二次收入分配，在按照企业管理中的打破平均主义收入分配的思路下，医院创收压力最后实际上被转嫁到每个医生身上，医生想提高自己收入的最好和最便利的办法就是从病人身上赚更多的钱。医院管理中财务收支、工资和绩效奖金不透明，暗箱操作盛行。公立医院的外部监督、内部监督、患者评价和社会评价等一系列制度未能有效建立健全。在对发达国家的公立医院和非营利性医院考察中看到，它们都会不同程度地让社会管理参与其中。英国有通过选举产生的家庭医生委员会和地段卫生委员会等成员参与管理和对医院进行评价；美国的非营利性医院中的董事会成员是市民领袖。对于公立医院在改革中要保持其有效运作，首先需要在公立医院治理结构设计中把体现公共性效果纳入考核指标体系，提升公立医院社会化监管力度。为此，还需要构建对公立医院满意度的信息表露机制和信息反馈机制。只有建立健全这样一套激励机制，才能使公立医院按照“公益性”有效运作。

第五节　小结

改革开放前，中国政府确定医疗卫生事业是社会福利事业。大力发展国家、集体办医院的公有制医疗卫生机构，在医疗卫生资源的分配上强调公平性和福利性的特征。中国政府推行预防为主，中西医结合等一系列政策措施。把公共卫生、传染病、常见病、多发病、地方病等基本医疗卫生作为重点支持的医疗卫生项目。在广大的农村构建了县、乡（公社）、村三级医疗卫生服务系统。这样一个三级医疗卫生网络系统，能够满足农村居民的卫生防疫和最基本的医疗服务需求。中国在这一时期由政府主导且具有福利性的公立医院及农村合作医疗组织，并主要由公立医院提供的医疗卫生服务，基本吻合了医疗卫生事业发展的基本规律。公立医院、医生没有经济创收冲动，医院、医生把防病、治病作为其工作的基本职责。因此，中国在这一时期的医疗卫生事业取得了相应的成绩。1978 年，世界卫生组织（WHO）对中国的医疗卫生评价是："用最低廉的成本保护了世界上最多人口的健康。"

改革开放后，中国在医疗卫生领域逐步把医疗服务当作普通商品进行交易。运用经济手段管理医疗卫生事业占据了主导，医疗市场化改革逐步进入公立医院。公立医院由服务型转向经营服务型，在公立医院的科室也出现过承包经营等。从公立医院治理结构演变实践和财政投入方式转变的视角进行分析，从 1980 年开始，财政对公立医院实行定项、定额补助，医院结余留用。虽然财政制度规定，医院收支实行"全额管理"。但是，由于医院结余由上缴变为留用的预算制度，实际上，医院可以从医疗服务收费中获得直接的经济利益。此时，公立医院的投入分为两部分：一是政府财政定项、定额补助；二是医院自己的创收即盈利。为此，各地公立医院为适应医院创收的需要，对医院治理结构和评价指标进行了针对性的改革。医院在创收动机支配下，财政对公立医院的"全额管理"制度，实际上逐渐变成一纸空文。

公立医院治理结构的市场化改革思路，使公立医院由服务型逐步转向经营服务型或创收型。创收型公立医院治理结构导致医院盈利性增强。对市场的边界和作用放大导致公立医院市场化的改革思路违背了医疗卫生事业发展的基本规律。政府在医疗卫生领域包括公立医院，为了减轻财政压力更多地放弃了公共责任，而让位于市场。对公立医院的监管和经费保障落不到实处。公立医院治理结构市场化的改革思路和对公立医院管制的放松，使公立医院成为了一个创收型或营利性单位。可是这样的改革方案将把中国的公立医院改革乃至整个医疗卫生体制改革带入更大的误区之中。按照公立医院治理结构市场化的思路对公立医院改革，医院布局和医疗卫生资源配置和患者就医就会由市场中的货币来引导，这必然会出现两个方面的情况：一是医院布局和医疗卫生资源在地区间配置不平衡。医院布局和医疗资源更多配置在城市、发达地区和富人聚集区，对于农村、边远地区、贫困地区等医院和医疗卫生资源配置则越来越少。二是患者就医无序。患者就医顺序不是根据患者的病情来进行安排，而是根据患者的经济能力来确定。结果是大病、小病纷纷拥挤到了大医院，而大医院由于逐利性也乐见其成。结果是大医院人满为患、拥挤不堪，大医院的医生超负荷工作，劳动价值也得不到应有的尊重，医生不满意，患者不满意，医、患关系紧张。总之，创收型公立医院治理结构导致医院盈利性增强，公立医院“公益性”减弱和医疗保障的公平性下降，公立医院市场化改革思路导致政府责任淡化和财政缺位，公立医院的社会化监管程度不足，公立医院管理中内部人控制严重和患者就医混乱无序。这就违背了公立医院的“公共性”和“公益性”的基本属性。

第五章　公立医院治理结构与财政投入改革思路分析

改革开放以来，关于公立医院治理结构与财政投入改革主要有三种改革思路。不同的公立医院治理结构改革，对于财政对公立医院的投入规模、投入结构和方式等就会不同，由此而来是财政预算对于公立医院的管理以及全社会的医疗卫生费用就会不同。第一种改革思路认为，公立医院治理结构的改革不应该是产权改革。坚持以政府主导医疗卫生事业，实现人人享有基本医疗卫生保障。第二种改革思路认为，医疗服务是私人产品，应该由市场提供，公立医院治理结构应该进行市场化改革，也就是对公立医院的公有产权进行产权民营化或股份化改革。第三种改革思路提出把中国的绝大多数公立医院转变为社会化非营利性民办医院。第一种改革思路是财政要保障公立医院运作经费的投入，同时要强化对公立医院的财政预算管理。在全民社会医疗卫生保障制度下，财政预算中的社会保险基金要保障社会医疗卫生保障费用投入。公立医院按照“公益性”运作，公立医院所需要的财政投入的数量就会合理。第二种改革思路是把公立医院改革为民办医院后，财政将退出对医院的直接投入，同时财政预算对医院的管理也将弱化，甚至是完全淡化。医院要生存和发展主要从患者处获得收入。基于医疗服务特异性，医院之间必然出现医疗装备竞赛等手段来吸引患者，最终是全社会医疗卫生费用的快速增长。公立医院治理结构市场化改革的结果是，表面上财政对医院直接投入减少，在医院追逐盈利下，基于医疗服务特异性，实际上是全社会医疗卫生费用的快速增长。在全民社会医疗卫生保障制度下，就会出现财政预算中对医院的一般公共预算投入减少，甚至是一般公共预算投入等于零。但是，基于医疗服务特异性分析，在医院追逐盈利下，会出现财政预算中的社会保险基金投入大幅度增加，全社会医疗卫生费用的快速增长。第三种改革思路是公立医院治理结构改革为社会化的非营利性民办医院治理结构。最后实际上将成为营利性最大化的医院治理结构。对于非营利性民办医院，财政必然退出对医院的直接投入。社会非营利性民办医院又让谁来支配和管理？管理人员如何产生？中国的政治优势和良好的政府行政管理功能，为什么不在公立医院运行和管理中运用呢？事实上，按第三种改革思路，最后的结果是，医院将变成无人对其本质属性真正负责，医院、医生追逐盈利成为常态。虽然财政对医院直接投入减少，甚至是财政不对医院直接投入。但是，在全民社会医疗卫生保障制度下，在医院、医生追逐盈利成为常态下，基于医疗服务特异性分析，财政预算中的社会保险基金投入会出现大幅度增加，全社会医疗卫生费用的快速增长。首先对中国新医改大思路和近年来公立医院治理结构的综合改革进行解读和分析；其次对公立医院治理结构与财政投入改革的三种思路进行介绍和评析。

第一节　中国新医改大思路和改革试点主要内容

一、中国新医改大思路的逻辑勾画

中华人民共和国成立后，中国政府确定医疗卫生事业是社会福利事业。根据中国的现实情况，在认真总结中国医疗卫生事业历史发展经验的基础上，中国政府采取预防为主和主要满足人民群众基本医疗卫生的方针政策。把有限的国家医疗卫生资源使用在了预防和公共卫生以及初级医疗保健项目上。20 世纪 80 年代以前，中国在医疗卫生事业取得了举世瞩目的成就，曾经被世界卫生组织赞誉为“用最低廉的成本保护了世界上最多人口的健康”（WHO，1978）①。

改革开放以来，随着我国市场经济改革的不断发展，我国的医疗卫生事业发展却严重滞后于经济发展。1992 年中国占世界总人口的 22%，中国的医疗卫生费用折合成美元是 130 亿美元，仅占世界总医疗卫生费用的 1%，人均 11 美元，不仅与发达国家差距较大，也落后于拉丁美洲国家和亚洲其他国家②。改革开放以来，中国的 GDP 连年保持高增长，国家财政收入也保持连年高增长。在这样的大好形势下，中国的医疗卫生事业作为社会福利事业本应当得到长足发展，但却事与愿违。政府把医疗卫生保障逐步让位于市场发挥作用，而市场在医院、医疗领域存在着强市场失灵，导致公立医院普遍追逐盈利。2000 年世界卫生组织对 191 个成员国的卫生系统绩效进行评估，中国政府医疗卫生系统的综合效益评级列为第 144 位，而政府卫生支出的公平性评级排在第 188 位③。社会公众的综

①②③　陈共．财政学（第七版）［M］．北京：中国人民大学出版社，2012.

合健康指标暴露出严重的问题，一些健康指标甚至出现恶化，已经被控制的部分传染病、地方病开始死灰复燃。尤其是2003年从广东省佛山市突然发生的传染性非典型肺炎（急性呼吸综合征或SARS），传播速度之快，波及范围之广，使中国政府乃至世界震惊，在世界范围内波及33个国家和地区。SARS疾病的突然发生，使中国改革开放以来推行的医疗卫生保障体系的缺陷暴露无遗。同时中央政府对于群众面对的看病难、看病贵问题有了进一步的认识。中央政府陆续提出了缓解农村和城镇广大人民群众“看病难，看病贵”，以及加强公共卫生等方面的改革大思路。2003年开始，全国开展新型农村合作医疗试点。国务院连续多次召开新型农村合作医疗试点工作会议，推动新型农村合作医疗工作，中央财政对新型农村合作医疗补助资金逐年加大。

党的十六届六中全会提出卫生事业改革发展目标。2006年10月11日，党的十六届六中全会通过《中共中央关于构建社会主义和谐社会若干重大问题的决定》①，提出要坚持公共医疗卫生的公益性质，建设覆盖城乡居民的基本卫生保健制度，为群众提供安全、有效、方便、价廉的公共卫生和基本医疗服务。建立国家基本药物制度，整顿药品生产和流通秩序，保证群众基本用药。

2007年5月，国务院审批下发《卫生事业发展“十一五”规划纲要》，强调坚持卫生事业为人民健康服务的方向，深化医药卫生体制改革，推进制度创新；坚持以政府为主导，强化政府责任，坚持公共医疗卫生的公益性质；坚持以公共卫生、农村卫生和社区卫生为重点，优化卫生资源配置；坚持中西医、中西药并重，实现中西医药协调发展；坚持加大政府卫生投入，加强资金管理和监督，完善公共卫生体系建设，全面提高服务能力；坚持鼓励、引导社会力量积极参与，多渠道发展医疗卫生事业，扩大医疗卫生服务供给。全社会要关心和支持卫生事业发展，尊重医学科学，共建健康和谐的医患关系，积极推动医疗卫生事业与经济社会建设协调发展。建立覆盖城乡居民的基本医疗卫生保障制度的难点是农村。为了缓解广大农民“看病难，看病贵”，以及“因病致贫，因病返贫”问题，中央要求各级政府要积极组织引导农民建立以大病统筹为主的新型农村合作医疗组织，重点解决农民因患传染病、地方病等大病而出现的因病致贫、返贫问题。农村合作医疗制度应与当地经济社会发展水平、农民经济承受能力和医疗费用需要相适应，坚持自愿原则，反对强迫命令，实行农民个人缴费、集体扶持和政府资助相结合的筹资机制。新型农村合作医疗制度要基本覆盖农村居民。经济

① 新华网，中共中央关于构建社会主义和谐社会若干重大问题的决定［EB/OL］. 北京，2006-10-18.

发达的农村可以鼓励农民参加商业医疗保险。对农村贫困家庭实行医疗救助，政府对农村合作医疗组织和医疗救助给予财力支持。

2009 年 3 月 17 日，《中共中央　国务院关于深化医药卫生体制改革的意见》（中发〔2009〕6 号）强调推进公立医院管理体制改革。从有利于强化公立医院“公益性”和政府有效监管出发，积极探索政事分开、管办分开的多种实现形式。进一步转变政府职能，卫生行政部门主要承担卫生发展规划、资格准入、规范标准、服务监管等行业管理职能，其他有关部门按照各自职能进行管理和提供服务。建立规范的公立医院运行机制。公立医院要遵循公益性质和社会效益原则，坚持以病人为中心，优化服务流程，规范用药、检查和医疗行为。深化运行机制改革，建立和完善医院法人治理结构，明确所有者和管理者的责权，形成决策、执行、监督相互制衡，有责任、有激励、有约束、有竞争、有活力的机制。推进医药分开，积极探索多种有效方式逐步改革以药补医机制。通过实行药品购销差别加价、设立药事服务费等方式逐步改革或取消药品加成政策，同时采取适当调整医疗服务价格、增加政府投入、改革支付方式等措施完善公立医院补偿机制。进一步完善财务、会计管理制度，严格预算管理，加强财务监管和运行监督。地方可结合本地实际，对有条件的医院开展“核定收支、以收抵支、超收上缴、差额补助、奖惩分明”等多种管理办法的试点。改革人事制度，完善分配激励机制，推行聘用制度和岗位管理制度，严格工资总额管理，实行以服务质量及岗位工作量为主的综合绩效考核和岗位绩效工资制度，有效调动医务人员的积极性。

2012 年 3 月，《国务院关于印发“十二五”期间深化医药卫生体制改革规划暨实施方案的通知》（国发〔2012〕11 号）中专门讲到，积极推进公立医院改革。坚持公立医院公益性质，按照“四个分开”的要求，以破除“以药补医”机制为关键环节，以县级医院为重点，统筹推进管理体制、补偿机制、人事分配、药品供应、价格机制等方面的综合改革，由局部试点转向全面推进，大力开展便民惠民服务，逐步建立维护公益性、调动积极性、保障可持续的公立医院运行新机制。落实政府办医责任。坚持公立医院面向城乡居民提供基本医疗卫生服务的主导地位，进一步明确政府举办公立医院的目的和应履行的职责，扭转公立医院逐利行为。进一步落实政府对公立医院的基本建设和设备购置、重点学科发展、公共卫生服务、符合国家规定的离退休人员费用和政策性亏损补贴等投入政策。

合理确定公立医院（含国有企业所办医院）数量和布局，严格控制建设标准、规模和设备配备。禁止公立医院举债建设。社会医保支付政策进一步向基层倾斜，鼓励使用中医药服务，引导群众小病到基层就诊，促进分级诊疗制度形成。推进全科医生制度建设。把建立全科医生制度作为强基层的关键举措，通过规范化培养、转岗培训、执业医师招聘和设置特岗等方式加强全科医生队伍建设，使每万名城市居民拥有2名以上全科医生，每个乡镇卫生院都有全科医生。积极推进家庭签约医生服务模式，逐步建立全科医生与居民契约服务关系，为居民提供连续的健康管理服务。加强推进医疗卫生信息系统。发挥信息辅助决策和技术支撑的作用，促进信息技术与管理、诊疗规范和日常监管有效融合。研究建立全国统一的电子健康档案、电子病历、药品器械、医疗服务、医保信息等数据标准体系，加快推进医疗卫生信息技术标准化建设。加强信息安全标准建设。利用“云计算”等先进技术，发展专业的信息运营机构。加强区域信息平台建设，推动医疗卫生信息资源共享，逐步实现医疗服务、公共卫生、医疗保障、药品监管和综合管理等应用系统信息互联互通，方便群众就医等。

2016年4月18日在中央全面深化改革领导小组第23次会议上，习近平总书记讲到，改革既要往有利于增添发展新动力方向前进，也要往有利于维护社会公平正义方向前进，把以人民为中心的发展思想体现在经济社会发展各个环节，做到老百姓关心什么，期盼什么，改革就要抓住什么，推进什么，通过改革给人民群众带来更多获得感。2016年8月19~20日全国卫生与健康大会召开，习近平在全国卫生与健康大会上强调，把人民健康放在优先发展战略地位，努力全方位全周期保障人民健康，要坚持正确的卫生与健康工作方针，以基层为重点，以改革创新为动力，预防为主，中西医并重，将健康融入所有政策，人民共建共享。要坚持基本医疗卫生事业的公益性，不断完善制度、扩展服务、提高质量，让广大人民群众享有公平可及、系统连续的预防、治疗、康复、健康促进等健康服务。要着力推进基本医疗卫生制度建设，努力在分级诊疗制度、现代医院管理制度、全民医保制度、药品供应保障制度、综合监管制度5项基本医疗卫生制度建设上取得突破。

二、县级公立医院治理结构综合改革

2012年我国启动了县级公立医院治理结构综合改革。《国务院办公厅印发关于县级公立医院综合改革试点意见的通知》（国办发〔2012〕33号）中主要从以下方面谈到公立医院治理结构改革问题：

县级公立医院综合改革总体要求。按照保基本、强基层、建机制的要求，遵循上下联动、内增活力、外加推力的原则，围绕政事分开、管办分开、医药分开、营利性和非营利性分开的改革要求，以破除“以药补医”机制为关键环节，以改革补偿机制和落实医院自主经营管理权为切入点，统筹推进管理体制、补偿机制、人事分配、价格机制、医保支付制度、采购机制、监管机制等综合改革，建立起维护公益性、调动积极性、保障可持续的县级医院运行机制。坚持以改革促发展，加强以人才、技术、重点专科为核心的能力建设，统筹县域医疗卫生体系发展，力争使县域内就诊率提高到90%左右，基本实现大病不出县。

明确县级公立医院治理结构综合改革功能定位。县级医院是县域内的医疗卫生中心和农村三级医疗卫生服务网络的龙头，并与城市大医院分工协作。主要为县域居民提供基本医疗服务，包括：运用适宜医疗技术和药物，开展常见病、多发病诊疗，危急重症病人救治，重大疑难疾病接治转诊；推广应用适宜医疗技术，为农村基层医疗卫生机构人员提供培训和技术指导；承担部分公共卫生服务，以及自然灾害和突发公共卫生事件医疗救治等工作。

改革县级公立医院补偿机制。改革“以药补医”机制，鼓励探索医药分开的多种形式。取消药品加成政策，将试点县级医院补偿由服务收费、药品加成收入和政府补助三个渠道改为服务收费和政府补助两个渠道。医院由此减少的合理收入，通过调整医疗技术服务价格和增加政府投入等途径予以补偿。提高诊疗费、手术费、护理费收费标准，体现医疗技术服务合理成本和医务人员技术劳务价值。医疗技术服务收费按规定纳入社会医疗保险支付政策范围，并同步推进医保支付方式改革。增加的政府投入由中央财政给予一定补助，地方财政要按实际情况调整支出结构，切实加大投入。发挥医疗保险补偿和控费作用。县级医院要提供与基本医疗保险保障范围相适应的适宜技术服务，控制基本医疗保障范围外的医药服务。建立完善医保经办机构和医疗机构的谈判协商机制与风险分担机制，逐步由社会医疗保险经办机构与公立医院通过谈判方式确定服务范围、支付方式、支付标准和服务质量要求。社会医疗保险支付政策进一步向基层倾斜，鼓励使用中医药服务，引导群众合理就医，促进分级诊疗制度形成。调整医疗服务价格，按照总量控制、结构调整的原则，降低药品和高值医用耗材价格，降低大型医用设备检查、治疗价格，政府出资购置的大型医用设备按不含设备折旧的合理成本制定检查治疗价格，已贷款或集资购买的大型设备原则上由政府回购，回购有困难的限期降低价格。严禁医院贷款或集资购买大型医用设备。规范药品采购供应。坚持质量优先、价格合理的原则，建立药品（含高值医用耗材）量价挂钩、招采合一的集中招标采购机制。

建立现代医院管理制度。建立和完善法人治理结构。推进政事分开、管办分开。合理界定政府和公立医院在资产、人事、财务等方面的责权关系，建立决策、执行、监督相互分工、相互制衡的权力运行机制，落实县级医院独立法人地位和自主经营管理权。县级卫生行政部门负责人不得兼任县级医院领导职务。明确县级医院举办主体，探索建立以理事会为主要形式的决策监督机构。县级医院的办医主体或理事会负责县级医院的发展规划、财务预决算、重大业务、章程拟定和修订等决策事项，院长选聘与薪酬制定，其他按规定负责的人事管理等方面的职责，并监督医院运行。院长负责医院日常运行管理。建立院长负责制，实行院长任期目标责任考核制度，完善院长收入分配激励和约束机制。

优化内部运行管理。健全医院内部决策执行机制。鼓励探索建立医疗和行政相互分工协作的运行管理机制。建立以成本和质量控制为中心的管理模式。严格执行医院财务会计制度，探索实行总会计师制，建立健全内部控制制度，实施内部和外部审计。

完善绩效考核。建立以公益性质和运行效率为核心的公立医院绩效考核体系。各地要制定具体绩效考核指标，建立严格的考核制度。由政府办医主体或理事会与院长签署绩效管理合同。把控制医疗费用、提高医疗质量和服务效率，以及社会满意度等作为主要量化考核指标。考核结果与院长任免、奖惩和医院财政补助、医院总体工资水平等挂钩。

三、对中国新医改的解读

（一）重新确立了政府主导医疗卫生事业发展的思路

改革开放以来，中国的公立医疗卫生机构逐步形成趋利或创收机制，医疗卫生事业发展与经济社会发展严重失衡。中国政府在深度反思改革开放以来，医疗卫生领域改革所导致的看病难和看病贵等问题后，新医改中重新确立了在社会主义市场经济条件下，发展医疗卫生事业，应该坚持以政府为主导的发展思路，坚持以人民为中心的发展思想，坚持正确的卫生与健康工作方针；确立了建立政府主导的覆盖城乡居民的基本医疗卫生保障制度的目标，将基本医疗卫生制度作为公共产品向全民提供。

中国在新医改中，明确提出坚持医疗卫生事业为人民健康服务的宗旨和公益性质不能变，政府承担公共卫生和维护居民健康权益的责任不能变。在任何情况下，医疗卫生事业都必须坚持为人民服务的宗旨，不能把医疗服务变成牟利的工具，不能把维护人民健康的责任完全推向市场。基于医疗卫生服务特异性，中央和地方政府要制定卫生服务体系规划以及卫生资源配置标准。

（二）医疗卫生保障制度的建立必须从中国的实际出发

医疗卫生保障制度的建立必须同中国国情相结合。中国人口多、人均经济水平和财政收入相对低，这种基本国情决定了中国的健康保障制度必须从最基本的医疗卫生保障入手。

基本医疗卫生保障制度，就是一项由政府组织，向全体居民免费提供公共卫生服务和按成本收费提供基本医疗服务的健康保障制度。这项制度的实质是加强公共卫生体系、农村医疗卫生体系和社区医疗卫生体系建设，并健全财政经费保障机制，完善公共卫生机构和城乡基层卫生机构的公共服务职能。这项制度是以人人享有基本医疗卫生保障为目标，以公共卫生机构、农村医疗卫生机构和城市社区医疗卫生机构为服务主体，采用适宜医疗技术和基本药物，由政府承担人员经费和业务经费。这项制度坚持预防为主，防治结合，注重公平和效率，有利于缩小群众的基本医疗卫生保障服务差距。

基本医疗卫生保障制度的建立，可以为城乡居民提供基本卫生保健服务，但不能满足人民群众所有的医疗服务需求，居民患重病到医院治疗，还需要建立社会医疗保险制度抵御经济风险。

（三）关于县级公立医院治理结构综合改革

确立了“公益性”公立医院改革目标。推动县级公立医院治理结构综合改革的思路。基于医疗服务的特异性，医院不能以利润或创收为目标，而要建立以成本和质量控制为中心的医院治理结构管理模式。

改革“以药补医”补偿机制。改革开放以来，医院、医生在逐利驱使下，使许多公立医院、医生迷失了方向，不知道如何做好医疗服务，淡化了公立医院的基本职能作用，一些医生甚至忘记了所从事的职业应该具备起码的良心和良知。医生给病人开药或做检查可以按比例提成，这个提成再摊到药品医疗费的成本中，所以药价或医疗费用越来越贵。结果是医院创收增加、医生收入水平提高，而医疗卫生费增长快速和医疗秩序混乱等。“以药补医”补偿机制成为中国公立医院改革的难点和重点。

（四）关于公立医院如何实现公益性问题

中国的新医改大思路对于公立医院如何改革并没有给出详尽的具体方案。对于公立医院如何实现其公益性？如何保证医生的合理收入水平又防止医生诱导医疗需求等？用什么样的制度来保证公立医院为患者提供安全、有效、方便、价廉的基本医疗服务等一系列问题都没有很明确的解决办法。但是，公立医院改革是整个新医改关键的环节，如何让公立医院坚持公共医疗卫生的公益性质？若公立医院和医生有动力主动使用基本药物和控制药物费用，有限的医疗卫生资源得到最佳的利用，就能够为群众提供安全、有效、方便、价廉的基本医疗服务。如果便宜的、廉价的、可靠的药生产出来，医院、医生为了盈利或创收不用这些药，公立医院改革就是失败的，新医改也就不成功。因此，公立医院治理结构中的相互制衡机制的构建是新医改的重点，也是难点。

（五）关于公立医院法人治理结构问题

新医改中，强调建立和完善公立医院法人治理结构，建立现代医院管理制度。这里存在的问题是：公立医院的“公益性”与公立医院独立法人地位和自主经营管理权如何统一？若公立医院财务核算独立，又要自主经营管理，各个医院是否成为经济利益独立单位？公立医院成为独立法人和自主经营管理后，医院间信息能否共享？医院间医疗服务信息是否会出现条块分割？若医院间医疗信息不能共享，就会导致医疗卫生资源浪费等一系列问题。新医改方案里没有明确方案，就是因为各个方面的争议很大。

（六）关于公立医院治理结构中的社会化监管问题

新医改中，强调完善公立医院院长选拔任用制度，推进民主管理。公立医院是由公共资金投入和公共部门管理及运作。因此，构建公立医院治理结构中的相互制衡的社会化监管也是其中重要的环节。公立医院的一切事务应主动接受社会各界的监管，避免医院内部人或代理人的寻租行为。新医改中，关于公立医院治理结构中的社会化监管问题没有给出明确的具体方案，重点强调了公立医院的院务公开，发挥职工代表大会的作用，加强民主决策和推进民主管理。这些主要是公立医院的内部和上下级管理。完善的公立医院治理结构应包括内、外纵横交错的相互制约系统，尤其是公立医院治理结构中的社会化监管问题在中国还是非常欠缺。

（七）关于分级诊疗和双向转诊制度问题

《“十三五”深化医药卫生体制改革规划》指出，科学合理引导群众就医需求目标。如何实现科学合理的就医新格局仍需要探索创新，尤其在中国人们对民办医院、社区和小型医院的水平仍存疑虑，对其医疗水平、医疗质量、医疗安全等问题缺乏信任的情况下。因此，本课题根据中国的现实情况，就如何实现新医改的合理就医格局目标问题，在医疗服务供给方改革中提出了组建延伸型公立医院治理结构的具体设想。

第二节　公立医院治理结构与财政投入改革思路争论

一、第一种改革思路

第一种改革思路主要是以李玲、王绍光、葛延风等学者为代表。李玲认为，中国曾经依靠中国的医疗卫生制度的优越性，在经济低水平的情况下很好地保障了人民的健康，在经济快速发展30年后的今天，我们更应该探索出新的模式来，实现覆盖全民的健康保障，保障“病有所医”，维护社会的公平正义。

（一）政府与市场在医疗卫生事业中的定位

葛延风认为，相当多的医疗卫生服务具有公共产品性质，是市场化解决不了的。[①] 王绍光认为，社会主义公平原则的中国，保证每一个公民的健康应该是决策者的首要目标。[②]

李玲对于政府与市场在医疗卫生事业中的关系做了进一步的分析。从历史的发展过程看，政府和市场并不是非此即彼的关系。正确认识和处理好政府和市场的关系，是为了提高整个社会的福利水平。经济社会发展的最终目标是让人民得到幸福。改革开放40多年，随着经济发展，中国人民随着收入水平的提高，已经从原来的温饱性需求提升到了有更高层次需求的阶段，主要是文化教育、医疗卫生、养老保障等社会福利性质需求将大幅增加。从政府和市场运行本身来看，两者都存在缺陷，在一定条件下都可能失灵。政府运行机制存在“政府失灵”，市场运行机制存在“市场失灵”。当经济社会出现问题而导致危机发生时，社会和公众就需要找一个负责方解决危机，同时要为危机负责。比如，三鹿奶粉事件导致的食品安全危机，应该说主要是企业的问题，但是如果找市场负责，那么面对无数的奶农、无数的奶站，很难找到他们负责，顶多就是个别企业破产，实际上还是政府来承担这个责任，免费收治所有患儿，从而避免社会不稳定。金融、房地产等这些都是市场化程度最高的领域，美国是市场化程度最高的国家，但也逃脱不了这一规律。为化解2008年的全球金融危机，美国政府大规模介入市场，也就是政府最终为市场买单。在这一轮新医改机制设计中，我们应该认识到市场失灵这个问题，更何况医疗卫生服务和金融、房地产具有不同性质。诺贝尔经济

---

① 葛延风．反思中国医疗卫生体制［J］．新华文摘，2005（16）．

② 王绍光．政策导向、汲取能力与卫生公平［J］．中国社会科学，2005（6）．

学奖获得者斯蒂格利茨教授就认为美国经济有两大资源浪费，一个是大肆扩张的军费开支，另一个是医疗。由于病人不知道什么医疗保健项目是必需的和合适的，而且他们只支付保健费用的很少部分，医生可能会增加对他们服务，出现经济学中的供给创造需求的情况。美国目前的医疗卫生资源消耗状态，已经影响到了美国整个社会的健康状况和总体经济的健康发展①②。李玲关于医疗卫生事业的改革思路是，建立健全以政府为主导的医疗卫生保障制度。

（二）关于公立医院治理结构改革问题

1. 公立医院改革是新医改中的重点和难点

公立医院改革是重中之重，是最难的环节，也是整个医改关键的环节，所有其他体系的建立和配套政策的落实，都依赖于公立医院改革的成功③④。

2. 公立医院治理结构的改革不应该是产权改革

医院在政府主导、市场主导还是政府和市场并重方面，我国目前的实际是“双管齐下”。但是，从其他国家的实践考察来看，医疗卫生制度的发展是要以一种模式为主。中国必须明确将来医疗体制的模式选择，并在此基础上明确公立医院的发展方向，这是新医改必须要解决的问题。李玲认为，未来中国的医疗体制模式选择应该为政府主导。公立医院治理结构的改革核心是管理而不是产权，信息化等管理创新是公立医院未来发展的真正竞争力。

二、第二种改革思路

改革开放以来，中国社会公众看病难、看病贵的问题越来越突出，出现医院成本超常增长、医疗费用虚高和医疗败德行为缺乏有效约束，医疗市场混乱和医、患矛盾突出等中国医疗卫生的诸多问题。第二种观点认为，产生问题的主要根源是医疗卫生领域的市场化改革不彻底，应进一步加快公立医院治理结构的市场化，让市场机制在医疗服务领域充分发挥作用，从而摆脱目前的困境。推进公立医院治理结构的市场化改革，就是要让市场供求机制发挥作用。在医疗服务市场上，需求大于供给，在市场机制的作用下，必然会合理调配社会医疗资源，供应会增加，也就是医院增多和提供的医疗服务量增加。在市场竞争的价格机制作用下，会降低医疗收费，提高医疗服务质量。改革开放以来，在医疗服务上，这样的现象并没有发生，主要原因在于医疗服务领域的市场化改革不彻底，并没有让市场机制在医疗服务领域充分发挥作用。医疗服务领域进一步朝着市场化方向

①③ 李玲，江宇．关于公立医院改革的几个问题［J］．国家行政学院学报，2010（4）．

②④ 李玲．公立医院改革是医改重中之重［EB/OL］．网易财经，2009－02－27．

改革的第二种思路在实践中的集中表现是“宿迁医改”。“宿迁医改”建议把医疗和卫生分开，医疗服务领域进行市场化的彻底改革，其理论根据是医疗服务满足竞争性和排他性的私人产品的基本特点。因此，医疗服务属于私人产品，本应由市场提供，所以要进行公立医院治理结构的市场化改革。公共卫生属于公共产品应由政府提供。公立医院治理结构改革是新医改的重中之重，是新医改能否成功的关键所在。但是，从理论界到政府实际部门和社会公众，大量的人认同公立医院治理结构市场化或者说民营化改革。公立医院治理结构市场化或者说民营化改革能否成为中国公立医院改革的方向呢？在医疗服务这个特殊的领域，市场供求机制是否是解决公立医院所存在的现实问题的灵丹妙药呢？这个问题事关重大，将直接影响到政府对公立医院的定位、财政投入和社会公众的切身利益。下面就江苏宿迁市公立医院治理结构民营化、私有化改革展开剖析。

（一）公立医院治理结构市场化改革

江苏省宿迁市医疗卫生体制改革后，乡镇、村卫生院等被个人买走。

改革开放以来，中国公立医院治理结构中产权制度尝试过多种模式改革。比如，把公立医院改制为民办医院、股份制医院、股份合作制医院模式，也有将公立医院的管理权交给有限公司经营的。上述公立医院治理结构改革的一个共同点，就是要让公立医院盈利和股东分红成为合理化。

（二）关于公立医院治理结构市场化改革思路的不同观点

关于公立医院治理结构市场化改革的主要方式，就是对公立医院的公有产权进行产权民营化或股份化置换改造，使民间资本进入公立医院，也就是实践中的“宿迁医改”把公立医院通过公开拍卖、股份制改造等方式实现公立医院民营化，完成公有产权退出。关于江苏省宿迁市医改北京大学李玲的课题组与清华大学魏凤春等人组成的课题组得出的结论截然不同。表面上是专家学者和实际部门的管理人员对宿迁市医改的争论，实际上这种争论关系到中国公立医院治理结构的改革方向选择，关系到中国公立医院的财政投入制度改革。如果宿迁的公立医院治理结构市场化改革被肯定，那么这种以公立医院治理结构的公有产权置换为私有产权改革为核心的、市场化为主导的改革模式，将会成为中国公立医院治理结构改革的目标。中国公立医院将会大量转变为民营医院的治理结构，财政资金对公立医院的投入和投向将会发生变化。

关于宿迁医改中公立医院民营化的观点主要有两类：

（1）北京大学李玲关于宿迁医改中公立医院民营化的调研报告要点。北京大学的李玲教授在2006年发表了对江苏省宿迁把公立医院通过公开拍卖、股份制改造等方式实现公立医院民营化医改的调研报告①。她的基本观点是：在医疗服务领域，市场不能有效地配置资源。

（2）清华大学魏凤春等关于宿迁医改中公立医院民营化医改的观点。清华大学的魏凤春、杨燕绥、刘国恩、薛澜等学者也发表了关于宿迁改革的观点。在清华大学公共管理学院2006年12月7日下午举办的宿迁市医疗卫生体制改革研讨会上②，清华大学魏凤春等人组成的课题组发表的调研报告认为，政府的责任在于构建与社会主义市场经济相适应的公共卫生和医疗服务的提供机制，区分公共卫生和医疗服务的产品属性。杨燕绥教授指出，宿迁市政府是全面推进市场化、构建包括新型医疗卫生体制在内的市场体制的先行者。她从健康的基本定义出发，提出实现一定资源约束下的消费者满意是全面保障健康重要标杆。宿迁医改区分了公共卫生和医疗服务，强调政府在公共卫生领域的主导责任和在医疗服务领域导入市场机制。薛澜教授首先从公共产品的非排他性与非竞争性出发，指出医疗服务从本质上来讲是个人产品，医生的时间也是有限的，所以肯定也是竞争的，他给这个病人看病不能同时给其他的病人看病，所以医疗服务的本身是私人产品，或者说是个人产品。刘国恩教授认为，医疗服务最后的产出还不完全决定于体制，它决定于支付模式的改革。宿迁医改，虽然解决了医生的红包问题，但现有的医院治理结构决定了大处方难以消除。通过支付体制的变革，对医务人员实行激励相容的管理机制才能真正解决这个问题。薛澜教授认为，一旦要建立一个比较好的市场竞争的机制，从某种意义上来讲，所有制本身可能就未见得变成一个关键的因素。一旦一个公立医院要和其他所有制的医院进行竞争，就会有所改变。关键是要通过市场机制建立一个医疗服务的市场，它至少积极地去吸引病人，并提供更好的服务。

三、第三种改革思路

新医改中公立医院治理结构改革的第三种思路主要以蔡江南为代表。第三种思路是要打破医改政府主导与市场主导③④。蔡江南主张将目前的公立医院转化为社会化非营利医院，这些医院将成为社会化的资源⑤。

---

① 李玲．江苏宿迁医改调研报告［N］．中国青年报，2006-06-22.

② 清华报告：宿迁市医疗改革基本成功［EB/OL］．Http：//news. sohu. com/20061207/n246864905. shtml.

③ 蔡江南．再论中国医改的两种主张［N］．医药经济报，2013-08-05.

④ 蔡江南博客，http：//blog. 163. com/2013-08-09.

⑤ 蔡江南．中国公立医院治理结构改革的基本理论［J］．中国卫生政策研究，2011（10）．

第三节　关于公立医院治理结构与财政投入改革思路争论的评述

一、关于第一种改革思路的评述

主要是以李玲、王绍光、葛延风等学者为代表的第一种改革思路认为，医疗卫生是一个特殊的行业，若把医疗服务需求界定为私人产品，则必然导致弱势群体无力求医看病。因此，对医疗卫生事业的特殊性需要有一个清醒的认识。诺贝尔经济学奖获得者斯蒂格利茨教授也认为，美国经济中医疗资源浪费严重，只要医生建议患者手术，信息有限的患者就可能同意接受手术，医生有能力实现供给创造需求①。

第一种改革思路认为未来中国的医疗体制模式选择应该是在政府主导的前提下，一手抓住医疗筹资体系，一手抓住医疗服务的供方，让两方的激励机制能够兼容。把国家财政的投入，变成人民健康保障的福利。公立医院治理结构的改革核心是管理而不是产权置换。

总的来讲，第一种改革思路坚持以政府为主导的医疗卫生改革方向，公立医院治理结构的改革核心不是产权置换。本书认为，基于医疗服务的特异性，医疗服务领域存在的强市场失灵，公立医院治理结构和财政投入制度改革的目标就是让公立医院实现“公益性”。但是，如何让公立医院真正实现其“公益性”，本书在后面的内容再进一步深化探讨。接下来重点对第二种和第三种思路给予评述。

二、关于第二种改革思路的评述

关于公立医院治理结构市场化，现实中的典型就是“宿迁医改”。所以，下面主要是针对宿迁市公立医院治理结构市场化展开评述。根据第二章医疗服务特异性的理论分析，本书认为公立医院治理结构市场化改革即宿迁市公立医院治理结构民营化具有方向性错误。具体分析如下：

“宿迁医改”或公立医院治理结构市场化改革的错误之一：医疗服务性质界

① ［美］约瑟夫·E. 斯蒂格利茨（JosephE. Stiglitz）. 公共部门经济学［M］. 郭庆旺等译. 北京：中国人民大学出版社，2008.

定的错误。将以妇幼保健、传染病防治、急救等为主要内容的卫生服务界定为公共产品这是没有争议的，但把医疗服务归为私人产品，这是宿迁医改或公立医院治理结构市场化改革的主要错误所在。前面我们通过理论分析证明，虽然医疗服务满足排他性和竞争性的普通私人产品特征，但医疗服务更具有不同于普通私人产品的特点。医疗服务中存在基本医疗服务和非基本医疗服务，其中基本医疗属于准公共产品，而非私人产品。“宿迁医改”中并没有做这样的划分。公立医院治理结构市场化改革会导致竞争激烈的医疗服务市场上的“医疗装备竞赛”。基于医疗服务的特异性分析，医院之间的竞争主要不是在价格上竞争，而是医生技术、设备之间的所谓“医疗装备竞赛”，医院的新大楼、新设备以及挖人才和聘名医费用最终导致整个医疗卫生费用的上涨，最后是要由财政、医保和患者来承担。由于医疗服务具有天然垄断性，存在医疗供给方诱发医疗需求，因此医疗服务领域存在着明显的市场价格机制缺陷。强外部效应的医疗卫生服务会导致市场失灵，准公共产品性质的医疗卫生服务也存在市场失灵。因此，通过一般的市场交易规则提供基本医疗卫生服务会产生严重的市场失灵，导致基本医疗卫生服务不能有效提供，普通社会公众的基本医疗卫生服务需求得不到保障。

“宿迁医改”或公立医院治理结构市场化改革的错误之二：公立医院治理结构的私有化或者说民营化。魏凤春报告中认为“宿迁医改”将公立医院私有化是成功的，而成功的标志是“看病难”问题基本解决，“看病贵”问题有所改进，但这一结论从理论到现实都不能自圆其说。之所以看病难，首先是看病贵。看病贵没有基本解决，看病难问题就不可能基本解决。“宿迁医改”使公立医院私有化之后，不管自称是非营利性或是营利性，但私有化的医院既没有财政拨款也没有社会赞助，必然把医院的创收或利润作为首要目标，这是一个基本规律。以创收或利润为目标的医院所提供的医药费能够低于非营利性的医院，这显然不能成立。也许有人说，在调研中发现，宿迁私立医院的医药费确实比原来的公立医院便宜了，但公立医院医药费贵的根源是什么？这个必须搞清楚。公立医院看病贵，其根源正是公立医院偏离了公益性，以创收为主要目的。医院将创收指标层层分解到医生，形成了医生想提高自己收入就得从患者身上赚更多钱的创收机制。在20世纪90年代初，各公立医院逐步建立形成了公立医院的创收机制。公立医院的创收机制就是给科室或明或暗地下达经济指标，公立医院科室领导、医生以创收论英雄。医院财务不透明，医院控制科室的绩效工资总额，医院在盈利动机驱使下，为了多创收往往诱导患者小病大治、多做检查、开大处方和用贵药，使病人不堪重负。医疗卫生领域存在着严重的信息不对称，患者如何治疗和使用什么药品都是医生给选择的，医生的看病治疗费用同医生的收入水平挂钩的直接结果是使小病大治、多做检查、开大处方和用贵药变为常态。疗效确切又便宜的药在各个医院基本上都没有了。医生使用价格虚高药品→医院收入增大→医生对医院贡献增加→医生收入增加。公立医院为了创收，像竞争性的工商企业一样在不断寻求新的经济增长点，在患者身上深挖盈利的经济潜力。在医院创收机制的激励下，医院已经背离了为公众的健康需求服务的正常轨道，而是在盈利的驱动下发展，甚至有的医院到了疯狂发展以达到医院创收、医院领导和医生增收的目的。医院、医生与患者的关系，在医疗服务信息强不对称下，医院、医生处于强势地位。一般情况下，患者对医院、医生是顺从的态度。为此，医院和医生对待患者首先要友好，更为重要的是医院、医生要克制住在患者身上盈利的欲望，如此医患关系才能和谐。如果患者选择信赖的医院和医生治疗，但医生对患者小病大治、多做检查等，或医生态度生硬，医患关系就不能和谐。现实中医患关系紧张，一部分原因是个别患者无理取闹，但更多的是在市场经济条件下，医院、医生追逐盈利，背离了医院和医生的本质。

公立医院改革的目标是把偏离纠正过来，重新恢复到公益事业的轨道，而不是干脆通过公立医院治理结构的私有化使创收或盈利合理化。虽然在建立全民社会医疗保障的国家中，确实存在主要由私营医院提供医疗服务的国家，比如加拿大。但这主要是因为它的医院从建立之初就不是政府办的医院，目前，加拿大的医院仍主要属于慈善机构或教会所有，这和中国的私营医院具有很大差异。而且，由于医疗服务的特殊性，加拿大政府对医院实行了总额预算制度，医生的看病费用也有控制，对医院的资本投入、新技术、新设备的购买，政府都要进行审批和监督，以减小医疗服务市场化所固有的弊端。加拿大政府对医院实现了严格控制，包括医院经费、医疗服务价格、药品价格、医院投资的控制、建立健全对医疗卫生保健的质量监督等。这些手段的共同点就是激励医院使用高效益、低成本的医疗技术和药品等。加拿大的医生收费是根据医生组织与省级政府协商而确定的。医院收费也用类似的方式，由各省通过医院预算审批来调控，医院和各省之间协商确定由省政府资助的医院运营费用，资本支出必须经过省级政府的审批。加拿大有专门的药品价格审查委员会。加拿大的药品价格由专利药和普通药的审查委员会负责，对于过高的专利药价格和没有提供完整数据的普通药申请有着严格的制度控制和惩罚措施。

“宿迁医改”或公立医院治理结构市场化改革的错误之三：“宿迁医改”有降低医药费的功能。事实上，“宿迁医改”必然导致宿迁市医疗（药）费增长更快，而不是反之。私有化的医院要生存，必然要营利。患者在治疗过程中，患者消费什么药品和使用什么治疗手段是由医生决定，没有理论依据证明营利性的医院会让它的医生在为患者作出的选择治疗过程，会去选择价廉物美的医药品，尤其是当医生的看病治疗费同医生本人的工薪收入水平建立关联时，诱导医疗需求和用高价药及多做检查这是必然结果，这必然会把医疗（药）费推向更高。中国的公立医院之所以出现医疗（药）费虚高，原因之一就是公立医院的医生的看病治疗费同医生本人的工薪收入水平建立了关联。由于医患之间信息不完全和不对称，若患者自由选择医院就医，必然选择大而全的医院。因此，私有化的医院必然向大而全的方向发展，导致医院的高楼、新技术及新的医疗产品过度。公立医院治理结构市场化改革导致的在竞争激烈的医疗服务市场上的“医疗装备竞赛”把医疗（药）费推高这样一个演绎过程，我们在第三章已经看到，这正是美国医疗服务市场化所走过的路。

“宿迁医改”或公立医院治理结构市场化改革的错误之四：有观点认为，公立医院治理结构市场化改革会使财政负担减轻，这样政府就可以有更多的财政资金用于社会医疗保险。但稍作分析便可得出，公立医院治理结构市场化改革必然会增加财政负担，而不是减轻负担。据报道说，宿迁公立医院治理结构市场化或者说卖公立医院让当地卫生局有了一笔收入。医院私立之后无须政府财政直接投入，但财政预算还在。这两项加起来足以让政府完善社会医疗保险。新医改 5 年来，当地的医疗保险特别是农村公共医疗统筹从无到有，已覆盖全部农村人口的 90% 以上，全国领先。各家医院都设立了专门的医保窗口，住院病人这边结清了医院的账目，那边电脑程序一启动，可以很快从医保窗口报销拿到现金。

短期内公立医院治理结构市场化改革或者说把公立医院卖掉可以让卫生局的财政资金有了一笔闲钱，但是这笔财政资金只能维持短期的社会医疗保险，只是一个短期效应。时间一长，卖公立医院的钱也花费完了，再加上营利性医院推高的医疗（药）费，社会医疗保险基金将陷入困境。短期财政负担减轻，长期财政压力更大。这样的改革方案将把中国的公立医院改革乃至整个医疗卫生体制改革带入更大的误区之中。

三、关于第三种改革思路的评述

以蔡江南为代表的第三种改革思路认为，在政府与市场之间，医疗市场化会导致医院、医生唯利是图、牺牲病人的利益，医疗资源行政化也有各种弊病。第三种改革思路就是在政府主导与市场主导医疗卫生改革的思路外，找到中国医改的新方向。

本书认为，公立医院的本质属性就是公共性。因此，公立医院充分体现社会化监督与管理，具有广泛合理性的社会各界代表对公立医院进行监管和评议等事项是应有之义。中国的公立医院本来就是非营利性质的公立医院。为什么要把公立医院转变为所谓的“社会化非营利性医院”，公立医院又如何转变为“社会化非营利性医院”呢？按照第三种改革思路把公立医院改制为所谓的社会化非营利性医院，改革将不可避免变味，最后将导致无人对医院的本质属性真正负责，结果是所谓的社会化非营利性医院将成为营利性最大化的医院。如此又将重现改革开放后，中国的医疗卫生改革走过的路，即 20 世纪 80 年代开始，中国从地方政府到中央政府积极进行的公立医院治理结构与经费保障制度改革。改革开放以来，中国对公立医院进行的改革，从来没有提出把公立医院改造成营利性医院。但是，公立医院在改革过程中变了味，越来越具有营利性，在医院领域，政府为了减轻财政压力，也逐渐放弃了本身的公共责任，公立医院的创收动力越来越大，结果是医疗成本超常增长、医疗费用虚高、医疗败德行为缺乏有效约束和医患矛盾突出。前面讲到的宿迁市在公立医院市场化治理结构改革过程中，也没有让医院变成营利性的医院，宿迁市的公立医院转变为民办医院都是在民政部门登记注册的非营利性医疗机构，没有一家是在工商部门登记注册为营利性医疗机构，最后医院还是把盈利作为首要追求目标。

第三种改革思路中的社会非营利性医疗机构又让谁来支配？如何管理？管理人员如何产生？医疗市场化程度比较高的美国，面对医疗服务这个特殊领域存在的市场失灵，非营利性医院中的董事会成员并非就是商业公司中的董事，非营利性医院中的董事会成员是市民领袖。即使是有选举产生的医院董事存在，在美国非营利性私立医院究竟还保有多大程度的慈善事业的性质呢？美国人都在担心此事。美国的医疗卫生费用绝对指标和相对指标都是全球最高的。

中国具有强大的政治优势和良好的政府行政管理功能，而这样的优势却没有运用在公立医院运行和管理中，这又是为什么呢？事实上，按第三种改革思路，谁将是社会化的真正管理者，这样的管理者又如何避免经济利益最大化，在中国的实际操作中将会是最大的障碍和难以解决的难题。最后的结果就是所谓社会化的非营利性民办医院将变成无人对医院的本质属性真正负责，医院、医生追逐盈利将在所难免。

按照第三种改革思路的设想，将公立医院转变成所谓社会化的非营利性民办医院后，医院自己去求生存发展，医院管理者的充分自主权受到市场压力的约束，市场压力成为一种重要的激励条件。医院在市场压力下自己谋求生存发展，这实际上是把医院推向了市场竞争，最后还是迫使医院成为按照盈利性提供医疗服务和医疗服务成为普通商品进行买卖。医院、医生在生存压力和盈利动机驱使下，必然会选择既便利又不易被监管的获利手段，也就是本书中的医疗服务特异性分析的那样。比如一个心脏病人需要放置支架，假设医生清楚对于这位患者来讲，国产和进口效果差不多，但是为了经济利益，医生和病人讲一个是国产，一个是进口，进口支架如何如何好，但是价格高，一般患者会选择哪种？这个回答是显而易见的。类似这样的情况又如何监督呢？事实上，中国现实中的医院、医生为了经济利益，心脏支架已经是在滥用了。因此，按照第三种思路把医院推向市场竞争，且市场压力和盈利成为激励时，则为了经济利益医院、医生还是会想方设法多收医疗（药）费，最后的结果就是财政、医保和病人都不堪重负。

若在政府购买医院服务模式下，如前所述，政府和医院之间不可能像市场交易那样，运用市场供求机制形成市场价格。医院和医生更多的是用非市场交易的价格决策规则进行的，而政府作为第三方是很难或者说无法了解其中的真正成本费用的。首先，购买服务需要买卖双方建立一个契约合同，而医院提供的医疗服务是属于契约失灵的领域。其次，购买行为发生的前提是买卖双方能够精确计量的商品和服务的成本、利润和价格，买卖双方的交易才能够有效进行，要求医生在治疗前就同患者或者患者的代理人政府进行谈判，并给出一个精确的、就像市场上那样通过供给与需求形成满意的价格谈判是不可能的。超强的医疗服务信息不对称和信息不完全，也使医疗服务双方难以展开讨价还价的谈判。只要许可医院存在经济利益的追求，就无法消除医院、医生诱发医疗需求；无法消除医疗领域存在的较强的价格机制失灵；无法消除医院间竞争导致医疗装备竞赛。医院间竞争的结果是医疗（药）费越来越贵。政府购买医院服务的费用会大于政府提供医疗卫生服务的费用。在医疗服务市场上，面对生死攸关，患者是风险最小化者，患者为了降低风险，愿意选择高价而不是低价，市场竞争的结果是价格越来越高。在全民社会医保制度下，若采用政府购买模式，最后的结果是财政支出和医保支出越来越多，最终将拖垮财政和医保基金或者说广义财政资金。

本书认为，第三种改革思路有关医保费计算有重大错误。最主要就是对财政预算的内涵不清楚；其次是对社会医疗保险的作用认识不清。财政无力承担医院费用，试问，谁又能承担了呢？若把公立医院转为民营医院后，民营医院就能承担了吗？这样的计算是错误的。

解决医疗费用问题首先归结为一个医疗保险费问题，而不是主要靠一般税收收入，医疗卫生费主要是通过社会医疗保险提供，而不是主要通过一般财政预算提供生病时的开支。人一生中患病或患上大病是符合保险中的概率要求的，因此，医疗可以按照保险的规则设计医疗保险。医疗保险的目的就是要防范患病的风险。但是，商业医疗保险具有逆向选择和道德风险，商业医疗保险更多的是保障富人和身体健康的人，贫困人口通常得不到商业医疗保险的保障，也会发生由于人们考虑不长远，在身体健康时没有购买商业医疗保险的情况。

美国的医疗保障模式是：职工商业医疗保险 + 政府对穷人的医疗补助 + 政府向老年人提供的医疗保险，而由政府负责的主要是后面两部分。目前由雇主资助的商业医疗保险计划大约覆盖了 60% 的美国人，并支付了美国全部医疗（药）费的 1/3。在美国商业医疗保险占重要组成部分，大约有 4600 万人没有医疗保险，占美国总人口的 16%①。因此，为防止商业医疗保险的逆向选择和道德风险，通过社会医疗保险是解决人们患病风险的最佳途径，这从理论与实践都已经得到证明。从财政预算收支内涵看，社会医疗保险基金属于中国财政收支范畴，在中国新修订的《预算法》中，财政预算就包括了社会保险基金预算。第三种思路的计算错误就在于仅仅考虑了财政预算中的一般公共预算或者说预算内资金，并没有把社会医疗保险基金算作财政预算的一部分。

此外，第三种改革思路强调公立医院治理结构的社会化监管改革思路具有重要的意义，主要表现在社会化上。中国是社会主义国家，社会主义首先就是社会的和公共的意思。公立医院首先是体现其公共性和社会性。公共性与社会性是辩证统一的关系，公共性是质的规定性，社会性是量的规定性。公共性与社会性具体运用到公立医院，则公共性是公立医院的质的规定性，公立医院的社会性通过量的规定性表现出来。为了体现医院的社会性，英国在医院管理中，主要通过选举产生的地段卫生委员会成员进行监管等；美国的非营利性医院为了体现其社会性，医院中的董事会成员也主要通过市民领袖对医院进行监管，另外发达国家对医院时常进行医院的满意度公众评价。中国的公立医院又如何体现其社会性呢？把公立医院民营化或者说把公立医院产权置换成私人老板所有并且经营就能体现社会性吗？问题的复杂性不言而喻。进一步的深入讨论将在第六章进行。

---

① ［美］哈维·S. 罗森（Harvey S. Rosen），特德·盖亚（Ted Gayer）. 财政学（第八版）［M］. 郭庆旺，赵志耘译. 北京：中国人民大学出版社，2009.

第四节　小结

改革开放后，运用经济手段管理医疗卫生事业占据了主导，医疗市场化改革思路逐步进入公立医院和公立医疗机构，公立医院由服务型转向经营创收服务型，公立医院的“公益性”越来越被淡化。结果是医患关系紧张，医院“看病贵”等问题突出。如何在市场经济环境下，对公立医院治理结构与财政投入深化改革，本章主要对公立医院治理结构与财政投入改革思路进行了分析。

首先对中国新医改大思路和近年来公立医院治理结构的综合改革进行了解读和分析。中国在新医改中，明确提出坚持医疗卫生事业为人民健康服务的宗旨和公益性质不能变，政府承担公共卫生和维护居民健康权益的责任不能变。在任何情况下，医疗卫生事业都必须坚持为人民服务的宗旨，不能把医疗服务变成牟利的工具，不能把维护人民健康的责任完全推向市场。要把以人民为中心的发展思想体现在经济社会发展的各个环节，真正做到人民群众期盼什么，改革就要推进什么。建立覆盖城乡居民的中国特色基本医疗卫生制度，人人享有基本医疗卫生服务。

改革开放以来，在理论界和实践中关于公立医院治理结构与财政投入改革主要有三种改革思路。第一种改革思路主要是以李玲、王绍光、葛延风等学者为代表。坚持以政府主导医疗卫生事业，实现人人享有基本医疗卫生保障，促进社会公平正义。相当多的医疗卫生服务具有公共产品性质，是市场化解决不了的。即便市场力量很强大，依赖市场机制为医疗服务筹措资金并提供医疗服务会导致穷人对医疗卫生服务使用量减少。在医疗卫生服务供给方面，降低医疗卫生投入绩效以及医疗卫生服务价格攀升等；在医疗卫生服务需求方面，在经济利益驱动下，医疗卫生服务的重点是向高端发展，则必然导致部分社会成员无力求医等，并由此引发社会矛盾。公立医院治理结构的改革不应该是产权改革。

第二种改革思路认为，改革开放以来，中国社会公众看病难、看病贵的问题越来越突出，医院成本超常增长、医疗费用虚高和医疗败德行为缺乏有效约束，医疗市场混乱和医、患矛盾突出等。问题产生的主要根源是医疗卫生领域的市场化不彻底，应进一步加快医疗卫生的市场化改革，让市场机制在医疗卫生领域充分发挥作用，从而摆脱目前的困境，即应该大力推进公立医院治理结构的市场化改革，让市场机制充分发挥作用。在市场竞争的价格机制作用下，医疗收费会降低，医疗服务质量会提高。改革开放以来，在医疗服务上，这样的现象并没有发生，主要原因在于医疗的市场化改革不彻底，并没有让市场机制在医疗领域充分发挥作用。公立医院治理结构朝着市场化方向改革的第二种思路在实践中的集中表现是“宿迁医改”。

北京大学李玲教授发表了关于宿迁医改中公立医院民营化医改的调研报告。她的基本观点是：在医疗服务领域，市场不能有效地配置资源。调研报告给公立医院市场化改革的结论是“失败”二字。清华大学魏凤春等认为宿迁医改中公立医院民营化或者说市场化改革的观点与李玲的观点相反。其理论依据是医疗服务是私人产品。一个医生在给某个病人看病，他不会同时去给其他人看病，因而是具有排他性的，医生的时间是有限的，所以也是具有竞争性的。由于医疗服务的本身是私人产品，或者说是个人产品，因此，医疗服务本应由市场提供。

第三种改革思路主要是以蔡江南为代表。第三种改革思路就是要试图打破这样一种固化的思维框架，认为中国医改的新方向是医疗资源的社会化，医疗资源社会化的具体实现形式就是社会非营利性医疗机构。为此，需要把中国的绝大多数公立医院转变为社会化非营利性民办医院。

最后是关于公立医院治理结构与财政投入改革思路争论的评述。本书认为，虽然医疗服务满足排他性和竞争性的普通私人产品特征，但医疗服务更具有不同于普通私人产品特点。医疗服务中存在基本医疗服务和非基本医疗服务，其中基本医疗属于准公共产品，而非私人产品。公立医院治理结构市场化改革会导致竞争激烈的医疗服务市场上的“医疗装备竞赛”。基于医疗服务的特异性分析，医院之间的竞争主要是聘名医、设备等所谓的“医疗装备竞赛”。医院的新大楼、新设备以及挖人才和聘名医费用最终导致整个医疗卫生费用的上涨，最后是要由财政、医保和患者来承担。由于医疗服务具有天然垄断性，存在医疗供给方诱发医疗需求，医疗服务领域存在着明显的市场价格机制缺陷。强外部效应的医疗卫生服务会产生市场失灵，准公共产品性质的医疗卫生服务也存在市场失灵。因此，通过一般的市场交易规则提供基本医疗卫生服务会产生严重的市场失灵，导致基本医疗卫生服务不能有效提供和普通社会公众的基本医疗卫生服务需求得不到保障。

关于第三种改革思路中的中国医改的新方向是医疗资源的社会化。医疗资源社会化的具体实现形式就是社会非营利性医疗机构。也就是把中国的绝大多数公立医院转变为社会化非营利性民办医院。本书认为，公立医院的本质属性就是公共性。因此，公立医院充分体现社会化监督与管理是应有之义。中国的公立医院本来就是非营利性质的公立医院。按照第三种改革思路把公立医院改制为所谓的社会化非营利性民办医院，将导致无人对医院的本质属性真正负责，结果是所谓的社会化非营利性民办医院将成为营利性最大化的医院。第三种改革思路中强调公立医院治理结构的社会化监管改革具有重要的意义。

第六章　改革和完善公立医院治理结构与财政投入制度、政策建议

第一节　建立健全公立医院治理结构主体、目标、内外部监督与信息披露制度

一、公立医院治理结构主体、目标分析及政策建议

“公益性”公立医院首要的是医护人员提供医疗服务对接受服务的一方没有直接经济利益追求的企图。医院、医生合理利用医疗卫生资源、治病救人是其主要职责。

20 世纪 80 年代开始，在市场经济大潮的冲击下，公立医院改革仿照国有企业改革的思路，逐步把经济手段引入到公立医院的治理结构与管理中。公立医院由服务型转向经营服务型，在公立医院管理中强化了经营意识。改革开放以来，公立医院改革尝试过多种模式改革。比如，公立医院改造成民办医院或股份制医院，将公立医院的管理权交给有限公司，股份合作制医院模式，等等。但是，不管哪一种公立医院治理结构改革目标模式，归根到底是要让医院盈利或创收成为必然的改革目标选择。于是公立医院像企业一样，向追逐经济利益的方向发展，公立医院的“公益性”却越来越淡化。结果是中国的医疗卫生费用增长快速，看病越来越贵，医患矛盾突出。

中国的公立医院之所以出现诸多问题，是因为公立医院治理结构主体、目标定位不清、没有按公益事业所要求的去发展，公立医院偏离了公益事业服务的轨道。为什么公立医院偏离了公益事业服务的轨道？其根本原因是对政府和市场的分工没有一个正确的定位，对医疗服务的特异性缺乏一个清醒的认识。改革开放以来，中国的公立医院改革误入了通过医疗市场化解决公众健康医疗卫生保障问

题这样一条错误的改革之路。具体表现为政府对公立医院责任淡化、管理弱化，财政对公立医院投入不足和不科学，政府相关管理部门对公立医院的考核指标不合理等。对公立医院主管领导的考核制度，没有全面系统的公益事业的考核指标。在缺乏“公益性”公立医院考核指标这样的制度约束条件下，必然导致医院追求经济利益的潜规则盛行，使真正价廉物美的药品反而很难进入医院，道德高尚又医术高超的医生反而得不到应有的薪金和重用，就出现了劣等品排挤优等品的逆向选择。公立医院搞创收的改革思路导致的不合理的评价指标，使公立医院、医生甚至于地方政府都陷入了同“公益性”医疗卫生事业发展背道而驰的轨道之中。医院把医生的收入水平同医生对患者的检查费、治疗费和开药费等建立了关联，在医疗服务领域存在强信息不对称下，医院和医生在经济利益驱动下，导致医生选择费用高的治疗方案和药品成为一种普遍行为。

若没有一个对公立医院科学合理的目标定位和不存在以政府为主导的强有力的监管制度，在医院的创收动机驱动下，医生给患者最终选择是价格虚高的治疗方案和药品等，最终损害了患者的利益和社会整体福利水平的下降。美国的医疗供给体系的教训及中国改革开放以来的创收型公立医院治理结构所出现的困境已经充分证明：只要让医院和医生的收入同看病治疗费用挂钩，医院和医生对患者小病大治、尽量使用价高利大的药品和多做检查等诱发医疗需求及虚高医药费的情况就不可避免。医院和医生的服务具有较强的信息不对称和垄断性，由政府总体控制和管制医院是英国、加拿大等国家的普遍做法。

习近平总书记指出，要顺应人民群众对美好生活的向往，不断实现好、维护好、发展好最广大人民的根本利益①。要保障起点公平，保障全社会居民的基本医疗，降低个人医疗对于家庭收入的依赖程度②。

2014 年 3 月 5 日下午，在全国两会上，全国人大代表、广州呼吸疾病研究所所长钟南山院士针对医改发言时谈道③：最根本的是要解决公立医院真正的“公益性”。必须明确公立医院的公益性体现在哪里，而不是更好地向市场方面发展，公立医院的公益性首先表现在医务人员的工资是国家财政给的，医生不用考虑给患者开什么药的好处问题，也不用考虑要多看病人，不用想五花八门的办法。在现实中，到医院看病所产生的看病难、看病贵问题，主要还是中国的公立医院治

① 中共中央宣传部．习近平总书记系列重要讲话读本（2016 年版）［M］．北京：学习出版社，人民出版社，2016：129.

② 李杨，张晓晶．“新常态”：经济发展的逻辑与前景［J］．经济研究，2015（5）.

③ 钟南山．五年医改没有明显突破［N］．中国青年报，2014 - 03 - 06.

理结构主体和目标定位存在缺陷所致。公立医院治理结构的改革思路就是加大公立医院的“公益性”，政府在制定医改政策的时候，不能用抓经济的思维去指导医改。基于医疗服务的特异性，公立医院治理结构与财政投入制度改革应该将公益性和社会福利性作为改革的基本原则。

卡尔·波兰尼（1944）曾经指出，市场经济制度的构建是由两大截然相反的力量所推动的：一是市场力量的释放；二是社会保护体系的构建①。在当今的发达国家，在建立和完善市场经济制度过程中，市场经济体系与社会保护体系的二元发展，正是发达国家社会经济可持续发展的秘诀所在。笔者认为各国在对医院治理结构构建中惯性运用了市场竞争法则，导致了医疗保障制度改革成为疑难问题。改革开放以来，中国公立医院之所以出现诸多问题，是因为公立医院治理结构目标定位与评价指标偏离了公益事业的发展轨道，而非财政补助公立医院方式不对、医院市场化程度不够所致。事实上，我国医疗服务方面的问题恰恰是政府为了减轻财政压力和财政补供方不足和不科学且效益低，允许公立医院从患者或者说需求方得到补偿，医院成为了营利性行业和公立医院服务逐步市场化所致。

克鲁格曼（2009）认为：医疗保健不是普通商品，存在市场失灵，美国应建立以公立医疗机构为基础的全民医疗服务模式。他特别推崇美国退伍军人医疗体系②。美国退伍军人医疗体系的运作同中国“公益性”公立医院有很多相同点。医疗服务和一般商品不同，对于患者来讲，确定医生是否欺骗需要很高的成本。对于一般商品，即使在购买的过程中，由于信息不对称而受到了卖方的欺骗，消费者在消费完成后通常也能够判断是否真的受到了欺骗，对于患者比如一个接受剖腹产的孕妇很难确定自己是否真的需要做这种手术③。因此，由于医疗服务的复杂性，目前世界上大多数国家主要采取国家直接提供医疗服务的保障模式，泰国、巴西等国家曾经采取政府购买医疗服务模式，基于医疗服务特异性所导致的市场失灵，也改为国家医疗服务模式。

基于医疗服务的特异性，根据中国新医改的大思路，结合钟南山等专家学者关于公立医院治理结构改革的观点，谈谈本课题组关于实现中国新医改目标的公立医院治理结构主体、目标定位。

根据以上分析可以得出，公立医院治理结构的主体。由于公立医院是公共资

---

① 顾昕．财政转型与政府卫生筹资责任的回归［J］．中国社会科学，2010（2）．

② Paul Krugman. Why Markets can’t Cure Healthcare［EB/OL］. Krugman. Blogs. Nytimes. com，2009－07－25.

③ 黄涛，颜涛．医疗信任商品的信号博弈分析［J］．经济研究，2009（8）．

金投入和公共部门管理及运作的医院。这里的公共资金实际上主要就是财政资金，公共部门主要就是政府，公立医院是纳入国家财政预算管理的医院。所以，公立医院治理结构中居于主导地位的主体就是政府。在公立医院治理结构改革和完善过程中，只能强化而不能削弱政府的作用，切实落实政府办医责任。

公立医院治理结构改革的目标是，通过改革和完善公立医院治理结构以及相应的财政投入制度，把公立医院改制成“公益性”医院，从而消除公立医院在提供医疗服务过程中，医患矛盾冲突的经济诱因，使全体人民能够得到基本的医疗卫生保障，这就是公立医院治理结构改革的目标。

公立医院治理结构的改革与完善，都要以维护“公益性”公立医院改革目标作为一个出发点。强化政府责任和确实落实政府主导医疗卫生事业，实现人人享有基本医疗卫生服务。而不是通过借公立医院治理结构改革进行产权置换，通过公立医院治理结构市场化改革把公立医院卖掉，将公立医院治理结构改变为民办医院治理结构。因为，私有化的民办医院要生存，必然要盈利。而要盈利，首先就要吸收患者。要吸收患者，私有化的民办医院必然向大而全的医院方向发展，导致医院的高楼、新技术设备及新的医疗产品等过度。在竞争激烈的医疗服务市场上就出现了“医疗装备竞赛”，结果是出现把医疗（药）费推高这样一个必然结果。此外，患者在治疗过程中，患者服用的药品和使用的治疗手段都由医生决定，若改革为营利性的私有化医院，会让医生在为患者作出选择的治疗过程中，不会去选择价廉物美的医药品，特别是当医生的看病治疗费同医生的收入水平建立紧密关联时，诱导医疗需求和用高价药及多做检查是必然结果，这必然会把医疗（药）费推向更高。这样的结果，既实现不了人人享有基本医疗卫生服务，也同社会公平正义背道而驰。

公立医院治理结构完善过程中，要从选拔好院长和医院管理人员入手，建立健全“公益性”公立医院治理结构的考核制度。公立医院院长选拔要引入公平、竞争机制，要坚持公开、公平、竞争的选拔原则。公立医院院长和医院内部的业务部门管理人员提拔，不能完全按照行政部门选提拔程序和方法，要把医学专家、业务骨干作为选择的重点对象。

二、建立和完善公立医院治理结构的内外部监督与信息披露制度

公立医院是人民健康利益保障的具体实施者，如何保证公立医院和人民的利益保持一致呢？或者说如何保证公立医院按照“公益性”运作呢？需要从建立和完善公立医院治理结构的内、外部监督以及信息披露制度入手，使公立医院在

阳光下运作。

公立医院运作所需经费主要是公民缴纳医保费或专用税，即医保税所进行的财政投入，也有部分是财政预算中的一般公共预算的财政投入。公民缴纳的社会医疗保险费和国家把一部分财政预算的一般公共预算的拨款，拨付给公立医院后，也就发生了委托—代理（Principal - Agent）关系。委托人是社会公众和国家，具体的操作机构或代理人是公立医院。在这个委托—代理关系中，如何使代理人追求的目标和委托人的目标一致呢？这也就是需要通过建立一种激励机制，使委托人和代理人目标相同。委托—代理关系可用数学式表示为：

$$Y = AF(g, p) + \varepsilon \tag{6.1}$$

式（6.1）中的 Y 表示代理人的工作效果，A 是现有的技术水平，ε 是代理人无法控制影响结果的事件，g 和 p 分别是国家和社会公众对代理人工作的满意度。可见，公立医院的工作效果是国家和社会公众满意度的正相关函数。在社会主义制度下，把以人民为中心的发展思想运用于健康中国和公立医院治理中，社会公众的满意就是国家和政府的满意，即存在 $g = f(p)$ 的正相关函数。即：

$$Y = AF[f(p), p] + \varepsilon \tag{6.2}$$

由式（6.2）可知，公立医院的工作效果归根到底是社会公众满意度的正相关函数。若没有社会公众满意度的真实反应，就不会有对公立医院的充分激励机制的存在。因此，首先需要设计一种社会公众能独立表露看法的信息反馈机制和代理人偏离委托人利益时的惩罚机制。其次需要委托人的利益是相同的，当公立医院和地方卫生管理部门行为劣化和社会公众的利益发生偏离，即 $g \neq f(p)$ 时，信息反馈机制就会失灵，就会破坏式（6.2）中的函数关系。若没有这样一套信息反馈和相互制约机制的建立健全，代理人偏离委托人的利益是不可避免的。公民健康的医疗卫生保障是一项民心工程，涉及千家万户亿万群众，它的业绩不是形象工程，可以一目了然。这样一来就有可能会出现一些地方卫生管理部门或公立医院行为劣化，发生弄虚作假、欺上瞒下、寻租贿赂等。因此，要保持各地公立医院的有效运作，首先是需要把各地的公立医院的业绩效果纳入各级地方政府的考核指标体系中。为此，还需要构建社会公众对公立医院满意度的信息表露机制和信息反馈机制。只有把公立医院的满意度确实纳入各级地方政府业绩的考核体系中，才能真正使公立医院不偏离“公益性”的轨道。只有建立健全公立医院治理结构的内外部监督与信息披露制度，才能从制度上保证公立医院按照“公益性”要求有效运作。这样的结果也达到了财政对公立医院有效投入的目标。

建立健全公立医院治理结构的内外部监督制度。内部监督包括医务人员、住院患者及其代表等对医院的监督；外部监督包括人大、政协以及相关代表和社会公众等对医院的监督，要重视相关专家的意见和建议；医院内部要充分吸收专家和业务骨干的意见和建议，强化公立医院信息披露制度等。

三、公立医院治理结构主体、目标、内外部监督与信息披露制度间的关系

公立医院治理结构改革的目标就是把公立医院真正改制成“公益性”公立医院。而“公益性”公立医院治理结构的改革目标，决定了“公益性”公立医院治理结构改革不是产权置换改革，也就是不是将公立医院私有化或者说改革成为民办医院。由此决定了公立医院治理结构中居于主导地位的主体就是政府。为了使公立医院真正达到“公益性”目标要求，就需要建立和完善公立医院治理结构的内外部监督与信息披露制度。因此，公立医院治理结构主体、目标、内外部监督与信息披露制度间的关系构成了一个有机整体，在公立医院治理结构与财政投入制度改革过程中，要协同推进。

第二节　公立医院最优与次优治理结构模型分析及政策建议

从公立医院内部治理结构看，公立医院治理结构改革的首要问题是：公立医院治理结构能否像工商企业一样，改制成独立经济利益的法人治理结构和医院间能否展开有效的市场竞争？或者说，让公立医院充分市场竞争，能否达到公立医院提高效益、降低成本的目的？

在18世纪，哲学家认为自然界是一架精巧无比的机械。哲学家大卫·休谟（David Hume，1711－1776）写道：世间万物，精确地相似，奇特地为达到目的而调整手段，这远远超乎人类智慧的产物所能及[①]。古典经济学家亚当·斯密（Adam Smith，1723－1790）把自然和谐的思想引申到了分析经济社会关系的自发和谐之中。从亚当·斯密开始，竞争市场的和谐在经济领域占据了重要的地位。亚当·斯密认为，在市场经济中，存在着一种自发的和谐。亚当·斯密在1776年3月出版的《国民财富的性质和原因的研究》（简称《国富论》）中写道：通过追逐个人利益，他经常增进社会利益，其效果比他真的想促成社会利益

① 刘宇飞．当代西方财政学［M］．北京：北京大学出版社，2000.

时所能够得到的那一种要更好①。

亚当·斯密关于市场机制运行的见解对经济理论和实践产生了巨大的影响。竞争性均衡的有效性这一思想，同时也被重农学派的经济学家所直观地理解。

现代经济学的重大成就之一，就是确切地理解了古典经济学家亚当·斯密这一论点的含义。今天经济学家使用强有力的数学分析工具和经济学思想已经证明了，在经济是完全竞争、生产者和消费者信息充分和没有外部性的条件下，公共利益和私人利益会达到最佳的和谐。在这样一个制度下，一般均衡市场体系就能实现帕累托效率（Pareto Efficiency），即经济是有效率的，没有一个人的境况可以在不使他人的境况变坏的情况下变得更好，竞争性的价格机制能使社会资源和技术通过最佳的组合生产出商品和劳务。帕累托效率是在个人所愿意付费的价格基础上，社会中商品会以此标准加以制造生产，所有的交易以任何可能增进福利的交易进行，所有的企业以最高效率生产商品或服务，并追求最大经济利益，消费者也能得到最大的效用。

如果竞争市场能够运行良好，就可以让“看不见的手”即市场来完全安排社会和经济的运行而不需要公共部门（政府）。在现实世界中，因受到许多因素制约和影响，市场往往无法达到完成竞争、供求均衡的理想状态。市场竞争规则能否在医院或医疗服务领域发挥主要作用？在中国的医疗卫生改革过程中，典型的宿迁医改模式就是希望运用市场竞争机制推动公立医院改革。

针对公立医院治理结构中产权私营化和市场竞争问题，让公立医院以市场为导向充分市场竞争，能否达到公立医院改革的目标呢？本节就是通过医院治理结构和医生看病治疗行为模型，从理论层面进一步分析论证，从而推导出公立医院最优与次优治理结构模型。

模型一：经济利益最大化的医生行医模型

假设：①医生存在经济利益最大化；②医生给患者选择治疗和用药方案。在以上假设条件下，医生将如何开展医疗服务呢？

在以上假设条件下，医生的目标函数是：

$$D = \underset{x}{Max}\{\lambda x^{t} Y - AxC\} \tag{6.3}$$

在医生的目标函数中，λ 是医生对患者治病中过度医疗的程度，x 是医生在为患者诊治过程中，除看病外从患者处获取经济利益的努力程度，Y 是患者或家庭的收入水平或富裕程度。一般来说，医生在看病治疗中获得收入会随着其努力

① ［美］保罗·萨缪尔森（Paul A. Samuelson），威廉·诺德豪斯（William D. Nordhaus）. 经济学（第十六版）［M］. 萧琛等译. 北京：华夏出版社，2002.

的增加而递减，因此，对于 x^t 中，$0<t<1$，若令 $u=x^t$，则指数函数 $u=x^t$ 是递减函数。医生在看病治疗中获得收入为 $\lambda x^t Y$，为分析简化，C 是医生提供医疗服务的固定成本，A 是医生提供服务的医疗成本系数。

对式（6.3）求偏导，得：

$$x=\left(\frac{\lambda tY}{AC}\right)^{\frac{1}{1-t}} \tag{6.4}$$

在式（6.4）中，t、A、C 确定后，医生为了经济利益的追求，其努力程度除看病外，主要取决于 λ（过度医疗的程度），Y 患者的富裕程度，x 与 Y 正相关。从式（6.4）可以得出，医生出于经济利益最大化，更愿意为富人看病。这也说明了现实中富人有家庭医生，而穷人没有。在这种情况下，医生将能实现经济利益最大化。而社会中的弱势人群生病后，将得不到救治。这个社会将处于这样一个情形：医疗服务资源主要是为富人服务，医疗费用占用了较多的社会资源，而这个社会的穷人生病后，将面临看病难和看病贵问题。或者说，穷人生病后是“小病撑，大病抗，重病等着见阎王”。当然，以上分析的是一个极端情形。现实中，$0<\lambda<1$，医生为富人的服务程度和对患病穷人的漠视程度，受到社会道德良心制约和医生本人道德修养的影响，尤其是政府对医疗保障干预，会不同程度地在现实中对医疗服务偏离公平性程度进行纠正。

在模型一的假设条件下，追逐经济最大化的医生，会在经济利益动机的激励驱动下，总是想把医疗（药）费推高。就会出现在第二章中分析的医生利用信息不对称诱导医疗需求的情形。一是医生让患者多做检查、小病大治等；二是医生通过使用价格高的药品和治疗手段。更多的是上述两种方法综合运用，医生的总收益的增加量的结果大于上述两种方法增加量之和。

在模型一的假设条件下，基于医疗服务的特异性，对于医疗服务这个特殊行业，在医患具有高度信息不对称条件下，医生具备了推高医疗（药）费的能力和手段。对于患者来说，患者的治疗和用药，是由医生为患者选择确定的；在诊断病情和选择治疗方案方面，也是医生为患者选择。在上述假设条件下，医生推高医疗（药）费将是必然的结果。这也说明医生的目标函数，对其他行业商品提供者并非通用。

与模型一中相对应的另类医生是：医生没有经济利益最大化的追求或者说没有经济利益驱动，医生就是搞慈善爱心事业。

模型二：经济利益最大化的医院模型

假设：①医院自负盈亏；②医院存在经济利益最大化追求；③医院的医生给

患者选择治疗和用药方案。在以上假设条件下，医院和医生将如何开展医疗服务呢？

在以上假设条件下，医院追求经济利润最大化，医院是独立核算、自负盈亏时，医院必然要以盈利为目标。模型一中的医生的目标函数也就类似模型二中医院的目标函数。

在以上假设条件下，医院的目标函数是：

$$D = \underset{x}{Max}\{\lambda x^{t}Y - AxC\} \tag{6.5}$$

在医院的目标函数中，λ 是医院整体对患者治病中过度医疗的程度，x 是医院在为患者诊治过程中，除看病外从患者处获取经济利益的努力程度，Y 是患者或家庭的收入水平或富裕程度。医院在看病治疗中获得收入为 $\lambda x^{t}Y$，为分析简化，C 是医院提供医疗服务的固定成本，A 是医院提供服务的医疗成本系数。对式（6.5）求偏导，得：

$$x = \left(\frac{\lambda tY}{AC}\right)^{\frac{1}{1-t}} \tag{6.6}$$

在式（6.6）中，t、A、C 确定后，医院为了经济利益的追求，则医院的努力程度除看病外，主要取决于 λ（过度医疗的程度），Y 是患者或家庭的收入水平或富裕程度，x 与 Y 正相关。从式（6.6）可以得出，医院出于经济利益最大化，更愿意为富人看病。所以，医院会把更多的医疗服务用于 VIP 医疗服务。

以盈利为目标的医院必然要把盈利指标分解到各医院科室，科室又会把盈利指标分解到为患者看病治疗的医生。这样一来，医生的收入水平同医生的看病治疗（开药）费用建立关联。在这种情况下，医生在为患者看病治疗过程中，就存在经济利益的驱动。因此，医生的目标函数与模型一中的医生的目标函数相同。

在模型二的约束条件下，极端的情况是具有慈善爱心的医生将会被逐出模型二中的医院，因为此类医生的目标函数与模型二中的医院的目标函数相悖。在现实中以盈利或创收为主要目标的医院，把具有慈善爱心的医生逐出医院或不予重用也是时常发生的事。

模型三：自由市场竞争的医院模型

假设：①在社区内有 n 家规模不同的医院自由竞争；②医院自负盈亏；③医院追求经济利益最大化；④医院所有者可以分红；⑤医院的医生给患者选择治疗和用药方案。在以上假设条件下，医院和医生将如何开展医疗服务呢？

在以上假设条件下，对于单个医院的目标函数仍是：

$$D = \underset{x}{Max}\{\lambda x^{t}Y - AxC\} \tag{6.7}$$

在以上假设条件下，医院是独立核算、自负盈亏时，医院要以盈利为目标，医院追求经济利润最大化。因此，医院的目标函数式（6.5）同模型二相同。由于在社区内有 n 家规模不同的医院自由竞争。接下来，主要讨论医院将如何展开市场竞争？

由假设在社区内有 n 家医院和医院自负盈亏，可以得出医院间将展开市场竞争。医院间市场竞争将会是竞争什么呢？首先，医院市场竞争将是吸引患者的竞争。那么，在患者可以自由选择医院的情况下，患者将如何选择医院呢？从患者及其家属选择医院的心理层面和我们的广泛调研，得出的答案是患者将选择正规医院。进一步问什么是正规医院？答案是中国的大型公立医院。也许有人提出这样得出的结论可信度有多大的问题，为此可以再自我做个测试。当自己生病选择到医院就诊时，假设一个是三甲大型医院，另一个是小型普通医院，在不存在经济、地点等条件制约影响下，在信息不对称下你会选择哪家医院就诊呢？答案应该是很清楚的，这主要是基于医疗服务的特异性，医疗服务不是一般性质的商品或劳务服务。为此，这里再重述患者选择医院的过程。医院自负盈亏，医院要生存和发展，必须吸引更多的消费者（患者）。若一个需手术治疗的患者面前有两家医院，医院一是个医疗设备先进的综合型大医院，医院二是个医疗设备次之的小型医院。患者将选择哪个医院就医？一般来说，患者基于生命攸关、生命无价和手术治疗不是普通商品服务，选择错了不可以重来这样的理念选择医院，理性的选择是大型医院。事实上，不需手术而需其他方法治疗的患者也同样是以这样的理念选择医院。于是小型医院为了吸引患者也必然购买先进的医疗设备和聘名医，以吸引患者。最后结果是在自由竞争的医院市场中，生存下来的医院都是先进一流的且具备齐全医疗设备的。医院是自负盈亏且医院之间可以自由竞争，那么一流的且齐全的医疗设备就需要患者分摊成本。为了让患者分摊医院的成本，以盈利为目标的医院必然要把医生的收入水平同医生的看病治疗（开药）费用建立关联。而患者到医院看病，做什么检查、用什么方法治疗和用什么药品都是医生安排，这就为患者分摊医疗设备成本提供可能。结果是医院间的自由竞争导致医院的医疗装备竞赛，最后是医疗费的昂贵。

自负盈亏且充分竞争的医院竞争的结果：一是医院间的自由竞争导致医院的医疗装备竞赛和聘名医竞争。二是医生的收入水平同看病治疗（药）费建立关联时，药品价格虚高与价廉物美药品对医生的不同作用为：医生使用价格虚高药品→医生收入增加；医生使用价廉物美药品→医生收入减少。三是价廉物美的药品被挤出市场，道德高尚、行为规范的医生也可能被挤出医院，最终是患者使用了价格虚高的药品。四是医疗（药）费的昂贵。

自由市场竞争的医院最终导致医疗卫生费的昂贵也可以用博弈论分析其过程。在社区内的 n 家医院，都有独立决定是否购买新设备和聘名医的权利，n 家医院的策略选择是什么？问题是即使 n 家医院一开始便进行合作，出于成本核算控制，都不购买新设备和聘名医。但在利润的驱动下，必然会有医院打破规则，即购买新设备、聘名医，同时广告大力宣传。打破规则的这家医院必然会出现患者增加和利润增加。在一个区域内，正常条件下，患病人数每年处于一个相对稳定的量，则其余 n－1 家医院必然利润受损，于是就会出现越来越多的医院去购买新设备和聘名医。自由市场竞争的 n 家医院的优超策略是新设备和聘名医的竞争，竞争的结果是医疗费越来越贵。

综上所述，由于医院自负盈亏和医院所有者可以分红的假设，可以得出：医院存在经济利益最大化的追求。假设社区内有 n 家医院，并且医院要追求利润最大化，医院间将展开市场竞争。在经济利益驱动下的医院间市场竞争实质上是竞争患者，而竞相吸引患者就要展开医疗装备竞赛和聘名医的竞争。医院会把更多的医疗服务用于 VIP 医疗服务，为了吸引富裕户的患者，引进先进医疗设备和名医。美国的医疗卫生费绝对指标和相对指标都是全球最高，也主要归结为上述原因。这在前面已经做了详尽的分析。

模型四：非营利性医院模型

假设：①根据社区规模，社区内有相匹配数量的医院；②医院所有者不能分红；③医院财务收支保持平衡。在以上假设条件下，医院和医生将如何开展医疗服务呢？

在上述假设条件下的医院，在现实中相类似的就是非营利性医院。非营利性医院主要是依靠政府财政拨款或慈善组织和其他社会组织或个人筹集资金，这些资金是非偿还性的，出资的组织和个人，出资的目的不是要收回投资并得到盈利。非营利性医院免除公司所得税、财产税等税收。营利性医院一般是私人出资兴建，医院投资的最终目的是要收回投资并得到盈利，营利性医院通过有效经营获取利润，股东将按出资的多少享有利润。这就是非营利性医院与营利性医院的主要差异。

图 6－1 中，D 是非营利性医院的需求曲线，P 是价格，Q 是数量，AC 是平均成本，医院在保持财务收支平衡的条件下，价格等于平均成本，即 P＝AC。此时，提供的医疗服务量将大于营利性医院，并且医疗服务价格将低于营利性医院价格。

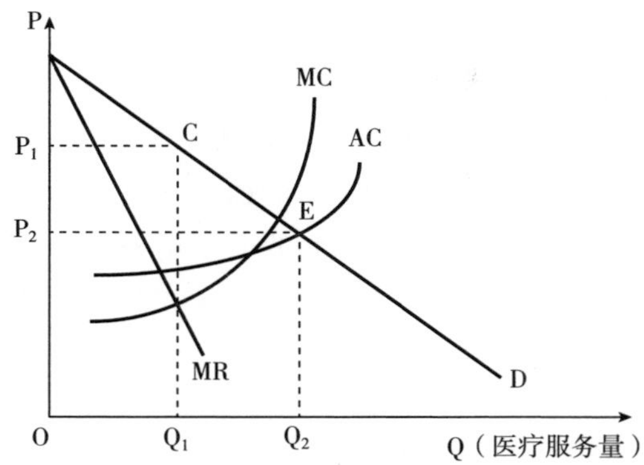

图 6－1　非营利性医院与营利性医院比较

由图 6－1 可以看出，非营利性医院在保持财务收支平衡的条件下，定价将按照平均成本定价法，也就是价格是 P_2，提供的医疗服务量为 Q_2。营利性医院要获取利润，投资者要收回成本并且要盈利，营利性医院将按照利润最大化定价，即边际成本等于边际收益。此时，营利性医院价格是 P_1，提供的医疗服务量为 Q_1。营利性医院价格高于非营利性医院价格。

如何保证非营利性医院定价按照平均成本定价法？或者说如何保证非营利性医院的非营利运作呢？

为了保证非营利性医院按平均成本定价法和追求公众健康利益最大化。非营利性医院应该广泛使用蒂布特模型中的“以足投票”效应，在保持非营利性医院财务收支平衡的条件下，所追求的目标将尽可能顾及社会评价和社会效益。则非营利性医院定价将按照平均成本定价（$P = AC$），此时，医院提供的医疗服务量为 Q_2，价格是 P_2。

进一步说明，非营利性医院治理结构中的董事会成员不能像竞争性工商企业中的董事等同，非营利性医院不能以利润为追逐目标。非营利性医院中的董事会成员应是代表公众利益的代表，主要由通过代表一定范围内的公众利益的公众评价和选举，为了能够当选或连任，非营利性医院中的董事就要为公众健康服务。所以非营利性医院提供的医疗服务量必然会大于医院利润最大化时的服务量，即 $Q_2 > Q_1$，非营利性医院价格必然会小于利润最大化医院的价格，即 $P_2 < P_1$。

加拿大医院有效的非营利性运作，使其医疗卫生费相对低廉，从而患者的满意度高。这主要归于加拿大的国家健康保险系统非常重视对医院的绩效考核以及政府和社会各界对医院的监管和评价。加拿大医院绩效考核和评价项目不仅是用于医疗卫生主管部门对医院进行监管和补偿的依据，医院之间也通过比较来认识各自医院的优势和不足。尽管加拿大的医院是以私营医院为主，但是加拿大政府对医院的监督管理细化到了每一个环节。医院的经费、医院新设备的购买、医生的操作规程等都处于政府管理和社会公众的监督下，并没有让医院以盈利为目标，以市场为导向进行市场竞争。加拿大的医院运作类似模型四的非营利性医院。加拿大的医院主要是慈善组织或宗教组织所拥有，并且医院和医生受到了政府和社会的监管，加拿大的医院能够较好地保证医院按照非营利性医院的运行模式运作。所以，加拿大的医疗卫生费比美国低很多，但相对英国要高。这样的结果正符合模型四的结论。

模型五："公益性"公立医院治理结构是非营利性医院最优状态

假设：①根据社区规模，社区内有相匹配数量的医院；②医院产权公有及其运转经费由财政和医保保障；③医院的医护人员是政府雇员。在以上假设条件下，医院和医生将如何开展医疗服务呢?

在以上假设条件下，医院没有盈利驱动，医院、医生给患者看病没有直接从患者处得到经济利益的驱动。这实际上就是"公益性"公立医院的主要表现特征。

"公益性"首要的表现是提供服务的一方对接受服务的一方没有经济利益追求的企图。对于提供医疗服务者或者说医院、医生而言，治病救人是其主要职责，医院也不会通过对医生的经济效益考核指标引导医生从病人处直接多赚钱等。根据非营利性医院的初始投资，非营利性医院可以是私人投资所有（包括慈善机构)，也可以是政府财政投资所有。由财政预算资金投入和公共部门管理、运行的医院就是公立医院。

"公益性"公立医院必然优于非营利性私营医院。理由是：①非营利性医院不等于医院没有盈利，只是非营利性医院的盈利所得，医院所有者不能用于分红，"公益性"公立医院首先就是具有非营利性；②非营利性私营医院受到私人投资资金规模和自身的积累及社会筹资的限制，在体现医疗卫生事业广泛福利性方面会受到限制，"公益性"公立医院以国家财政作后盾，可以更好地体现医疗卫生事业的福利性特征；③医疗卫生中的许多项目具有"外部效应"，"公益性"公立医院以财政资金为后盾，能够更好地顾及社会整体利益，使"外部效应"内在化。

总之，非营利性医院不等于医院没有盈利，只是医院的盈利所得，医院所有者不能用于分红。而对于非营利性民办医院，实现的盈利不为私有产权所有者分红或牟取个人经济利益，监督难度很大。因此，“公益性”公立医院是非营利性医院最优状态。

“公益性”公立医院的核心功能是通过医生的专业操守来运作，提供优质可靠的医疗服务，合理节省资源。医院和医生的收入同看病治疗费用不挂钩，主要是同服务质量和数量、服务规范化和患者与社会满意度等建立关联。

中国的公立医院就是指政府举办的纳入财政预算管理的医院。只要中国的公立医院消除盈利驱动，公立医院的运行经费主要由社会医疗保险基金和财政提供，医院对于医生的绩效工资不和医生的治疗开药费用挂钩（包括潜在挂钩），医院领导选择德才兼备、坚守职业操守的人员，医院能够受到政府和社会公众的有效监管等，则中国的公立医院就是“公益性”公立医院。

英国的国家健康服务系统（NHS）内的医院运作在相当程度上类似模型五中的“公益性”公立医院。国家健康服务系统的运转经费由财政保障，医院的医生属于政府雇员，由政府财政预算支付工资且工资基本上是固定的。在英国的医疗保健系统中，政府发挥着绝对主导性的作用，医疗卫生经费主要通过税收筹资。在第三章中，由英国、加拿大和美国三个典型的不同医院治理结构模型的国家比较得知，英国的卫生费相对指标和人均卫生费都是最低的，而期望寿命、儿童死亡率、孕产妇死亡率、非传染性疾病死亡率等指标却是最好。

由于英国国家健康服务系统的医院运作比较相似于模型中的“公益性”公立医院。所以，总体而言，英国的医疗卫生保健费相对低廉，效果也佳。这样的结果正符合模型五的结论。从理论和实践两方面考察得出：“公益性”公立医院是非营利性医院最优状态。

基于医疗服务特异性，医院提供的医疗服务和普通商品不同，医院和医生与患者间存在着强信息不对称；存在医院和医生或者说医疗服务供给方诱发医疗需求；医院提供的医疗服务或者说医疗领域存在着较强的价格机制缺陷；医院间自由竞争导致医疗装备竞赛和医疗（药）费越来越贵等。因此，通过市场交易规则让医院提供医疗服务会产生严重的市场失灵。

通过医院运行和医生行医模型研究得出：基于医疗服务的特异性，医院最优与次优治理结构模型是，“公益性”公立医院治理结构是医院治理结构的最优选择模型；医院次优选择模型是非营利性医院。非营利性医院根据初始投资可分为两类：一是非营利性私营医院；二是非营利性公立医院。但是，要保证公立医院“公益性”运作需要系列前提条件，对政府的相关管理水平要求较高，主要的两个条件：一是财政和医保能够保证“公益性”公立医院运转经费保障；二是政府和社会能够对“公益性”公立医院进行有效监督和管理。因此，选择“公益性”公立医院治理结构是其最优选择。为了避免公立医院管理中的内部人寻租行为，让公立医院充分体现其公共性，“公益性”公立医院治理结构要保持公有产权不变，建立健全以政府为主导的社会化、信息化管理制度。

第三节　公立医院规划布局及财政投入模型分析及政策建议

在医疗卫生资源一定的约束条件下，如何使稀缺的医疗卫生资源配置达到社会福利最大化？这就是卫生经济学和财政学所要研究的主要问题。经济选择就是在有多种方案时，选择其效益更好和成本更低的方案。从财政理论上讲，在分级分税预算管理体制下，在不存在外部效应下，由各级政府财政预算主体执行财政的资源配置职能，提供相应的公共产品和准公共产品，满足社会公众的公共需要。具体到公立医院规划布局和财政投入现实问题来说，由于中国有多级政府，中国的公立医院规划布局和财政投入应该由哪一级政府规划，公立医院经费又应该由哪一级政府财政承担呢？中国的政府分为中央政府和地方政府，地方政府又分为省、市、县（区）、乡镇（街道）四级，事实上社区（村委会）是联系群众更近的载体。若各级政府在其中的责、权不明确和相关制度不完善，在一些地区必然会出现财政预算支付医疗卫生费用和配置公立医院的真空地带。中国地域辽阔、区域之间经济发展不平衡，公共医疗卫生投入又具有外部效应。医疗卫生的外部效应指通过医疗卫生方面的预防、治疗和宣传等，使人们的健康在得到保障的同时，健康水平、劳动者素质和健康知识等也得到提升。良好的健康→精力旺盛→激励更多的创新。因此，健康作为人力资本的重要组成部分对社会经济发展有重要影响。有关医疗卫生的外部效应问题，本书中重点讨论了外部效应引起的公共卫生问题。如果由各地方政府独立地来决策医疗服务的提供规模和水平，必然会导致公共医疗卫生资源的投资不足或过剩，或者公立医院和医疗卫生资源配置不均衡和不合理等，从而出现在整体卫生费增加的情况下，整体医疗卫生的效果下降，公民的健康幸福指数下降和社会福利受损。公共卫生和基本医疗是一种公共产品和准公共产品，如果其费用主要由各地财政自行负担和居民个人负担，则贫困地区和弱势群体的健康水平必然受损。

创新是经济社会发展的第一推动力。一个充满活力的国家首先是一个不断创新的国家。而一个国家要进行创新，国民必须拥有健康的体魄。一个体弱多病的民族必然缺乏竞争能力和缺乏创新精神。因此，国家财政在医疗卫生方面要有合理的投入，保障所有公民都能享受到基本的医疗卫生健康水平，改善和提升社会福利。公立医院的绩效直接影响人们的身体健康状况和生存环境。所以在分析的效用函数中直接引入公立医院投入，并且假定公立医院投入资本影响人们的效用。在一个内生经济增长的框架下也可计算出健康对于经济增长和社会福利的影响。这里的问题是，在公立医院投入资本具有一定外部效应时的最优公立医院规划布局及财政投入如何选择。

中国政府级次有五级，公立医院如何布局规划，应该由哪一级政府规划及财政投入更经济和合理呢？本节内容主要讨论此问题。

一、地方政府对公立医院规划布局和财政投入的决策模型

假设：一国有 n 个区域，各区域具有相同的医疗卫生技术水平，人口数量相同，各区域地方政府具有独立的对所管辖的公立医院投入的决策权（为分析问题简化，这里只在中央政府和地方政府之间分析讨论。事实上，这里的中央政府也可看作是上一级政府，与此相对应，地方政府就是下一级政府）。如果中央政府要求地方财政负担一定额度的公立医院财政投入，地方官员为政绩而服从这种财政投入水平要求，则虽然公立医院财政投入在地方财政一级完成，也不能被称为“独立”决策。设 j 区域的消费者的效用函数为：

$$u(c_t,\bar{h}_t) = c_t^{\lambda}\,\bar{h}_t^{1-\gamma},\bar{h}_t = \frac{\sum_{i=1}^{n} h_t^i}{n} \qquad 0 < \gamma < 1 \tag{6.8}$$

其中，c_t 是 t 时间 j 区域消费者的消费支出，γ 是消费支出对效用增加的弹性。h_t^i 是 i 地 t 时间公立医院资本存量，$0 < i \leqslant n$，$i \in N$。由于医疗卫生和公立医院服务具有一定的外部效应，所以，$\bar{h}_t$ 是 t 时间全国各地区人均公立医院资本的均值。

社会福利函数是该区域公立医院消费者各时点效用的贴现和，则：

$$W(c_t,h_t) = \int_0^{\infty} c_t^{\gamma}\left[\frac{\sum_{i=1}^{n} h_t^i}{n}\right]^{1-\gamma} e^{-pt}d_t \tag{6.9}$$

其中，$p(p>0)$是效用的连续贴现因子。地方政府以该福利函数作为选择公立医院财政投入决策的依据。这里假定地方政府的目标是实现公民健康社会福利函数最大化。

下面考虑一个长期、动态经济系统中的 j 地方政府对公立医院财政支出的决策，这里有两个约束条件：一是物质资本积累约束；二是公立医院资本积累约束。

物质资本积累约束的经济含义是：物质资本的增加 = 产出 - 物质资本折旧 - 个人消费 - 公立医院投入。物质资本积累用公式表示为：

$$k_t^{\zeta} = A_1 k_t^{\alpha} - \delta_1 k_t - c_t - m_t \tag{6.10}$$

在式(6.10)中，k_t^{ζ} 是 j 地区在 t 时间的人均资本增长量，A_1 为生产技术，$0 < \alpha < 1$ 为资本的产出弹性，δ_1 是资本的折旧率，m_t 为 t 时间地方政府公立医院资本投入。

公立医院资本积累约束的内涵是公立医院投入资本增长等于公立医院投入的实际值减去公立医院的损耗。公立医院资本积累用公式表示为：

$$h_t^{\zeta} = A_2 m_t - \delta_2 h_t^{j} \tag{6.11}$$

在式(6.11)中，h_t^{ζ} 是 j 地区在 t 时间的公立医院资本存量的增长量，A_2 是公立医院投入的效率，即公立医院投入的边际增加率，$0 < A_2 < 1$，$A_2 m_t$ 是增加的公立医院投入将产生的实际公立医院资本的存量。δ_2 是公立医院资本的损耗率，$0 < \delta_2 < 1$。

$$W(c_t, h_t) = \int_0^{\infty} c_t^{\gamma} \left[\frac{\sum_{i=1}^{n} h_t^{i}}{n} \right]^{1-\gamma} e^{-pt} d_t \{c_t\}\{m_t\}\{k_t\}\{h_t^{j}\} \tag{6.12}$$

约束条件：$k_t^{\zeta} = A_1 k_t^{\alpha} - \delta_1 k_t - c_t - m_t$ 和 $h_t^{\zeta} = A_2 m_t - \delta_2 h_t^{j}$，其中 k_0，m_0 给定。

解出地方最优资本人均存量、地方政府最优公立医院资本人均存量、地方政府最优公立医院资本人均支出量、最优个人消费量。将其代入社会福利函数：

$$W_1 = \frac{A_2^{1-\gamma}\left[A_1 \left(\frac{A_1 \alpha}{p + \delta_1} \right)^{\frac{\alpha}{1-\alpha}} - \delta_1 \left(\frac{A_1 \alpha}{p + \delta_1} \right)^{\frac{1}{1-\alpha}} \right]}{\delta_2 + \frac{\gamma n (p + \gamma_1)}{(1 - \gamma)}} \cdot \left[\frac{\gamma n (p + \delta)}{1 - \gamma} \right]^{\gamma} \tag{6.13}$$

对式（6.13）进行数学求导后，可以得出以下结论：

当$\frac{\partial w_1}{\partial n} < 0$ 时，公立医院投入由地方政府独立决策，会出现地方政府数目增加而导致的公立医院资本存量和公立医院投入的下降。公立医院投资的决策权越下放到下层地方政府，n 就会越多，公立医院的投入和公立医院的资本存量就会越少。结论是，公立医院投资决策权上移会产生整个社会福利水平的上升。

当$\frac{\partial w_1}{\partial A_1} > 0$ 时，在稳态经济条件下，随着生产技术的进步，物质资本、公立医院资本存量、公立医院投入、消费者消费水平和社会福利水平都会得到提高。生产技术进步能够提高资本的边际产出，产出的增加→财富增加→消费增加→健康消费增加→公立医院投入增加→公立医院资本存量增加→公民健康水平提高→社会总福利提升。

二、中央对公立医院规划布局和财政投入的决策模型

由于医疗卫生和公立医院具有外部效应，地方对公立医院投入会产生外溢性。中央决策模型就把公立医院的外部效应内在化了。消费者的效用函数用数学表示为：

$$u(c_t, h_t) = c_t^{\gamma}(h_t)^{1-\gamma} \tag{6.14}$$

物质资本积累约束和公立医院资本约束下的社会福利函数最大化用数学表示为：

$$\mathrm{Max}\int_0^{\infty} c_t^{\gamma}(h_t)^{1-\gamma}e^{-pt}d_t \quad \{c_t\},\{m_t\},\{k_t\},\{h_t\} \tag{6.15}$$

约束条件：$k_t^{\zeta} = A_1k_t^{\alpha} - \delta_1k_t - c_t - m_t$ 和 $h_t^{\zeta} = A_2m_t - \delta_2h_t^{j}$，其中 k_0，m_0 给定。

当 $n=1$ 时，地方政府决策模型就是中央政府决策模型，解的结果也就是当 $n=1$时地方政府决策模型的结果。由于中央政府或上一级政府能够把公立医院的外部效应内在化，公立医院的规划布局和财政投入决策权上移会产生整个社会福利水平的上升①。

三、政策建议

通过对公立医院地方决策模型与中央决策模型的结果分析得出：假定中央和地方政府对公立医院决策目标都是公民健康社会福利最大化的条件下，地方政府决策时的社会福利水平小于中央政府决策时的社会福利水平，地方政府决策时的解是次优。因为，中央政府决策时能够把外部效应内在化，一项决策不仅考虑对某个地区的影响，还考虑到外部效应对其他地区和全国的影响，中央政府或者说上一级政府对公立医院进行规划和资源调配的决策是最优决策。也就是说，中央政府与地方政府相比较，由中央政府或者说上一级政府对公立医院规划布局和制定财政投入制度政策效果更佳。进一步延伸的结论是：上一级政府与下一级政府

---

① 周桦等在《论公共卫生最优支出策略》中，认为公共医疗卫生的提供具有正的外部性，如果由各地方政府决定其投入额度，必然会导致公共医疗卫生投入不足。本书中公立医院规划布局和财政投入的决策模型研究思路参阅和引用了部分结论，但其关键性指标内涵有所差异。具体见：周桦，刘彬．论公共卫生最优支出策略［J］．中央财经大学学报，2004（5）．

相比较，上一级政府比下一级政府对公立医院规划布局和财政投入制度政策制定效果更佳。

许多发达国家政府都对医院进行了科学规划、合理布局，各级政府对医院管理分工明确。Panagiotis Mitropoulos 等（2006）在医院和保健中心的选址规划方面的一个双向的目标模型中提出了医院和初级保健中心的选择地址问题。患者在就医时优先选择的是当地的综合医院，而不是保健中心。这就需要努力提高初级卫生保健中心的位置，尽量减少病人和初级保健中心之间的距离，使综合医院和保健中心之间形成相互依存关系，达到医院和保健中心之间形成良性互动①。英国建立的国家健康服务系统使综合医院、专科医院和门诊服务相互协调。德国联邦政府主要制定了医院管理的法律法规。法国的中央卫生部门负责医疗资源规划，对各大区制定区域医疗卫生规划，大区层面由区域医管局负责。

中国的各级政府管理使不同类型的医院和社区医疗服务中心或乡镇（村）卫生院所相互协调，实现患者就医路径明确而有序。适度的财政集权有助于提高政府医疗卫生支出效率，即有助于提高财政投入绩效，因而可以将财政医疗卫生支出责任从目前较低政府层级适当上移到较高的政府层级，加大中央财政医疗卫生投入力度②。

中央政府职责范围：中央政府主要制定医院管理的法律法规，负责医疗卫生资源在不同区域间的调配和中央财政的转移支付等。

地方政府职责范围：省政府（自治区、直辖市）根据所管辖不同区域人口等因素，主要负责不同区域内公立医院和其他类型医院的规划和布局，以及省（自治区、直辖市）医疗卫生资源调配；市、县一级主要是具体执行和实施对公立医院和其他类型医院的管理监督等。

第四节　改革和完善“公益性”公立医院治理结构与运作机制

非营利性公立医院的公有产权治理结构是“公益性”的基础保证。从英国、美国和加拿大等国家的医院不同产权的效益比较看，公立医院的治理结构中也应

① Panagiotis Mitropoulos, Ioannis Mitropoulos, Ioannis Giannikos, Aris Sissouras. A Biobjective Model for the Locational Planning of Hospitals and Health Centers [J]. Health Care and Manage Sci, 2006 (9).

② 张仲芳. 财政分权、卫生改革与地方政府卫生支出效率 [J]. 财贸经济, 2013 (9).

保持公有产权。因此，“公益性”公立医院治理结构要保持公有产权不变，建立健全以政府为主导的专业化、社会化和信息化管理制度。“公益性”公立医院主要表现是：医护人员提供医疗服务对接受服务的一方没有经济利益追求的企图。“公益性”公立医院的核心功能是通过医务人员的专业操守来运作，提供优质服务，合理使用医疗卫生资源。非营利性私营医院受到私人投资资金的制约和资本原始本性的驱动，在体现医疗卫生事业的公益性和福利性方面会受到极大的制约。

在防止市场机制提供医疗服务产生失灵时，也要避免公立医院的公有产权治理结构管理中内部管理人员的寻租行为。公立医院的本质属性就是公共性，为了让公立医院充分体现其公共性，公立医院需要建立健全以政府主导的社会化、信息化管理制度。

按区域组建公立医院监管委员会。要使公立医院按照“公益性”运作，那么公立医院治理结构就要从外部监管与内部监管两方面完善。从外部监管看，要组建以政府主导的社会化监管委员会，充分发挥社会各界对公立医院运作的监督。透明的公立医院信息披露制度是“公益性”公立医院社会化监管的重要内容。对于医院的医疗（药）适宜性技术和用药等方面以医疗（药）专家为主；在医院管理、科室管理等方面要注重专家与民主管理相结合。

从选拔好院长和医院管理人员入手，构建“公益性”公立医院治理结构。一个好的公立医院院长，应该是“双核”型人才，既是医学专家，又是管理专家。公立医院院长要医德高尚，敢于担当，以身作则，淡泊名利。公立医院院长选拔要引入竞争机制。要坚持公开、公平、竞争的原则选拔；公立医院院长和医院内部的业务部门管理人员（比如科室主任等）提拔不能完全按照行政部门选提拔程序和方法，要打破常规，把医学专家、业务骨干作为选择的重要内容和标准。我们国家公立医院和事业单位的业务管理领导提拔，目前出现了完全按照行政部门选提拔程序和方法的趋势。比如，要想成为医院院长，按照行政部门选提拔程序和方法，就必须由科室副主任到科室主任再到医院副院长，最后才能够成为医院院长，这样做不利于医学优秀人才脱颖而出。所以，公立医院业务领导的选择不能按照行政部门选提拔程序和方法，要把是否为医学领域对国家和人民的医疗卫生事业做出贡献的医学专家、医院业务骨干作为重要的标准，由于公立医院治病是其主要功能，医院各级业务领导要把业务能力和业绩作为主要考核内容。公立医院院长及各级领导的收入不能同医院和科室收入水平建立关联，考核应按“公益性”指标体系以及国家财政和医保政策等方面给予评价。

建立健全互联网+医院管理和医疗卫生服务平台。把“互联网+”引入医院管理和医疗卫生服务中，首先要建立公立医院数字信息化远程处理系统。这个系统可以把不同公立医院的医疗卫生服务信息汇总统一，实现医疗卫生资源信息共享。既可以对患者进行远程诊断和治疗，也可以对同一等级和不同等级的医院、医生进行纵向和横向分析比较，达到提高医疗服务质量和效率、降低医疗卫生服务成本的目的。公立医院数字信息化远程处理系统需要在全国范围内建立统一的有限责任认证组织，负责为各医院、医疗卫生相关部门及其他发放并管理密钥，根据规范和协议，为各部门及相关人员建立登录和接收中心，以确认医生的真实性及数据安全规范等。

通过互联网+医院管理和医疗卫生服务平台下的医院信息共享系统，可以对各公立医院的医疗卫生服务信息统一集中管理和信息共享。不同的医院对患者的检查数据和医生的检查治疗方案上传到医院信息共享系统。统筹管理各医院和社区医院（诊所）等的医疗仪器和医生对患者检查的数据，以便各医院间信息共享，供以后的医院和医生参考，这样可以保持医疗服务信息的连续性。这样做既符合医疗卫生科学规律，也能提高诊疗的准确性和节约医、患双方的成本。

一、医疗卫生服务需求方制度安排及其运作建议

医疗卫生服务的需求方就是需要医疗卫生机构提供服务的一方。对于医疗卫生服务的需要不一定就是生病的患者，比如，健康预防等。因此，医疗卫生服务的需求方就是患者或者是防患未然的公民，但主要是患者。

若患者不管大病、小病都到大医院就诊，就会导致大医院人满为患、拥挤不堪，使就医环境恶化。因此，医疗服务的需求方即患者就医必须有明确的路径安排制度。患者就医的路径一般是从初级医疗卫生服务组织再到医院这样一个流程。公立医院包括了所有通过公共资金投入和公共部门管理的公立医院（所），一般包括三个层级，社区（街道、乡、村）公立医院（所）、县级（区）公立医院、市级公立医院。

在自费医疗保障模式下，必要的医疗需求也会受到抑制。在全民社会医疗保障模式下，不必要的医疗需求也会得到鼓励，并且患者不论什么病情常常选择到大医院就医，导致大医院、医生不堪重负。因此，在全民社会医疗保障模式下，对获得医疗服务需求要有恰当的制度安排。在全民社会医疗保障模式下，应当建立起有效的“守门人”转诊制，即建立患者→初级医疗卫生服务组织（守门人）→专科医疗服务组织。建立健全有效获得医疗服务秩序井然的制度安排。根据中国

的实际情况，对于非急诊病人，城市就医的患者转诊制是：患者→社区卫生院（所）→二级或三级医院；对于非急诊病人，在农村就医的患者转诊制是：患者→乡镇卫生院（村卫生所）→县人民医院等；对于流动人口可根据流入地相关规定参照执行。在实际操作中，对于非急诊病人未能按照转诊制顺序就医，就要提高医疗（药）费中的社会医疗保险或农村合作医疗的自负费比例等措施。其目标是既让公众的医疗卫生需求得到合理的安排，又能使医院规范有序提供医疗服务。

初级医疗卫生服务组织或“守门人”在中国主要包括：政府直接办的城乡社区医疗卫生服务组织，比如社区卫生院（所）、乡镇卫生院（村卫生所）等；大型公立医院自设的初级医疗卫生服务组织和民营非营利性初级医疗卫生服务组织。初级医疗卫生服务组织主要职能是向社会公众提供基本的医疗卫生服务，向其成员提供防疫、保健和常见病的诊断、治疗和康复等，主要是由全科医生负责。

高级医疗服务组织主要是提供专科服务的医院，比如中国的大中型医院等。接受高级医疗服务，除急诊等特殊情况外，一般需要通过初级医疗卫生服务组织的医生的建议和推荐，因为初级医疗卫生服务组织的医生能够提供组织内成员常规性的医疗卫生服务需求。根据中国的现实情况，中国的高级医疗服务机构的组成是：二级以上的公立医院和非营利性民营医院（主要是慈善性质的医院）；营利性民营医院可以不适用于转诊制，患者就医完全自费，主要是为经济实力强又希望得到高级别的专门医疗服务的人提供。

在中国发展初级医疗卫生服务组织过程中，尤其是要注意覆盖农村地区尤其是贫困地区。中央财政和地方财政要通过转移支付制度给予低收入地区的乡镇卫生院（所）等的经费保障。

政府医疗卫生管理部门要对初级医疗卫生服务组织的基本条件和基本职责，医生的基本水平和基本职责等制定详细标准和规定。当然，不同地区、城市和农村等所制定的标准和规定根据当地情况应当有所差异。

二、医疗服务供给方改革——延伸综合型公立医院治理结构制度安排及其运作机制

（一）延伸综合型公立医院的内涵

延伸综合型公立医院就是把医院提供的医疗卫生服务延伸到初级医疗卫生服务，延伸综合型公立医院提供的医疗卫生服务包括了初级医疗卫生和专科医疗服

务。患者的就医顺序是：患者→初级医疗卫生服务（守门人）→专科医疗服务。医院的经费保障主要是通过社会医疗保险基金和财政预算。延伸综合型公立医院通过社会医疗保险基金支付和财政预算拨款，拨款额的多少主要取决于提供的人群数量、质量和所服务人群的评价等，并以此为基础利用因素法或包干制确定社会医疗保险基金支付额和财政预算拨款额。

（二）中国组建延伸综合型公立医院必要性

前文已经论证，只要让医院和医生的收入同看病治疗费用挂钩，医院和医生对患者小病大治、尽量使用价高利大的药品和多做检查等诱发医疗需求及虚高医药费的情况就不可避免。因此，"公益性"公立医院治理结构的核心问题就是让医院、医生恪守其职业操守。不能让医生的收入水平同看病治疗费用挂钩，医院、医生不能利用给患者提供医疗服务进行创收，因为医疗服务具有其特异性，医院、医生和患者间存在着严重的信息不对称，在医、患博弈过程中，基于信息不对称和医生提供的服务具有专家性质与垄断的情况下，若医院、医生对患者还有经济利益的追求，医院和医生要实现他们偏离患者的利益总是轻而易举。医院和医疗保险公司之间的利益也不一致。保险是一个群体效应，投保人数越多，效益越大。医疗保险就是运用保险的群体效应，采用共同承担风险而使患者能够摆脱患病治疗的沉重经济负担的困境，这也正是健康医疗保险在各个国家迅速发展的原因所在。但是，若医院、医生抬高医疗费用，就会造成医疗保险的门槛提高，导致参保人数下降，结果是保险的群体效应不能有效发挥。

在医院里，医疗药品这种特殊产品的最终使用者是患者，对于这种产品价格的支付是患者和独立于医院和医生的第三方，而对这种产品的选择却是医生。医疗药品这种产品同其他商品的最大不同是，患者对于使用的医疗药品是被动的、往往没有选择权，即使让患者去选择，也会因医疗（药）知识的缺乏和信息不完全而没有选择能力。医院与患者、医生与患者之间存在着强信息不对称。患者和医院、医生之间存在利益博弈。通俗地讲，在医院、医生和患者之间存在着医院和医生为患者选择医疗药品，若医院和医生在为患者选择医疗药品过程中，又要直接从患者处得到经济利益回报的医疗运作机制，这必然导致医疗费越来越贵。要解决这个问题，只能通过合理的制度安排，让医院和医生选择医疗药品，同时医院和医生在为患者选择医疗药品过程中，没有直接的经济利益追求，从而把患者和医院、医生的目标利益统一起来。医院为了得到政府、患者和社会的好评和相应的财政拨款以及社会医疗保险支付额，必然会自觉合理地选择医疗药品。由于医院、医生合理为患者选择用药和检查等，患者看病负担也就会合理。

如果医院没有直接从患者处的经济利益追求，那么医院就不会推高医疗（药）价格，而是选择医疗药品的质优价廉，从而得到患者的认可和社会的好评。把患者和医院、医生的利益统一起来的医院治理结构和制度安排就是“公益性”公立医院治理结构及其相应的制度。正如前述，非营利性公立医院的公有产权是“公益性”的基础保证，通过以政府为主导的社会化监管制度，可以使公立医院充分体现其公共性。“公益性”公立医院首要实行收支两条线或因素法的总额预算制，医生收入水平不再同患者看病治疗（药）费用建立关联，完善财政预算管理的公立医院制度，使公立医院没有盈利或创收驱动。从而达到让公众的医疗（药）需求得到合理的安排，又能使医院规范有序提供医疗服务。

在建立健全“公益性”公立医院治理结构及其相应的制度过程中，主要是把医院、医生、患者和财政、保险公司之间因利益不同而展开的博弈统一起来。而延伸综合型公立医院治理结构正是将它们之间的利益统一起来，向着同一个目标而努力。延伸综合型公立医院也是为适应患者就医“转诊制”的需要和中国现实情况的考虑。本书建议把综合型公立医院改制为延伸综合型公立医院；在中国先试点延伸综合型公立医院业务，延伸综合型公立医院类似美国的管理医疗保健组织。延伸综合型公立医院就是把各方利益关系进行利益整合。

中国组建的延伸综合型公立医院和美国的管理医疗保健组织的不同之处是：中国组建的延伸综合型公立医院，实际上是让医院提供从初级到专科医疗服务的一条龙服务，政府财政预算对延伸综合型公立医院管理实行全额预算或总额预算制。一个大城市可以有几个甚至更多延伸综合型公立医院。延伸综合型公立医院对其组织内成员提供全责的医疗服务，一个人生病后，延伸综合型公立医院首先对患者提供初级医疗服务。这里有必要首先谈谈中国延伸综合型公立医院的运作。

（三）中国延伸综合型公立医院的运作

延伸综合型公立医院应当具有完善有效的医疗服务网络，延伸综合型公立医院是由初级医疗卫生服务组织和专科或高级医疗服务组织构成。初级医疗卫生服务组织有提供社区医疗卫生服务的作用，相当于“守门人”，专科医疗服务组织就是大而全的医院或专科医院。由于延伸综合型公立医院要对其组织内成员提供全责的医疗卫生服务。因此，为了降低成员的患病风险，延伸综合型公立医院就会特别重视预防和保健这两项最基本的医疗卫生服务。

（1）初级医疗卫生服务组织。这是延伸综合型公立医院提供的基本医疗卫生服务，它由延伸综合型公立医院自己的初级保健医生向组织内成员提供服务，既可以按约定方式上门服务，成员也可到初级医疗卫生服务机构接受服务。对初级医疗卫生服务组织的运作和评价可以利用蒂布特模型中的“用脚投票”原理。初级医疗卫生服务组织的主要任务是向组织内成员提供防疫、保健和常见病的诊断和治疗。

（2）专科医疗服务组织。组织内成员要接受专科医疗服务或专家的服务，一般要通过初级保健医生的推荐，因为初级保健医生或全科医生能够提供组织内成员常规性的医疗服务需求，全科医生对于患者进一步需到什么科室就医、接受什么检查相比患者更清楚，同时需要进一步制定初级保健医生或全科医生在通常条件下所必须遵守的详细医疗准则。最关键的是，公民可以自由选择初级医疗卫生服务组织。

（3）延伸综合型公立医院的经费保障。所需经费主要是通过社会医疗保险基金和国家财政预算给予保障。支付方根据因素法确定延伸综合型公立医院的总额预算。支付方对延伸综合型公立医院的基本建设项目、新技术、新设备等的购买都要进行审批。对延伸综合型公立医院的医生实行政府雇员制。通过“用脚投票”可以显示延伸综合型公立医院提供医疗卫生服务状况，并且根据重新选择的人数同财政的拨款额建立一定关联。在具体实际运作中，对于不同的情况，也可以有不同的费用支付方式，比如，对于简单和疗效确切的病情可以采用按病种结算等。

组建延伸综合型公立医院后，公立医疗服务机构包括延伸综合型公立医院、公立专科医院、公立社区医疗卫生服务组织等。

同时，也要发展民营医院，主要是发展民间慈善组织所成立的非营利性医院，以满足不同层次的社会医疗需求和促进医疗服务供给方展开有管理的竞争。

三、医药产品价格虚高治理对策建议

（一）问题提出

一般来说，医药产品是指医疗器械、仪器和药品等。医药产品对于患者治愈疾病或减轻病痛，提高生活质量有无法用金钱衡量的益处。患者在就医过程中，对于医疗产品和药品的选择方法基本相似。所以接下来主要以药品为例，讨论医药产品价格虚高的治理对策。药品价格能否主要通过市场定价呢？需要对药品的特性和消费过程进行分析。药品用于人们防病治病，但是，不同的药品又有不同程度的毒副作用。若患者使用不当，重者可能危及生命。因此，当人们生病后，一般是到医院通过医生的诊断和检查后，患者在医生和药剂师的指导下服用药品。当患者滥用药品，就可能导致患者的病情不仅得不到治愈，相反可能造成患者产生药源性疾病或中毒。药品具有很强的专用性，且人们生病后，往往患者本身无法判断到底该吃什么药。普通公众不容易判断甚至是无法判断药品的价值。药品的这种特性，就使医院尤其是医生具有了双重角色，医生既是医疗卫生服务的提供者，又是帮患者选择药品的代理者。从药品生产、流通最后到达患者的路径可以更清楚地看到药品和普通商品的差异性。

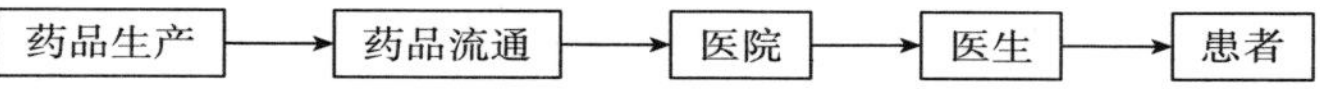

从药品到患者的路径可以看到，患者（消费者）所选择的药品是由其代理人医生或药剂师选择的。从第二章医疗服务特异性分析知，医生或药剂师在选择药品过程中，若存在经济利益驱动时，最后为患者选择的是价格虚高的药品。这也就说明了在现实中，到药店买药时，药剂师常常推荐的是价格高的药品，并介绍这种药疗效更好等。作为患者也并不清楚到底如何，为了能够使病情得到治愈往往就会听从药剂师的建议。而在医院，患者用哪种药都是医生给予选择。药品的生产、流通、消费和监督管理都很复杂。在医院里真正需要和使用药品的患者，却不是药品的选择者。因此，药品价格不能通过简单的市场供求关系确定其价格。

（二）治理医药产品价格虚高的对策建议

1. 治理医药产品价格虚高需要发挥好政府作用

医疗卫生中医药产品定价问题本身具有复杂性，医生选药、患者吃药。在药品销售上时常表现出同类药品价格高的药品销售量反而高。医药产品定价的复杂性是不言而喻的。美国对于医药产品更多的是发挥市场作用；而加拿大等国家政府对医药产品价格实行严格管理，专门成立了药品价格管理委员会，药品价格管理委员会直接管理、制定和指导药品价格，对于专利药和非专利药采取不同的管理办法等。结果是更多依靠市场力量的美国与加拿大相比较，其药品价格差异较大。如表 6－1 所示，几乎一半的药品在美国的价格要高于加拿大药品的 50% 以上①。

---

① ［美］雷克斯福特·E. 桑特勒（Rexford E. Santerre），史蒂芬·P. 纽恩（Stephen P. Neun）. 卫生经济学：理论、案例和产业研究（第三版）［M］. 程晓明等译. 北京：北京大学出版社，2006.

表 6 -1　美国和加拿大药品价格的差异

药物	用途	公司	美国价格（美元）	加拿大价格（美元）
Amoxil	抗生素	Beecham	17. 27	16. 46
Premarin	雌激素	Ayerst	26. 47	10. 10
Ceclor	抗生素	Lily	134. 18	84. 14
Naprosyn	关节炎药	Syntex	72. 36	42. 64
Tagamet	溃疡药	SmithKline	57. 16	34. 27
Pepcid	溃疡药物	Merck	103. 74	76. 72
Prozac	抗抑郁药	Dista	139. 85	129. 12
Lopressot	抗高血压药	Geigy	35. 71	15. 80
Dilantin	抗癫痫药	Parke - Davis	15. 03	4. 67
Halcion	镇静剂	Upjohn	47. 69	16. 09
Valium	镇静剂	Roche	40. 41	7. 57
Feldene	关节炎药	Pfizer	167. 54	123. 61
Ativan	镇静剂	Wyeth	49. 43	6. 16
Coumadin	心脏病	DuPont	36. 70	19. 59

注：以上价格是以 1991 年每 100 粒为单位的美元计价。

资料来源：General Accounting officr，Prescription Drugs：Companies Charge More in the United States than in Canada，GAO/HRD -92 -110（Washington，DC：U. S. Government Printing Office，1992，Appendix Ⅱ）.

从表 6 -1 中可以看出，对于相同的药品，美国与加拿大的价格差异比较大。典型的有：抗生素（Ceclor）都是由 Lily 公司生产，在美国的价格是 134. 18 美元，在加拿大是 84. 14 美元；镇静剂（Ativan）都是由 Wyeth 公司生产，在美国的价格是 49. 43 美元，在加拿大是 6. 16 美元；抗癫痫药（Dilantin）都是由 Parke - Davis 公司生产，在美国的价格是 15. 03 美元，在加拿大是 4. 67 美元。这也进一步说明了医药产品定价的复杂性。加拿大的药品定价体系属于药物经济学评价体系。加拿大的药品定价要求不管是专利药的生产厂家还是非专利药的生产厂家，都要提供药品的成本核算数据资料供审查委员会审核。

有效竞争市场的首要前提就是供给者和需求者，即供求双方信息是充分的和对称的，信息构成了供求双方最敏感的神经系统。然而，市场的需求法则和供给法则应用于医药产品定价问题存在程度不同的失灵。尤其是最终使用药品的患者对于将要消费的药品信息常常处于无知状态。人们在追求自身利益时，能实现社会整体利益目标的市场竞争规则在医药产品市场不能得到较好体现。这也充分说明了治理医药产品价格虚高需要更好地发挥好政府作用。

2. 改革药品价格定价机制和增强药品定价的透明度

现实中一些廉价而疗效好的基本药物，在药厂经过重新加入非主要的成分后，就成为“新药”。“包装”后的新药身价猛增，改头换面后就成为高价药品。患者本身无法判断，甚至于医生有时也判断不了价格高低。因此，必须改革药品价格定价机制，充分发挥相关医药专家作用。药品价格要由药学专家、经济学和财务管理专家、临床专家等组成的药品定价委员会专门负责药品价格的审查核准。

加拿大的药品定价主要通过药物经济学评估分析，且药品价格确定过程透明。加拿大的药品定价要求不管专利药的生产厂家还是非专利药的生产厂家，都要提供药品的成本核算数据资料供审查委员会审核，对药品申报价格、药物的安全性和有效性及收益进行分析评价以及调整。中国应组建由药学专家、医生、药剂师、药物经济学人才、财务管理学人才等共同组成的专业药价审核评估管理部门，防范制药企业凭借信息的优势而虚报药品成本的现象发生。中国要加快药物经济学发展，同时要在医药产品定价中广泛应用药物经济学定价方法。

增强药品定价的透明度，让医生甚至普通公众能查阅到普通药品的成本费用。对于患者的常用药、抢救用药等药品，还需要召开多方参加的听证会。

3. 阻止医生与药品企业之间的联系

医药产品同普通商品的最大区别在于患者是消费者。但是，对于患者消费什么药品，一般不是患者选择，而是医院的医生或药剂师选择。结果是药品企业为了达到推销药品目的，行贿医生多用药。一个药厂成功中标就意味着此药厂生产的药品有进入医院的资格，但具体到某家医院用不用该药，用量大还是小，还需要医药代表去和医生建立关系，给医生按开药量多少提成或给回扣就是这一行一直以来的潜规则。有些给相关医生提供的隐形好处还有旅游费、演讲费、会议费等。这些情况在国外也是屡见不鲜。那些推荐使用某种药品的医生更可能得到来自医药公司财力上的支持，包括旅游、住宿、演讲、雇佣或研究费用等方面的支持①。几个同类药品中标的药厂，在中标后还要相互竞争，主要表现为医药代表向医生行贿支付回扣，而给医生及相关人员的回扣费用体现在药品价格的上涨，加大了药价的虚高，而虚高的药价最终转嫁给患者、医保和财政负担，最终导

① ［美］雷克斯福特·E. 桑特勒（Rexford E. Santerre），史蒂芬·P. 纽恩（Stephen P. Neun）. 卫生经济学：理论、案例和产业研究（第三版）［M］. 程晓明等译. 北京：北京大学出版社，2006.

致医保、财政负担过重和患者看病贵。不论医院之间市场化的竞争程度如何，只要医生与药品企业之间的潜规则存在，让患者使用上价廉物美的药品就不是一件容易的事。因此，必须建立健全阻止医生与药品企业之间联系的详尽规章制度。

4. 坚持推进医、药分家是关键

中国医院长期实行“以药养医”的医院运营机制，医生收入同看病开药建立关联后，医生有开高价药、开大处方药的动力。在经济利益驱动下，医院、医生都不愿使用低价药。因此，坚持推进医、药分家是改革的关键所在。把医疗服务和药品销售剥离开来，是消除“以药养医”的医院运营机制的重要环节。医院和医生提供的医疗服务与药品销售组成分离的两套管理体系。医生给患者看病并开处方，药店的药剂师配药，不能改变处方。

5. 形成具有竞争格局的医药企业品牌战略

中国的医药企业总体上是数目多、规模小，技术水平和管理水平较低，制药厂创新能力差，更多的是生产仿制药品。从药品进入医院患者的流程可以看出，药品这种商品同其他商品的最大不同是，患者对于使用和支付的药品是被动的。医药产品存在着严重的信息不对称，导致中国的医药企业恶性竞争打价格战。例如，课题组在深入某医院调研时发现，患者在医院药房取医生给开的药时，药既没有包装盒，也没有说明书。药房人员解释是药厂为了降低成本整箱提供药品。因此，每个患者取到的药都没有包装盒和说明书。这从某方面也说明为了降低成本，提供给患者的说明书医药企业都省略了。这既是不规范的表现，也是对患者不负责任的表现。但是，药品是医生选择的，患者也无可奈何。因此，患者使用的药品既要防止价格虚高，又要防止恶意不规范的竞争。

经济学家设计的解决信息不对称问题的一种重要的机制就是“品牌”。因此，要推进医药企业的品牌战略，实行品牌动态化管理。医药企业要按照现代企业制度构建品牌。同时政府管理部门要有药品生产、使用的基本制度。

6. 建立健全社会、患者等对医、药的信息反馈和评价机制

政府在加强监管的同时，定期公布医院的医疗服务水平、收费情况，药房、药品质量、信誉等情况。如果能够有独立的良好信誉的机构和医、药等相关专业人士也能发表相关的信息并提供相关的咨询服务，就能够促进医院、药房加强管理，降低成本、提高服务。要充分利用现代信息手段，可建立让公众和患者能对医院、药房、药品、药厂等发表看法和意见的信息网，以强化社会舆论对医、药服务的监督制约。

四、把成本核算管理作为公立医院治理新模式改革的重点内容

（一）公立医院成本核算管理的意义

基于医疗服务的特异性，“公益性”公立医院不能以利润或创收为目标。因此，公立医院治理结构改革的重要内容是要建立健全以成本和质量控制为中心的医院治理结构管理新模式。随着中国“公益性”公立医院治理结构改革的深化，公立医院成本管控工作越来越受到卫生、财政、医保等政府部门和公立医院管理人员的重视。公立医院和医生的绩效考核评价，医疗卫生服务价格的确定，财政对于公立医院的补偿政策和补偿水平的确定，社会医疗保险对公立医院的支付等都需要公立医院提供各项成本核算的信息。公立医院之间可以通过成本与质量的比较在公立医院间评先进和找差距，从而打破现实中存在的公立医院间比创收的潜规则。利用现代计算机信息技术对公立医院各项成本归类进行管理和控制，对于提高公立医院管理水平和有效利用医疗卫生资源具有重要的现实意义。

（二）公立医院成本核算管理的基本原则

1. 医疗成本与药品成本分别核算原则

医疗成本与药品成本分别核算有利于正确反映不同的医疗服务成本和药品成本。把医疗成本、药品成本分类归集、核算有利于财政对公立医院补偿的集中性、针对性和合理性。比如，某公立医院专家号是9元钱，明显偏低，在不提高价格的条件下，财政就要根据因素法直接对专家进行财政补贴。医疗成本与药品成本等分别核算可以避免公立医院医疗成本与药品成本等模糊处理，不利于公立医院间进行比较，也不利于财政集中补助。因此，公立医院应当严格区分医疗成本、药品成本项目，以便公立医院正确核算成本，强化公立医院成本管控。

2. 实际成本产生客观性原则

公立医院成本核算应严格遵守实际成本发生额核算成本，不得估价成本。公立医院成本、收入和费用要建立在实际产生的基础上，真实可靠。公立医院成本核算的客观性原则要求其财务成本要如实反映，做到内容真实、数字准确、资料信息可靠，每一个收支项目的数字不能假定、估算和任意编造。

3. 成本核算的及时性原则

公立医院财务会计核算要及时。首先是要及时传递和收集会计成本信息；其次是要及时对财务会计信息进行汇总和加工处理。总的来说，公立医院财务会计核算要注重时效，以便使财务会计信息得到及时利用。

4. 公立医院间成本可比性原则

各公立医院都要按照国家的财务会计核算统一规定进行核算，提供公立医院

间相互可比较的会计核算信息资料。在编制公立医院财务报表时，应当按照统一规定的计算程序、统计方法和财务会计指标编制报表，以便不同的公立医院的财务会计信息可以相互对比，有利于不同的公立医院间寻找差距和发现问题，据此改进公立医院的管理。

5. 公立医院成本公开性原则

公立医院提供的医疗卫生服务具有社会福利性，为了使公立医院不偏离其服务目标。把公立医院的各项成本向社会公开是其必然的要求，让人大代表、医药专家和社会各界等了解公立医院的收支状况、各项成本费用，使公立医院置于社会公众的监督之下。

（三）公立医院成本核算管理的基本方法

1. 成本—效益分析法

成本—效益分析法在20世纪30年代（1936年《防洪法案》）产生于美国，目前已经在各国的水利电力、医疗卫生、邮政和运输、文化教育等财政支出分析中得到广泛的应用。

运用成本—效益分析法选择最优的医疗卫生财政支出项目，一般要经过以下几个步骤：

（1）根据政府制订的公立医院计划项目目标拟定备选项目和备选方案。备选方案越多，选择的余地越大，选优的可能性也就越大。

（2）列举公立医院不同类型的成本与效益。计算公立医院财政支出的成本与效益是很复杂的。总直接的成本与效益是指因该医疗卫生项目而实际消耗的人力、物力、财力和因该项目而产生的社会公众健康水平的改善与提高。间接的成本与效益是指因该医疗卫生项目而导致患者的收入水平因健康状况发生的增减变化。在直接和间接的成本与效益中，又分为有形的成本与效益和无形的成本与效益。

（3）公立医院成本与效益的计量。为了能在对比分析的基础上进行项目或方案的选优工作，在计算成本和效益时，就必须要有统一的计算程序和方法、统一的统计口径等。计量有一个统一的标准可以使不同的备选方案具有可比性。有些医疗（药）卫生价格不是通过充分市场竞争形成的，价格已被垄断等因素人为地扭曲，在这种情况下，就必须对这种价格进行调整，用影子价格或其他间接的方法调整后的价格来计算项目的成本与效益。尤其是对于医疗卫生服务，由于存在外部效应，许多时候这类成本与效益的计量没有可供利用的市场价格，而只能用间接的、分析借鉴的方法来求得成本效益的近似值。

这种间接计算项目成本与效益的方法有两种：一是成本节约法。由于国家财政投资某医疗卫生工程项目给社会所提供的福利，减少了传染病等某一社会成本，从而节约了社会和公众的财力等的耗费，这个节约额即为财政投资某医疗卫生工程项目的效益的近似值。二是成本有效性分析法。

（4）成本和效益的折现。计算公式如下：

$$PV = \sum_{i=1}^{n} \frac{Bi(\text{或}Ci)}{(1+r)^{i}} \tag{6.16}$$

其中，PV 为现值，Bi 为第 i 年的收益，Ci 为第 i 年的成本，r 为折现率。

（5）选择出最优的医疗卫生项目。一般来说，项目的选优方法有以下三个：

1）净现值法。将不同的医疗卫生项目各年的效益与成本折算成现值后，计算出净现值（NPV）。如果 NPV >0，则项目或方案可行；如果 NPV <0，则项目或方案不可行。当有不止一个项目时，应按 NPV 的大小，将这些项目排序。其计算公式为：

$$NPV = \sum_{i=1}^{n} \frac{Bi - Ci}{(1+r)^{i}} \tag{6.17}$$

其中，NPV 为净现值，Bi 为第 i 年的收益，Ci 为第 i 年的成本，r 为折现率。

2）效益成本比率法。将不同的医疗卫生项目的效益与成本折算成现值，计算出效益现值与成本现值的比率（B/C）。如果 B/C >1，则项目可行；如果 B/C <1，则项目不可行。当有不止一个医疗卫生项目时，应按 B/C 的大小，将这些项目的效益成本比率排序。其计算公式为：

$$B/C = \sum_{i=1}^{n} \frac{Bi}{(1+r)^{i}} \Big/ \sum_{i=1}^{n} \frac{Ci}{(1+r)^{i}} \tag{6.18}$$

3）内部收益率法。内部收益率（IRR）是指一项长期医疗卫生投资项目在未来若干年内的实际报酬率。这个报酬率能使项目的净现值等于零。其计算公式是：

$$0 = \sum_{i=1}^{n} \frac{Bi}{(1+IRR)^{i}} - \sum_{i=1}^{n} \frac{Ci}{(1+IRR)^{i}} \tag{6.19}$$

内部收益率是一项医疗卫生投资可望达到的报酬率。按上述公式计算出 IRR 后，要将该医疗卫生投资项目的 IRR 与同行业同项目基准投资收益率相对比，确定这个项目是否值得进行投资。

2. 生命价值分析法

医疗卫生的效益在许多时候不容易直接进行量化，在实际操作中可以运用生命价值分析法进行评估。财政对于公立医院的支出项目，可以用降低疾病死亡率或减少疾病发生率等作为收益来衡量，也就是财政拟投资一医疗卫生项目，可以用因此项目人们没有死亡或减少了疾病、能健康地工作而取得的预期收入作为收益来表现，从而对此项目进行可行性分析评价。例如，国家财政拟投资建立一个肝癌研究所，预计将解除 15 万人有关这类病症的痛苦。这项投资的社会效益，可以等同于这 15 万人不发生死亡和疾病，能够健康地工作而取得的收入来衡量。

3. 最低成本选择法

最低成本选择法是对成本效益分析法的补充。主要应用于不能运用成本效益分析法的医疗卫生财政支出项目。对于受各种因素影响而扭曲的价格，要运用影子价格消除其包含的不合理价格因素；对于项目建设期与使用期较长的项目，也要用折现的方法换算出每年费用的现值，以保证备选方案的可比性。最后，按照成本的高低排出顺序，以供决策者选择。在实际运用最低成本选择法时，要注意也不是成本越低越好，还要结合其他因素统筹考虑。

生命价值分析法和最低成本选择法是对成本效益分析法的补充。由于医疗卫生服务具有外部效应，在对不同的医疗卫生项目效益进行评估时，要运用多种方法才能得到比较合理的结论。以下对医疗卫生财政支出效益的评价方法也经常使用，比如，平均成本定价法、因素分析评分法、公众评判法、历史动态比较法、目标评价法和效用分析法等。

五、改革和完善公立医院提供医疗卫生服务定价准则和收费管理方式

本书中的医疗卫生服务定价主要指公立医院作为事业单位在向社会公众提供医疗卫生服务时，向患者或医疗保险机构收取费用的标准。公立医院提供的医疗卫生服务对社会公众而言具有垄断性特征，其服务费用通常患者难以进行讨价还价，也就是说无法通过市场供求机制形成合理的价格。如何科学地确定医疗卫生服务价格是我们需要研究和探索的。在现代公共财政理论中，基于医疗卫生服务的特异性，医疗卫生服务定价是属于公共定价这一范畴来讨论，这种讨论在理论分析和实际运用上有重要的意义。

（一）医疗卫生服务收费的定价准则

从理论上讲，纯公共产品具有非排他性和非竞争性这两个基本特征，因而纯公共产品的成本费用是通过税收提供。公立医院提供的医疗卫生服务的内容虽然众多，但是，一般地讲，对于公立医院所提供的服务更多属于准公共产品（混合产品），也有一部分属于纯公共产品，比如，提供公共卫生服务。因此，由公立医院提供的医疗卫生服务一般就只能采用公共或半公共的提供方式。这也就确定

了公立医院提供的医疗卫生服务收费定价标准的基本准则是根据所提供的准公共产品的外部效应的大小来确定。一般地讲，当公立医院提供纯公共产品性质的医疗卫生服务和公立医院提供的医疗卫生服务外部效应很大时，可视作纯公共产品，实际上主要是公共卫生项目。在这种情况下，公立医院提供的医疗卫生服务可以免费，所需成本费用主要由财政预算中的一般公共预算给予保障；对于准公共产品或者说混合产品的医疗卫生服务收费应同它的外部效应大小成反比。在实际中，收费就只能是成本性的。具体可以从以下几个方面来分析：

1. 纯公共产品性质的医疗卫生服务的收费定价准则

纯公共产品性质的医疗卫生服务，具备了非排他性与非竞争性公共产品的这两个基本属性。比如，前面提到的：真实可靠的公共医疗卫生信息、血吸虫病、传染病等公共卫生，所需成本费用通过新修订的《中华人民共和国预算法》中的一般公共预算全额保障，对公众提供此类的医疗卫生服务项目完全免费。

2. 具有准公共产品性质的医疗卫生服务的收费定价准则

从理论上讲，外部效应很大的准公共产品性质的医疗卫生服务可看作纯公共产品，是不能向使用者收费的。在实践中的表现是以免费和充分的方式向公民提供。

一般来说，准公共产品性质的医疗卫生服务，不满足非排他性和非竞争性的特征。那么，对这类医疗卫生服务的提供，收费还是不收费和收费多少主要应以它的正外部效应的大小和以效用的最佳利用作为定价的基本准则。

（1）对于医疗卫生服务外部效应很大的项目，又能充分供应的和需要鼓励的应完全免费。比如，预防小儿麻痹的糖丸等。

（2）对于医疗卫生服务的项目，能充分供应但完全免费会造成浪费的，以克服浪费为定价的准则。

（3）对于医疗卫生服务的项目不能充分供应和完全免费会产生拥挤成本的，应以避免拥挤成本、保持适量为定价准则。

图 6－2 所示的是这样一类医疗卫生服务的准公共产品，它能充分供应而又不会产生过度消费和拥挤的状况。OQ 表示消费量，OP 表示价格，D 是需求曲线，它向下倾斜表示收费价格的降低会带来需求量的增加；Q_q 为最佳消费量，从图中可以看到，当价格到 P_1 时，需求量是 Q_1，也就是说任何收费都会使消费达不到最佳消费水平。因此，类似这样的准公共产品的提供是不应该收取费用的，比如，前面提到的预防小儿麻痹的糖丸，其正式名称叫脊髓灰质炎减毒活疫苗。

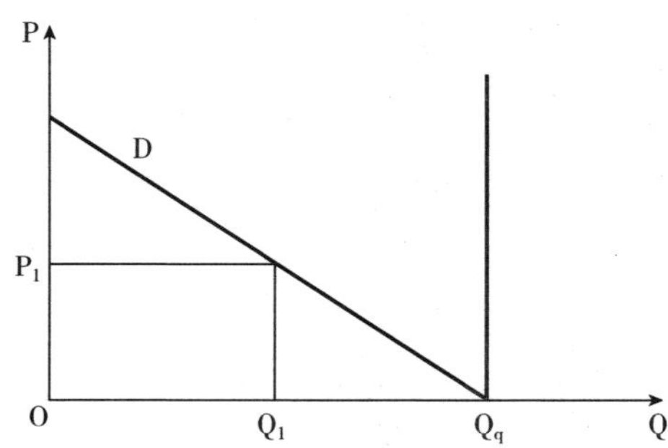

图 6－2　能充分供应和不会产生过度消费和拥挤的准公共产品

医疗卫生服务的另一类准公共产品是不能充分供应，完全免费会产生过度消费和拥挤的状况。为了避免过度消费，当供应量短期内无法增加时，为减少浪费，就只有收费。收费的价格确定以不产生过度消费和拥挤为佳。

（4）具有一定程度外部效应的医疗卫生服务的收费定价准则。

具有一定程度外部效应的医疗卫生服务，其受益外溢性所带来的利益一部分由其购买者受益，而另一部分则由购买者以外的其他人或单位和社会受益。因此，在一般情况下，人们通常按照自己判断的利益来决定购买量，就会顾及不到外部效应，这将使这类产品的产出水平降低从而造成效率损失。因而这类物品的供应只能采用部分收费方法。医疗卫生项目，像健康体检、高血糖、高血压、高血脂等疗效确切的项目的提供，对个人自费多少主要应以具体的医疗卫生项目的正外部效应的大小和以效用的最佳作为定价收费的基本准则。一般来说，财政对这类医疗卫生服务的补助和支持度要同其外部效应建立关联。公立医院提供的医疗卫生服务正外部效应越大，财政对其补助和支持越多，医保支付比例也高，个人自费比例就少；反之亦反。

（二）选择恰当的公立医院收费管理方式

为了更好地规范各公立医院的收费行为，避免公立医院出于自身利益而扩大收费范围，随意改变收费标准，除了在范围的确定和定价准则上进行制度的约束外，还应在收费管理上选择恰当的收费管理方式，其中有两种方式是值得重视的。

1. 收缴分离

收缴分离是指公立医院只开出收费凭证，而患者所缴的费用直接到了指定的专门的机构和账户，比如，医保和财政统一设置账户。这种方式可以有效约束收费单位任意扩大收费范围，随意改变收费标准的行为。

2. 专户储存、统一预算

由于公立医院收取的事业服务性收费，目前一般都采用自收自支，用于弥补医院服务成本的收支管理方式。这样做会激发医院收费欲望，医院会想方设法收费，不利于对单位收费状况的控制。因此应要求公立医院在同级财政的国库中开立专门账户，收费收入一律专户储存，并将收费额全部计入财政预算管理。公立医院的预算支出也应全部通过统一的财政预算运用因素法来核定总数或总额预算制，通过财政拨款和医保拨付。

第五节　建立健全“公益性”公立医院数字信息化系统

建立健全公立医院数字信息化系统是实现其“公益性”的重要手段。公立医院数字信息化系统就是医院在提供医疗服务过程中的人流、物流和资金流等即刻收集生成存储成数字化信息。满足医院、政府医疗卫生行政管理部门、患者及所有授权用户的功能需求。医疗卫生数字信息化系统涵盖内容广泛，比如，公共卫生数字信息化系统、临床医疗数字信息化系统、医院数字信息化管理系统等。本章主要针对中国公立医院急切需要解决的公立医院医疗服务数字信息化共享平台和公立医院财务一体数字信息化管理平台这两个问题展开讨论。

一、建立健全公立医院医疗服务数字信息化共享平台

建立公立医院医疗服务数字信息化共享平台，旨在统一规范医疗卫生服务活动，有利于提高医疗卫生服务质量和降低医疗卫生服务成本。通过公立医院提供医疗服务的历史数据库系统，建立科学合理的统计分布来产生一个模拟的工作流程，提高医疗卫生资源的使用效率①。

（一）完善公立医院数字信息化远程处理系统

医院数字信息化远程处理系统可以把不同公立医院的医疗服务信息汇总统一，实现医疗卫生资源信息共享，可以对患者进行远程诊断和治疗，也可以对同一等级和不同等级的医院、医生进行纵向和横向分析比较，达到提高医疗服务质量和效率、降低医疗服务成本的目的。医院信息远程处理系统就是将远程通信和信息技术在医疗卫生领域相结合，然后把相关医疗卫生信息传输给相关医疗卫生

---

① J. E. Everett. A Decision Support Simulation Model for the Management of an Elective Surgery Waiting System［J］. Health Care Management Science，2002（5）.

管理部门、医院、医生、患者、公众等使用。医院信息远程处理系统既能帮助医院提高管理水平、提高效率和节约成本，又能使社会和公众对医院、医生进行了解和监督等，同时还能实现远程诊断和治疗。

建立健全公立医院数字信息化远程处理系统首先要通过标准接口实现互联互通。若缺乏统一的口径和标准，远程医疗和远程通信就不能实现。为此，除建立统一的组织运作管理中心外，还要在两个方面制定统一的标准和规范：一是运用统一的通信接口和统一的数据格式，实现不同医院、不同部门等之间的互通；二是通过对发送医疗卫生信息和接收医疗卫生信息人身份的加密和确认，达到传输信息数据的安全网络通道。在医院信息远程处理系统中要达到：医疗信息的完整性、医疗信息的保密性、医疗信息的有效性、医疗信息的可靠性。

为了实现公立医院数字信息化远程处理系统的组织运作及管理中心的有效运作，该中心要由医疗专家、通信技术专家、管理人员、公众代表等组成。其职能是决定医疗卫生数字信息数据传输的项目、范围、组织和安全规范等。在全国范围内建立统一的有限责任认证组织，负责为各医院、医疗卫生相关部门发放并管理密钥，根据规范和协议，为各部门及相关人员建立登录和接收中心，以确认医生的真实性及数据安全。公立医院信息远程处理系统至少包括表 6－2 所示的五个方面内容。

表 6－2　公立医院数字信息化远程处理系统

公立医院数字信息化远程处理系统
• 在医院间建立统一分类、结构和格式等，归档医院和患者数据
• 医院和患者数据的密钥管理保证数据的真实安全
• 医院和患者的密钥分发确认身份认证
• 管理对系统访问和信息更新授权
• 医院和患者数据的分析评价（发病率、确诊率、误诊率和患者满意度等）

（二）建立健全公立医院信息共享平台

公立医院数字信息化共享平台的建设，就是要达到医院管理科学、医护行为规范、患者看病方便、医疗资源有效使用的目的。目前中国的公立医院间信息不能共享，医院间医疗服务信息条块分割，导致患者每换一个公立医院就诊，就要重新办一张就医卡，就得重新再做一遍检查，既浪费时间，还多花钱又遭罪。通过公立医院服务数字信息化共享平台建设，患者拿一张就医卡，在全国公立医院间都可通用。在某一公立医院做一次检查，在一定时间内检查的数据到同级或之下级别的医院都能使用或参照，要利用现代信息技术云计算给病人建数据库，患者看病的数据都能储存，设置一个密码，让其他诊断医生都能看到全套的患者就诊资料。香港医管局下属40余家公立医院全部实现医疗服务信息共享，患者到各医院的就诊信息，医生都一清二楚①。

从宏观层面看，公立医院治理结构需通过公立医院间的利益整合，共享健康数据。这样可以阻止各医院间的各自为政，建立完善的公立医院间的利益协调机制。由于历史原因，美国、德国的医疗卫生和医疗保险系统形成了分散和自治的组织结构，医院间医疗信息共享不够，这就造成医疗信息资源重复，增加医疗卫生费用。中国应吸取美国、德国等医疗卫生和医疗保险系统分散管理的教训。通过公立医院宏观治理结构的改革，达到公立医院间的利益关系调节和利益整合。为此首先要建立医院服务信息共享平台，以节省医疗卫生资源。

在全国范围内，构建统一的医疗服务编码的数据库和疾病编码的数据库平台。例如，某患者到某个医院就医，血脂或其他某项指标或多项指标超过了标准，数据库中就有一条记录的显示信息，里面包含医生的诊断及需要采取的措施，其他医院的医生也能看到记录的就医信息，这不仅是患者就医记录和医疗服务信息之间的传递，同时也是健康干预的完整信息链，有利于对公众身体健康状况的连续跟踪和个性化分析，也有利于医学统计和完善疾病预警机制。对于每一种疾病不同时期患病人数的大数据统计分析比较，可以及时发现什么病种的患病人数增加，是否需要进行流行病学调查。医疗服务信息共享，有利于疾病科学诊断，可以节约医疗卫生成本，还可以从统计学发现某种疾病的产生规律，提前进行疾病预防，这样要比得了病再去治疗省更多钱。

对于患者来讲信息数据应包括：姓名、性别、出生日期、国籍、民族、婚姻状况、职业、文化程度、医疗保险、患者的家庭情况、住址、联系电话、诊断医院名称、主检医师姓名、入院日期、住院患者入院诊断—名称、卫生事件（动作）发生地点、住院患者住院次数、体重（kg）、血小板计数值（G/L）、病理检查结果、医疗仪器检查结果、手术过程情况、药物名称、住院期间输血品种、住院费用等。为了讨论问题的方便，下面进行了概括。

比如，一个大型医院至少需满足以下条件：一是有超声科、心电图科、CT、MR、X光等机器检查科，为了讨论问题的方便，这里统称为医疗仪器检查科，这个科主要是利用现代化的医疗设备对患者进行检查；二是医生具有多年的临床

① 庄一强．三问公立医院改革："信息孤岛"能否消除？［EB/OL］．人民网－健康卫生频道，http：//health. people. com. cn/n/2013/1014/c14739－23192507. html.

实践和医师实践技能，通过实践经验检查治疗的科室就叫医生检查治疗科；三是统计分析管理科，此科室主要是对医疗效果和医疗费用等进行分析比较。假设有N个医院，每个医院对患者的医疗仪器检查数据和医疗服务信息可以共享，这既能对患者保持医疗卫生服务的连接性，又能有效节约利用医疗卫生资源。下面以两个医院为例进行说明（见图6-3）。

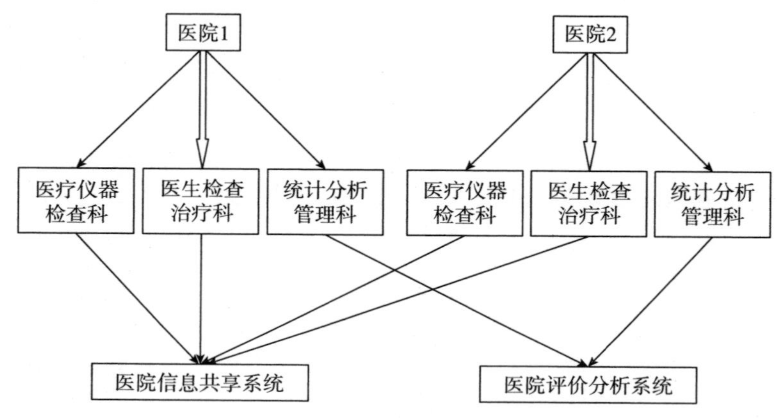

图6-3　医院信息共享平台流程图

从图6-3中可以看到，医院1、医院2等所有的医院的医疗仪器检查科和医生检查治疗科的数据信息资料都要上传到医院信息共享系统；医院1、医院2等所有的医院统计分析数据信息都要上传到医院评价分析系统。公立医院间的医疗卫生信息合理分类、互联互通，这样可以有效消除医疗卫生服务信息在公立医院间的信息孤岛，达到提高效率和降低成本的目的。

由此可以看出，医院信息共享系统主要是对各公立医院的医疗服务信息统一集中管理和信息共享。不同的医院对患者的检查数据和医生的检查治疗方案都要上传到医院信息共享系统。统筹管理各医院和社区医院（诊所）等的医疗仪器和医生对患者检查的数据，以便各医院间信息共享，为医院和医生提供参考，保持医疗服务信息的连续性。这样做既符合医疗卫生科学规律，也能提高诊疗的准确性和节约医患双方的成本。

比如，A患者由于近来食欲减退、乏力、肝部有疼痛感等，到三甲A医院看病，A医院医生对患者做了抽血和CT等仪器检查，医生初步判断是肝癌早期。则A医院对患者的一系列仪器检查的图像、数据和病历等都要上传到医院信息共享系统，供A医院各科室以及患者到其他医院就诊时共享。这样一来，可以避免重复检查，资源共享，从而节约医疗卫生费。若其他医生或医院认为有必要重新检查时，才再一次检查。目前，中国的医院间医疗信息不能共享，甚至于同一医院各科室间都不共享，这导致医疗卫生资源的浪费。医院信息共享系统统一管理医疗仪器检查科的数据信息，这可以大大避免不必要的医疗仪器的重复检查。

通过建立独立于公立医院的医疗仪器检查共享部，从制度改革上消除医院对经济利益追逐动因。医疗仪器检查共享部统筹管理患者检查的数据，各医院间实现医疗仪器检查数据信息共享。相关工作人员应当符合法定要求或具备法定资格，医疗仪器设备和相关工作人员隶属于区域卫生局，工作人员属于技术性质的公务员。

医院评价分析系统主要是对各公立医院、医生提供的医疗卫生服务效果进行分析评价。统筹管理分析各医院和社区医院（诊所）的门诊量、住院率、医疗事故发生率、患者和社会公众评价等信息。通过对医院间的各数据分析比较，对于同一等级的医院间的比较分析，可以发现各医院、医生的优点、长处和各医院、医生存在的问题及差距等，有利于医院改进工作。通过对各医院分析可以考核医院医疗服务质量和医疗服务效率。

医院评价分析系统应包括医疗卫生服务分析、财务绩效、患者满意度等指标。医院评价分析系统所提供的信息是为管理部门、医院内部、社会公众、患者等获取医院的相关医疗卫生服务信息。患者满意度指标反映了患者对医院服务的满意度评价，这其中包括对医院、医生的整体印象、医生与患者的沟通情况、医院、医生和护士对患者的关心程度等；由于儿童年龄特征，对医院、医护人员不能作出合理评价，该指标也包括了有关儿科患者家长满意度指标、医生和管理人员利用情况等。财务绩效和财务状况指标详细内容在公立医院财务一体化管理平台中进行分析。

二、建立健全公立医院财务一体数字信息化管理平台

公立医院财务一体数字信息化管理平台是公立医院信息化管理的核心内容之一。财务一体数字信息化管理平台指标最能体现和反映公立医院的“公益性”程度。公立医院运作过程中所有环节的人、财、物的变化都可以通过财务一体数字信息化管理平台反映和体现出来。运用云平台和数字信息技术使不同公立医院的财务成本核算达到统一财务成本核算管理办法、统一软硬件的应用、统一服务模式等目的。

（一）公立医院财务一体数字信息化管理平台的内涵

公立医院财务一体数字信息化管理平台就是将计算机网络云技术与医院的“公益性”管理理念、管理方法有机融合，对公立医院的整体资源进行有效的配置、管理、控制和优化，从而有效实现公立医院的公益性。在统一的数字信息系统和管理法规的支持下，实现公立医院信息共享。同时对公立医院间的医疗服务和医疗卫生资源使用的效果进行综合、对比和分析比较。主要内容包括：

（1）公立医院财务集中统一核算与控制。通过运用计算机网络云技术构建公立医院财务一体化核算云平台。

（2）公立医院全面预算管理。医院的所有收支都要纳入预算管理，不能预算之外有预算或小金库。

（3）公立医院财务资金动态管理。通过公立医院财务资金动态变动及时发现问题并预警，实现对公立医院的动态管理与控制。

（4）公立医院评价与拨款。评价公立医院绩效，同级公立医院间财务成本核算对比分析比较评价等，并且同公立医院的财政预算拨款额建立关联。

（二）公立医院财务一体数字信息化管理平台流程

在现代信息科学技术的支撑下，该平台将提供医疗卫生服务或其他业务事项的流程与财务会计流程有机地结合在一起。当公立医院某一项医疗卫生服务或其他业务事项发生时，与此相对应地，资金流在相应的会计科目上同时生成显示。这样一来，公立医院本身还有相关的政府行政管理部门以及其他相关方就可以同时共享业务信息，与此同时，还可以及时对相关业务事项成本费用的合理性和有效性进行监控。当医疗卫生服务或其他业务事项被确认发生后，就存储在指定的数据库系统中，该发生的业务事项通过实时动态的财务会计平台，生成实时的凭证，在规定时间内确认后，记录在相关的电子账簿和报表上，达到公立医院提供医疗卫生服务或其他业务事项的流程与财务会计流程有机融合和相对应的目的。管理部门和管理人员可以主动对信息源进行监控和做出相关决策，同时有利于公立医院之间进行量化分析、相互比较，取长补短，提升公立医院整体管理水平。

（三）公立医院财务一体数字信息化管理平台特征

（1）公立医院财务一体数字信息化管理一个平台，实现信息共享。

（2）公立医院的资金流与医疗卫生业务流和医疗（药）物流同步发生。

（3）财务部门和其他部门，可以追踪每一个信息源，有利于监管。

（4）财务部门从单纯的财务成本核算职能又增添了监控和分析评价职能。

（5）有利于医疗卫生部门、财政和医保等管理部门对公立医院的科学评价，使财政和医保对公立医院的拨款和支付额更加集中有效。

第六节 改革和完善公立医院财政投入制度

改革和完善公立医院财政投入制度重点从两个方面展开讨论：一是改革和完善财政投入的筹资方式规范性；二是财政投入方如何对公立医院财政投入，或者说财政对公立医院投入多少的标准是什么，所以，要讨论“公益性”公立医院绩效考核指标和“因素法”财政投入制度。通过这两方面的改革与完善，达到保障“公益性”公立医院治理结构的有效性运作。

公共产品性质的公共卫生项目和外部效应公共卫生项目，公立医院在提供此类服务时，所需经费需要财政预算中一般公共预算投入给予保障。下面主要是讨论公立医院在提供基本医疗服务时，经费如何保障。基本医疗作为准公共产品，基本医疗经费如何给予稳定性的保障呢？现在主要是通过财政预算中的社会保险基金中医保费投入给予保障。本书的设想是把医保缴费改为医保税，改革和完善公立医院财政投入的筹资方式。本书通过医保税制设计，达到改革和完善财政投入的筹资方式规范性和法律性。

一、开征医保税的必要性

公立医院是向社会公众提供基本医疗卫生服务的主体，医院的运作经费包括医护人员的工资收入都要得到稳定性保障。公立医院提供的公共卫生服务所需经费主要是通过一般税收给予保障，也就是新修订的《中华人民共和国预算法》中的一般公共预算财政投入给予保障。从第一章的分析来讲，对于公立医院提供的基本医疗服务，在现代社会，公民的基本医疗服务需求是属于财政中的准公共产品范畴。目前，中国公民的基本医疗服务需求所需费用采用收费制，即公民要缴纳社会医疗保险费用。而社会医疗保险采用缴费制有很多局限性，其规范性较差和刚性不强，使社保资金包括社会医疗保险资金在筹集过程中时常遇到重重阻力，拖欠、不缴、少缴以及随意减免的现象屡见不鲜。中国进行统账结合的社会医疗保险制度改革后，一开始医保费由社保部门收缴。由于企业拖欠社会医疗保险金的情况十分严重，随后，各地先后实行由地方税务部门代征。社会医疗保险费征缴工作存在双重管理，既增加了部门之间的工作量，也出现部门之间相互推诿或信息资料不能有效共享的情况。税务部门在征收社会医疗保险费的过程中，经常会发生一些单位隐瞒应参保人数、少报职工工资收入、故意拖欠应缴纳的医保费等问题。在发生这些问题时，各地在实际操作中，主要还是依靠行政命令等手段，但这不具有连续性和稳定性。税务局主要职责是征收税款，而现在又收取社会医疗保险等费，不能做到名副其实。在社会上容易让人产生税务局又征税又收费、职能混乱不规范的印象。

事实上，社会医疗保险费是完全符合税收理论中的受益原则税。受益原则税就是社会公众应按照各自从政府部门提供的准公共产品中分享的利益多少来纳税，换句话说，就是政府部门提供的准公共产品的成本应按照社会公众分享的份额来承担。社会医疗保险由缴费改成医保税，公民负担不会增加。将社会医疗保险由缴费改成医保税是一种社会进步，用税收手段征收这部分费用，能使公民的基本医疗福利得到稳定性的经费保障。

满足公民的基本医疗卫生保障是现代社会必须要做到的。基本医疗服务作为准公共产品，经费由政府、单位和个人共同负担，这在理论上是没有异议的。首先，以税收的形式征收社会医保费，可以保证经费的稳定可靠。其次，以税收形式征收社会医保费也有利于企业或微观经济单位生产经营。因为，作为纳税人的企业或微观经济单位既纳税又缴社会医疗保险费，会导致企业或微观经济单位表面上税收负担不重，但是实际负担过重。再次，以税收形式征收社会医保费有利于政府宏观管理。在考察宏观税收负担时，往往只注重税收与国内生产总值的比重，而常常忽视各种收费所产生的影响，也不便于同其他国家的国际比较。结果会出现企业微观税负不重的幻觉，而实际税费负担过重的现象，进而导致宏观决策出现失误。最后，还会出现企业不堪重负，通过转移企业生产经营基地等手段减轻负担。中国的一些企业转移到其他国家生产经营就部分存在此方面的原因。

美国是世界上最早采用税收形式筹集社会保障基金的国家。社会保障税已经成为发达国家中央财政收支中的重要组成部分。1999 年社会保障税占中央财政收入比重美国、英国、日本分别是：31.9%、17.2%、26.5%；社会保障支出占中央财政支出比重美国、英国、日本分别是：28.8%、31.1%、36.8%①。社会保障支出在发达国家已经超越其他财政支出项目，社会保障税已经成为发达国家中的第二大税类。

社会向劳动者提供基本医疗保障是维持劳动力生产和再生产的需要。作为企业来讲，要进行生产，不能仅提供劳动者的温饱需要，还要维持劳动力的生产和

① 陈共．财政学（第八版）［M］．北京：中国人民大学出版社，2015.

再生产的需要，这是任何社会制度所必须做到的基本要求。企业向劳动者提供基本医疗保障是企业的一项基本社会职责，否则企业就不能进行生产经营。以税收手段向各类企业征收，可以有效避免一些企业对职工的社会医疗保险的不作为。与此同时，以税收手段征收社会医疗保险费用也可以有效避免目光短浅的个人，尤其是年轻的时候身强力壮，考虑不周，结果到真正得病到医院时，才后悔没有早点加入社会医疗保险行列。

医保税是具有特定用途的税，需要专门管理、专款专用。医保税的收支全面纳入财政预算管理制度，以保证医保税收入能专项用于社会医疗保障方面的支出。对于收入大于支出的结余部分可以考虑建立医保信托基金，用于直接或间接投资，实现社会保障基金保值增值目的。医保税作为专用税，需要做到负担与受益相对应。这是权利与义务相适应的具体体现。有纳税能力都有缴纳医保税的义务，而有纳税能力未缴纳者，不但享受不到社会医疗保险服务，还会受到法律制裁。国内各类企业、行政事业单位和社会组织及其职工、自由职业者均有义务缴纳医保税，不缴纳者不受益，缴纳项目和缴税数额的多少与受益项目及受益程度建立相对应的关联。但对于无纳税能力者，如低保户等贫困人群，即使不纳税，也应当通过财政预算中的医疗救助支出保证其享受基本医疗卫生服务。

二、中国医保税制的主要内容

（一）纳税人

根据英、美、德等国家社会保障税由雇主和雇员共同负担的通行做法，中国医保税的纳税人应包括中国境内的单位和个人。

单位主要包括各类企业（如国有企业、股份制企业、私营企业、外商投资企业等）、行政机关、事业单位、军事单位、社会团体和其他单位；个人主要包括上述单位的员工、个体工商户、自由职业者、农村居民和其他个人。

对国家财政预算拨款的行政机关、军事单位、事业单位等财政拨款的单位征收医保税，实质上是对财政的行政事业性经费支出征税，实际意义不大。但是，考虑到社会上对社会保险制度中的双轨制反响较大，为了避免引起歧义和产生利益团体造成规则不公平等情况，也应一并纳入医保税的征税范围。

鉴于中国农村目前经济水平较低、管理水平落后的现实情况，目前在城市郊区的农村和富裕地区的农村可以考虑率先开征医保税，建立城乡一体化的社会医疗保障体系。其他农村地区继续推行新型农村合作医疗，待时机成熟时再逐步开征医保税。

（二）课税对象和计税依据

中国的医保税在开征之初不宜过于复杂，英国的做法比较适合中国，将各类纳税义务人的全部工资收入作为课税对象，既简便又不会使征纳双方产生异议。自由职业者（包括个体工商户）由于确定劳动报酬难度较大，根据医保税专款专用和负担与受益对应的原则，可以将他们取得的毛收入作为课税对象，课税对象是扣除减免照顾项目后的余额，作为医保税的计税依据。

（三）税目、税率设计和测定

税目、税率的确定是整个医保税制设计中的核心，也是难点所在。英国社会保障税的税目是按承保对象设置的，德国是按承保项目设置的，美国则是按承保对象和承保项目并存设置的。通常有三种类型：一是单一比例税率；二是分项比例税率；三是全额累进税率。一般来讲，社会保障税包括养老保险、失业保险、医疗保险和工伤保险等若干个税目。因为中国到目前并没有开征社会保障税。结合中国情况，为了便于管理，可以采用分项比例税率。具体来讲，可以设置两个医保税税目：一是基本医疗项目；二是补充社会医疗项目。只要有纳税能力的单位和个人都须缴纳基本医疗税目中的医保税；对于补充社会医疗项目，主要是供经济效益好的单位和个人自愿选择。

税率的确定既要考虑医保经费的需要，又要考虑财政、企业和单位及个人的负担能力，这是整个税制设计中的难点和重点。基本原则是开征医保税前后，单位和个人负担不变，不能因为把社会医保费转变为税后，加重单位和个人的负担。在具体实施过程中，各地单位缴费率不同，一些地区的单位缴费率远远超过了6%。如北京、苏州等地单位缴费率为9%；上海单位缴费率为12%；云南、青海等地单位缴费率为10%。为了保持政策的连续性和稳定性，不能由各地区随意规定，医保税税率应设定为8%，其中单位仍按照职工工资总额的6%纳税，职工个人缴税率是工资总额的2%。自由职业者和其他个人按照税务机关核定收入额参照职工缴纳税率纳税。农村实行定额医保税，各地可根据经济发展状况、物价指数和各地区农村居民的承受能力，对定额医保税核定。

（四）起征点、减免额规定及其财务处理

对个人负担的医保税部分，可根据各地城镇居民的最低生活费标准合理确定起征点，单位负担的部分不设起征点。医保税作为专用税要为全民提供基本医疗保障，必须有强有力的经费保障，减免税项目必须严格控制，体现普遍征收的原则。对医保税的财务处理要作统一规定，企业缴纳的医保税应视同工资成本计入管理费用，计入企业产品成本。城镇中的低收入人群减免医保税，农村首先是对低收入地区要减免定额医保税，由上级财政通过财政转移支付负担。其他农村地区可根据各地农村居民的最低生活费标准合理确定，可先行试点，总结经验。

(五) 征收管理

医保税应先设定为中央、地方共享税，由国税机关按属地原则负责征收。中央和地方分成比例是地方为90%，用于安排本地区的医疗保障支出和公立医院财政投入，中央为10%，作为全国基本医疗保障支出的地区调剂资金，余额部分用作积累。因为基本医疗是人人应当享受到的公共服务，但是中国不同地区的经济社会发展不平衡，会导致一些地区可能财力不够。因此，需要中央政府进行调剂。

税款的征收宜采用“申报纳税”和“源泉扣缴”两种方式。单位应纳税款与其他税款一样由税务机关征收入库，单位职工的应纳税款在单位支付工资时代扣代缴；自由职业者（包括个体工商户）采取自行申报缴纳的办法。目前对农村居民征收定额医保税是难点，但是，只要通过新型农村合作医疗和公立医院改革的实际成效，农村居民看到实惠，由自愿缴纳逐步转为强制，一般来讲，这样一项利民政策在推行过程中不会有阻力。农村居民征收定额医保税可以采取多种形式。

三、开征医保税后需理清的问题与转移支付配套制度改革

(一) 理论上医保税应当属于中央税

中国的国情是区域之间的经济社会发展很不平衡，人口分布、工资水平、医疗费用、公立医院运行费用等差异较大。若医保税作为地方税，必然会造成提供的基本医疗服务差异很大，在一定程度上不利于中国社会保障事业的发展和完善。如果从一国的角度出发，从社会保障制度发展的长远出发，基本医疗保障带来的福利应惠及每一个参加基本医疗保障的公民，不应因经济社会发展状况的不同而不同，更何况那些经济状况差的人更需要基本医疗保障。因此，从理论上讲，医保税应当属于中央税。考虑到现阶段中国的全民社会医疗保障处于初始阶段和中国的公共管理服务水平，在过渡时期医保税暂属于中央和地方共享税。

(二) 医保税制设计要尽量同目前的医保制度相兼容

医疗保障分为三个层次：第一层次是基本医疗保障；第二层次是自愿性的补充社会医疗保障；第三层次是商业医疗保险。在开征医保税后，政府主要负责的是基本医疗保障，使全国各地有一个大致公平的基本医疗保障水平。经济效益好的单位、经济条件好的个人可以自愿参加补充社会医疗保障或商业性的医疗保

险，充分享受到经济发展带来的好处。

（三）医保税要全面纳入财政预算管理和接受人大及社会公众的监督

医保税作为专款专用具有明确的受益性质的税，必须纳入财政预算统一管理，接受人大和社会公众的监督。医保税收入的来源明细表和医保税对公立医院的财政投入和具体支出明细表，社会公众都能够随时查阅和监督。让公民们感到自己所缴纳的税款是用于自己的需要，让公众切实感受到是“为自己而纳税”。这也有利于增强社会公众纳税的积极性和主动性。从这个意义上看，中国财政税收工作的根本点应当放在关注“纳税人”权利的落实上，切实做到取之于民、用之于民和用好于民。而医保税作为受益性质的税，有利于培养公众“为自己纳税”进而“诚信纳税”的税收意识，有利于有序规范的财政税收环境的形成。

（四）开征医保税后需要进一步完善政府间转移支付制度的配套改革

党的十八届三中全会《中共中央关于全面深化改革若干重大问题的决定》明确提出建立现代财政制度的要求。当前的问题是在建立现代财政制度的过程中首先需要进一步完善分税制，发挥中央与地方的积极性，完善政府间转移支付制度的配套改革。在中国这样的一个大国，各地区经济社会发展极不平衡，通过政府间转移支付制度，可以使各地区的人民都能够享受到基本的医疗卫生服务，保证各地公立医院提供基本医疗服务的费用需求。在具体操作中要按照规范化和公平的基本原则，根据客观因素计算确定各地区基本医疗保障的标准收入和标准支出。根据客观因素，按照一定的公式求出各地的基本医疗保障的标准收入和标准支出后，确定合理的转移支付数额。根据客观因素法确定的财政转移支付额可以在一定程度上避免人为因素的影响。

四、改革和完善财政投入方对公立医院“公益性”绩效考核和“因素法”财政投入制度

（一）进一步扩大国家卫生健康委员会职能作用

财政投入方是指政府的职能部门对公立医院的“公益性”进行绩效考核，同时根据“因素法”等科学合理的计算方法，计算确定对公立医院的财政投入额。本书设想代表政府的职能部门是国家卫生健康委员会。因此，需要进一步扩大国家卫生健康委员会的职能作用，使国家卫生健康委员会作为财政投入方充分发挥其功能作用。作为财政投入方，一方面，保证财政对公立医院的投入，另一方面要建立健全对公立医院的“公益性”绩效考核制度，提高财政投入资金的使用效益。

党的十九大以来，为了适应新时代中国特色社会主义发展要求，在新的历史起点上深化党和国家机构改革，为全面贯彻党的十九大精神，2018 年 3 月 21 日，中共中央印发了《深化党和国家机构改革方案》。原来的卫生与计划生育委员会的职能已经改革归属为国家卫生健康委员会。人民健康是民族昌盛和国家富强的重要标志。为推动实施健康中国战略，坚持预防第一，把以医疗卫生的治病为中心转变到以人民健康为中心，坚持以人民为中心的发展理念，为人民群众提供全方位全周期健康服务，将国家卫生和计划生育委员会、国务院深化医药卫生体制改革领导小组办公室、全国老龄工作委员会办公室的职责，工业和信息化部牵头的《烟草控制框架公约》履约工作职责，国家安全生产监督管理总局的职业安全健康监督管理职责整合，组建国家卫生健康委员会，作为国务院组成部门。

国家卫生健康委员会主要职责是，拟定国民健康政策，协调推进深化医药卫生体制改革，组织制定国家基本药物制度，监督管理公共卫生、医疗服务和卫生应急，负责计划生育管理和服务工作，拟定应对人口老龄化、医养结合政策措施等。

人民的健康是经济社会发展的重要目标之一，人民健康福利的改善与增进本身就是经济社会发展的重要内容。党中央作出了推进健康中国建设的战略部署，使全体中国人民享有更高水平的医疗卫生服务是两个百年目标的重要组成部分。健全的公共医疗卫生保障制度既是社会和谐、以人民为中心发展的必然要求，也是保持经济社会稳定发展和提高国家核心竞争能力的前提和基础。因此，组建国家卫生健康委员会是中央把国民的健康水平提高到一个更高的高度来看待。

新组建的国家卫生健康委员会的职能作用比原来的卫生和计划生育委员会的职能作用拓展了一些。但是，在医疗卫生经费财政投入保障等方面还有其局限性。为此，需要进一步扩大国家卫生健康委员会的职能作用。尤其是应该包括医疗卫生经费保障等统筹规划、管理等。因此，国家卫生健康委员会还应发挥统筹规划和管理医疗卫生、社会医疗保险等职能。根据事权与财权相匹配的原则，建议社会医疗保险，相关职能部门也应合并到国家卫生健康委员会，统筹公立医院的规划布局、固定资产投资和医院运行、监管、预算和绩效评价等，对各公立医院的社会医疗保险支付额和财政预算中的一般公共预算投入额根据“因素法”等方法科学合理地进行预算。

（二）建立健全对公立医院按“因素法”等方法的财政投入制度

设想扩展后的国家卫生健康委员会根据“因素法”等方法计算确定延伸综合型公立医院，专科医院，县、乡镇公立医院（所），社区医疗服务组织等的社会医疗保险支付额及财政预算中的一般公共预算的财政投入拨款额。“因素法”中考虑的因素主要是，当地人口、延伸综合型公立医院和社区医疗服务组织所覆盖的人数、发病率、入院率、住院率、服务质量和服务态度，尤其是“公益性”落实程度等因素综合计算；对于专科医院根据具体情况，计算财政拨款额可以有所差异。国家卫生健康委员会对延伸综合型公立医院，专科医院，县、乡镇公立医院（所），社区医疗服务组织等通过整体预算来规限医疗开支，达到有效提供医疗服务和提高财政资金效益的目标。国家卫生健康委员会代表公众管理医疗供给方，就要设定一系列医疗供给方评价标准，还需要设计一种社会公众能独立表露看法的信息反馈机制，运用定性和定量分析的方法科学评价延伸综合型公立医院，专科医院，县、乡镇公立医院（所），社区医疗服务组织和医生等。

国家卫生健康委员会对于财政部门的要求主要是，根据“因素法”等计算的公立医院财政投入额，财政部门要及时足额拨款。具体是：财政要保障公立医院在公共卫生服务、急救和急诊医疗卫生服务、突发性事件引发的医疗卫生服务、重大医疗卫生服务保障、基本医疗服务公平性保障措施和完成政府下达的对口支援等指令性任务的财政经费保障；财政要对公立医院的医生工资包括绩效工资等全额保障，从而完全割断公立医院、医生通过在患者身上利用各种手段搞创收来发放绩效工资和奖金及各种福利等；财政要对公立医院建立统一账户，通过集中收付制度对公立医院建立健全收支两条线预算管理制度。

国家卫生健康委员会通过全方位运筹，做出整体预算，管制管理延伸综合型公立医院，专科医院，县、乡镇公立医院（所），社区医疗服务组织和医生等行为，具体负责医疗服务的支付额的预算；对纳入财政预算管理的医疗服务供给方的基本建设项目、新技术、新设备等的购买进行审批和统一规划、安排。国家卫生健康委员会之所以有利于控制医疗（药）成本，是由于延伸综合型公立医院，专科医院，县、乡镇公立医院（所），社区医疗服务组织和医生等不再以医疗（药）的收入挂钩，医生对患者提供医疗服务没有经济利益追求的企图，其收支实行两条线管理或因素法总额预算制，并且公立医院及医生接受社会监管。延伸综合型公立医院，专科医院，县、乡镇公立医院（所），社区医疗服务组织和医生的利益诱因不在于推高医疗（药）成本来提高其自身收入。国家卫生健康委员会以人民利益最大化为目标，凭借其行政管理职权及掌握的资源控制和调节医疗服务供给方。

（三）建立健全国家卫生健康委员会对公立医院的“公益性”考核制度

以下是对公立医院的指标设计，本书主要是提供一个思路。

对于公立医院领导和具有处方治疗权的医生要重点从公益性、财政和医保政策执行情况等方面进行考核。对于公立医院行政管理领导和业务管理领导考核的指标要有差异。医院行政管理领导主要围绕“德、能、勤、绩、廉”五个方面，医院业务管理领导考核的指标主要围绕“德、技、勤、绩、廉”五个方面。此外，对于医院总体评价及相关人员评价还有两个重要指标，一个是社会满意度，另一个是病人满意度。

1. “公益性”公立医院治理结构完善性考核

重点考察公立医院治理结构的内部管理与外部监管两方面的完善程度。公立医院治理结构的内部管理制度主要是，政府主导的理事会领导下的公立医院院长负责制治理模式的“公益性”目标功能定位，公立医院理事会成员构成中医德高尚、医术精湛的专家在其中的占比度等。公立医院治理结构的外部监管制度主要是，公立医院监管委员会和社会各界定期或不定期对医院的评价、公立医院信息披露透明度等。

2. “公益性”公立医院执行力度考核

考核公立医院在公共卫生服务、医院在提供医疗服务方面是否存在创收等潜规则，财政预算和医保政策执行情况，医院在急救和急诊医疗卫生服务、突发性事件引发的医疗卫生服务、重大医疗卫生服务保障、基本医疗服务公平性保障措施等。

3. “公益性”公立医院社会满意度考核

考核公立医院是否设置便民服务中心，为患者提供一站式导医导诊等服务；患者满意度指标反映了患者对医院提供医疗服务的满意度评价，包括患者对其提供医疗卫生服务的医院和医生的整体印象和综合评价、医生与患者的沟通情况、医院、医生和护士对患者关心程度等；对于儿童患者，由患者家长对这些指标作出评价。同时，也要按照一定比例对于到医院就医的门诊患者和住院患者进行电话随机回访，给予医院和医护人员回访评价等。

4. “公益性”公立医院量化指标设计

（1）医院一定时期住院与门诊患者比率：

$$\frac{\text{一定时期的住院患者人数}}{\text{同期门诊患者人数}}\times 100\%$$

（2）医院一定时期门诊收费与住院收费比率：

$$\frac{\text{一定时期门诊收费总额}}{\text{同期住院患者收费总额}}\times 100\%$$

针对上述两个指标，卫生部门要运用统计和经验数据得出科学数据指标。若指标高于常规指标，就说明存在恶意让患者小病大治的可能性。

（3）医院不同时期孕产妇剖腹产比率：

$$\frac{\text{上年度医院孕产妇剖腹产量}}{\text{本年度医院孕产妇剖腹产量}}\times 100\%$$

（4）不同医院同时期孕产妇剖腹产比率：

$$\frac{\text{A 医院同期孕产妇剖腹产量}}{\text{B 医院同期孕产妇剖腹产量}}\times 100\%$$

上述两个指标是通过对医院不同时期孕产妇剖腹产比率和不同医院同时期孕产妇剖腹产比率考核医院是否有意让孕产妇做剖腹产。因为，孕产妇做剖腹产分娩和孕产妇自然分娩所用的医药费用不同，让孕产妇做剖腹产分娩能够给医院、医生带来更多的经济利益。上述指标用相对指标会更准确和具有可比性，比如，A 医院同时期孕产妇剖腹产比率、B 医院同时期孕产妇剖腹产比率。卫生行政管理部门要运用统计和经验数据得出科学合理的数据指标。若指标明显高于常规指标，就说明存在恶意让孕产妇做剖腹产。事实上，还可以设计一些指标在不同国家之间进行比较等，比如指标（5）。

（5）不同国家医院同时期孕产妇剖腹产比率：

$$\frac{\text{A 国医院同期孕产妇剖腹产率}}{\text{B 国医院同期孕产妇剖腹产率}}\times 100\%$$

（6）医院不同时期住院收费比率：

$$\frac{\text{上年度住院收费总额}}{\text{本年度住院收费总额}}\times 100\%$$

（7）医院不同时期同类药品收费比率：

$$\frac{\text{上年度同类药收费总额}}{\text{本年度同类药收费总额}}\times 100\%$$

（8）医院同期同科、不同医生同类药品使用比率：

$$\frac{\text{同期 A 医生 M 药使用量}}{\text{同期 B 医生 M 药使用量}}\times 100\%$$

（9）不同医院同期投诉比率：

$$\frac{\text{同期 }H_1\text{ 医院投诉量}}{\text{同期 }H_2\text{ 医院投诉量}}\times 100\%$$

（10）不同医院同期医疗事故发生比率：

$$\frac{\text{同期 }H_1\text{ 医院医疗事故发生量}}{\text{同期 }H_2\text{ 医院医疗事故发生量}}\times 100\%$$

（11）医院同期不同医生投诉比率：

$$\frac{\text{同期 A 医生投诉量}}{\text{同期 B 医生投诉量}}\times 100\%$$

（12）医院同期不同医生医疗事故发生比率：

$$\frac{\text{同期 A 医生医疗事故发生量}}{\text{同期 B 医生医疗事故发生量}}\times 100\%$$

（13）不同医院同期同科、不同医生同类药品使用比率：

$$\frac{\text{同期 }H_1\text{ 医院 A 医生 M 药使用量}}{\text{同期 }H_2\text{ 医院 B 医生 M 药使用量}}\times 100\%$$

同地区、同等级社区医疗卫生服务组织、各类医院、医生包括全科医生等都要设计一套评价指标体系；对经济发展水平基本相同的不同地区医院之间使用相对指标进行比较分析。

当然，对医院和医生指标的设计主要是医疗卫生管理部门从理论到实际制定出切实可行的评价指标体系，本书也仅是提供一个思路。通过评价指标分析比较，就可以对医院、医生的服务水平、行为规范等内容得出量化结论，结合社会公众的信息反馈、社会满意度和专家学者等意见，进行等级评定。国家卫生健康委员会根据医院和医生等级评定档次同社会医疗保险支付额及财政预算中的一般公共预算拨款额建立关联。同时，也为社会公众了解医院、医生和监督提供了科学依据。

五、建立健全一类、二类公共产品的公立医院财政投入制度

公立医院是由公共资金投入和公共部门管理和运作的医院。所以，本书中的公立医院也是指公立医疗机构，包含了公立医务所（室）等。

基于医疗服务的特异性，医疗领域存在的强市场失灵，公立医院治理结构和财政投入制度改革的终极目标就是真正让公立医院实现“公益性”。通过公立医院治理结构改革和合理的财政预算投入制度安排，消除公立医院、医生靠多用药和虚高药价、靠多检查、靠多用耗材、靠分解手术等潜规则进行创收盈利。“公益性”公立医院治理结构应保持公有产权不变、建立健全以政府主导的专业化、社会化和信息化管理制度。政府不应把公立医院推向市场，让公立医院成为一个以盈利或创收为目标的单位。政府应确实承担起对公立医院的财政投入和运作管理职责。运用标准化、信息化和程序化等手段强化公立医院管理，建立健全以成本核算和质量监控为中心的公立医院管理模式，确实保障公立医院医生的薪资水平。完善财政预算管理的公立医院制度，实行收支两条线或因素法总额预算制，使公立医院没有盈利驱动，真正成为“公益性”事业单位，同时完善医疗卫生服务的“守门人”制度。

根据财政学中公共产品（Public Goods）理论和公立医疗机构提供医疗卫生服务公益属性的程度，把公立医院服务划分为两类：一类是公共产品属性的初级基本医疗卫生服务；二类是准公共产品属性的专科医疗服务。基于医疗服务特异性，“公益性”公立医院不允许以盈利或创收为目的提供医疗服务。“公益性”的本质属性就是公共性。为了保证公立医院的“公共性”，公立医院需要建立健全以政府主导的社会化、信息化管理制度，完善专业化和社会化评价指标体系。把公立医院和医生的工作业绩及存在的问题与医院的预算收支透明化。因此，公开与监督是保证“公益性”公立医院的关键环节。建立健全公立医院的社会化监督制度，定期和不定期对公立医院进行评议，并及时反馈到相关管理部门和医院以及具体的医生。社会监督要充分听取人大代表、政协委员、医疗卫生专家、患者代表以及热心社会公益事业的各界代表和一定比例通过区域内公众选举产生的代表等的意见和建议。

（一）建立健全一类公共产品的公立医院财政投入制度

一类公共产品的属性是初级基本医疗卫生服务。初级基本医疗卫生服务主要是提供健康防疫、保健和常见病的诊断和治疗及康复等，并充当有效抑制过度医疗需求的“守门人”作用。初级医疗卫生服务组织或“守门人”在中国主要包括：政府直接办的城乡社区医疗卫生服务组织；大型公立医院自设的初级医疗卫生服务组织和民营非营利性初级医疗卫生服务组织；等等。初级基本医疗卫生主要包括基本医疗服务和公共卫生服务。政府卫生管理部门要对初级医疗卫生服务组织的基本条件和基本职责，医生的基本水平和基本职责等制定详细标准和规定。城乡社区医疗卫生服务组织主要是提供属于一类公共产品的医疗卫生服务，其经费来自财政拨款和社会医保中的个人账户。财政拨款额的多少取决于城乡社区医疗卫生服务组织覆盖的人群数量、效益、公众评价、质量等。

对于一类公共产品属性的初级基本医疗卫生服务的财政投入制度改革与完善，重点是运用蒂布特模型的基本原理。为了提高初级医疗卫生服务组织的财政投入效率，对初级医疗卫生服务组织或“守门人”的运作和评价可以利用蒂布特模型①。查尔斯·米尔斯·蒂布特（Chaeles M. Tiebout）在1956年发表的《地

① 查尔斯·米尔斯·蒂布特（Chaeles M. Tiebout）是美国财政学家。蒂布特为地方财政学的发展做出了重大贡献。蒂布特模型中的“用脚投票”认为：在竞争性的地方辖区之间，居民的流动性可以导致地方公共产品的有效提供，地方政府为了赢得民意，就必须在行使其职责的过程中充分考虑居民的偏好。本书中的“用脚投票”还引申理解为公众民意，具体到公立医院提供的医疗卫生服务中，也可看作是患者和社会公众的满意度。具体见：Tiebout，C. M. A Pure Theory of Local Expenditure［J］. Journal of Political Economy，1956，64（5）.

方支出的纯理论》一文中，提出了一个关于地方政府提供地方性公共产品的模型，简称蒂布特模型。该模型把竞争的思想引入到地方政府提供地方公共品中，根据公众“用脚投票”选择居住地这样一个选择过程，使地方政府展开竞争。这是把亚当·斯密“看不见的手”的作用领域在社会管理领域进行了进一步拓宽。

把蒂布特模型引入到一类公共产品属性的初级医疗卫生服务组织的运作中，就是让一定区域内的公民在一定时期重新选择初级医疗卫生服务组织。通过“用脚投票”的原理，可以显示出初级医疗卫生服务组织提供医疗卫生服务的状况，并且根据重新选择的人数同财政对初级医疗卫生服务组织的拨款额建立一定关联。因此，公民要求加入本地区某一初级医疗卫生服务组织，并且一年或一定时期可以自由重新选择一次初级医疗卫生服务组织，以促进初级医疗卫生服务组织的竞争和改善医疗服务质量及服务态度。初级医疗卫生服务组织的经费主要是来自财政拨款和社会医疗保险资金的个人账户以及就诊个人少部分自付款，财政拨款额的多少取决于初级医疗卫生服务组织覆盖的人群数量、质量尤其是所服务人群的满意度评价等。

（二）建立健全二类公共产品的公立医院财政投入制度

二类准公共产品属性的专科医疗服务主要是指一类公共产品属性的初级基本医疗卫生服务以外的医疗服务。包含基本医疗服务和非基本医疗服务。财政对公立医院投入主要是保障基本医疗服务。二类准公共产品属性的专科医疗服务的财政投入制度改革与完善，首先是公立医院提供医疗服务不再与医疗（药）费和医生的收入挂钩，利益诱因不在于推高患者医疗（药）成本来提高其自身收入。患者接受专科公立医院服务，首先需要通过初级医疗卫生服务组织的医生诊断（急诊等特殊情况除外）。患者按照一定比例自付的医疗（药）费直接进入财政、医保专户，不涉及和不经过医护人员和医院之手，实行收支两条线，以避免医院趋利动机。采用总额预算制或因素法或两者相结合的方法合理计算确定财政对公立医院投入额。

政府主管部门对公立医院通过全方位运筹，从整体上做出公立医院财政投入预算，管制公立医院和医生等行为，对纳入财政预算管理的公立医院的基本建设项目、新技术、新设备等的购买都要进行审批和统一安排。政府主管部门以公共利益最大化为目标，凭借其掌握的资源举办、管制、调节公立医院。国家卫生健康委员会根据“因素法”等方法计算确定公立医院的财政拨款额。根据当地人口、公立医院所覆盖的人数、发病率、入院率、住院率、服务质量、患者评价和服务态度等因素综合评价公立医院。国家卫生健康委员会根据“公益性”公立医院评价标准，运用定性和定量分析的方法对公立医院科学评价。据此确定财政对公立医院的财政投入预算额。

“公益性”公立医院的核心功能是通过医生的专业操守来运作，提供优质服务，合理节省资源。政府雇员制医院医生的工资一般是行业平均工资的五倍左右。给医生优厚待遇可以让他们安心工作，根据职称和工作业绩制定不同档次的工资标准。中国的公立医院向这个方面改革发展是水到渠成的。因为，中国公立医院医生的工资相当部分由财政发放。

专科医疗服务主要是疾病的治疗；基本公共卫生服务主要是在初级基本医疗卫生服务机构提供。这就是为什么专科医疗服务中没有卫生二字。当然医疗与卫生在具体实践中，在很多情形下很难分开。对于专科的传染病医院，这类医院提供的医疗卫生服务属于公共卫生范畴，财政要通过一般公共预算投入全额保障。

第七节　小结

“公益性”一般具有非营利性、社会福利性社会共享性的特点。联系到医疗卫生中的“公益性”，一个最基本的要求就是，现代社会每个公民都应当得到基本的医疗卫生服务，提供医疗卫生服务方不是为了直接从患者处赚钱。医院提供的医疗服务和普通商品不同，通过市场交易规则让医院提供医疗服务会产生严重的市场失灵。通过医院运行和医生行医模型研究得出：基于医疗服务的特异性，医院最优与次优治理结构模型是，“公益性”公立医院是医院的最优模型；医院次优模型是非营利性医院。非营利性医院根据初始投资可分为两类：一是非营利性私营医院；二是非营利性公立医院。

要保证公立医院“公益性”运作主要有两个条件：一是财政和医保能够保证“公益性”公立医院运转经费保障；二是政府和社会能够对“公益性”公立医院进行有效监督和管理。

通过对公立医院地方决策模型与中央决策模型的结果分析得出：在中央和地方政府对公立医院决策目标是公民健康社会福利最大化的条件下，地方政府决策时的解是次优，中央政府决策时能够把外部效应内在化。中央政府或者说上一级政府对公立医院规划布局和制定财政投入制度政策效果更佳。

中国公立医院治理结构与财政投入改革具体建议是：基于医疗服务的特异

性，医疗领域存在强市场失灵，公立医院治理结构和财政投入制度改革的目标就是真正让公立医院实现“公益性”。“公益性”公立医院不能以利润或创收为目标。公立医院治理结构改革是要建立健全以成本和质量控制为中心的医院治理结构管理模式。通过公立医院治理结构改革和合理的财政预算制度安排，消除公立医院、医生靠多用药和虚高药价、靠多检查、靠多用耗材、靠分解手术等潜规则进行创收盈利。“公益性”公立医院治理结构应保持公有产权不变、建立健全以政府主导的专业化、社会化和信息化管理制度。运用社会化、信息化和程序化等手段强化公立医院管理，建立健全以成本核算和质量监控为中心的公立医院管理模式，切实保障公立医院医生的薪资水平。完善财政预算管理的公立医院制度，实行收支两条线或因素法总额预算制，使公立医院没有盈利驱动，真正成为“公益性”事业单位，同时完善医疗服务的“守门人”制度。按照财政学中公共产品理论，根据公立医疗机构提供医疗服务公益属性的程度，把公立医院服务划分为两类：一类公共产品属性的初级基本医疗卫生服务；二类准公共产品属性的专科医疗服务。公开与监督是保证“公益性”公立医院的关键环节。建立健全公立医院的社会监督制度，定期和不定期对公立医院进行评议，并及时反馈到相关管理部门和医院以及具体的医生。社会监督代表具体组成人员应由人大代表、政协委员、医学专家或高水平的医生、患者代表以及热心社会公益事业的各界代表和一定比例通过区域内公众选举产生的代表组成，同时也应有社会公众反映问题的流畅渠道。

“公益性”公立医院治理结构与财政支付制度安排及运作机制。在全民社会医疗保障制度模式下，应当建立起有效的“守门人”转诊制。建立患者→初级医疗卫生服务组织（守门人）→专科医疗服务组织，建立健全有效获得医疗服务需求的制度安排。为了提高初级医疗卫生服务组织效率，对初级医疗卫生服务组织或“守门人”的评价可以利用蒂布特模型的“用脚投票”原理。对于医疗服务供给方的改革，主要是组建延伸综合型公立医院治理结构。患者和医院、医生、财政和医保之间存在着利益博弈。延伸综合型公立医院能够把相关者的利益统一起来。延伸综合型公立医院就是把医院提供的医疗卫生服务延伸到初级医疗卫生服务，延伸综合型公立医院提供的医疗卫生服务包括初级医疗卫生和专科医疗服务。社会医疗保险和财政预算对于延伸综合型公立医院支付和拨款额的确定主要是取决于其提供的人群数量、质量和所服务人群的满意度等，以此为基础利用因素法或包干制确定社会医疗保险基金支付额和财政预算拨款额。人民健康福利的改善与增进是经济社会发展的重要目标和重要内容。健全的公共医疗卫生保障制度是保持经济社会稳定发展和提高国家核心竞争能力的前提和基础。因此，应该把国民的健康水平提高到一个更高的高度来看待。为此，建议进一步扩大国家卫生健康委员会职能作用。国家卫生健康委员会通过全方位运筹，做出整体预算，管制管理延伸综合型公立医院，专科医院，县、乡镇公立医院（所），社区医疗服务组织和医生等行为，具体负责医疗卫生服务的支付额的预算；对纳入财政预算管理的医疗服务供给方的基本建设项目、新技术、新设备等的购买进行审批和统一规划、安排。国家卫生健康委员会之所以有利于控制医疗（药）成本，是由于延伸综合型公立医院，专科医院，县、乡镇公立医院（所），社区医疗服务组织和医生等不再和医疗（药）的收入挂钩，医生对患者提供医疗服务没有经济利益追求的企图。国家卫生健康委员会以人民利益最大化为目标，凭借其行政管理职权及掌握的资源控制和调节医疗卫生服务供给方。国家卫生健康委员会根据“因素法”计算确定延伸综合型公立医院，专科医院，县、乡镇公立医院（所），社区医疗服务组织等的社会医疗保险支付额及财政预算内拨款额，运用定性和定量分析的方法科学评价延伸综合型公立医院，专科医院，县、乡镇公立医院（所），社区医疗服务组织和医生等。

通过美国和加拿大的医药产品价格比较看出，更多依靠市场力量来定价的美国与加拿大相比较，其药品价格差异较大。几乎一半的药品在美国的价格要高于加拿大药品的50%以上。而加拿大政府对医药产品价格实行严格管理，专门成立了药品价格管理委员会。因此，对于医药这种特殊产品，治理医药产品价格虚高需要更好地发挥好政府作用。

关于公立医院提供医疗卫生服务定价准则和收费管理方式。一般地讲，纯公共产品性质的医疗卫生服务和外部效应很大的医疗卫生服务，主要是公共卫生项目，对公众提供的此类医疗卫生服务完全免费，所需经费通过新修订的《中华人民共和国预算法》中的一般公共预算全额保障；对于准公共产品医疗服务收费应同它的外部效应大小成反比。为了更好地规范各公立医院的收费行为，避免公立医院出于自身利益而扩大收费范围和提高收费标准。收缴分离和专户储存、统一预算这两种方式是值得重视的。

建立公立医院医疗服务数字信息化共享平台，旨在统一规范医疗卫生服务活动以及其他信息资源在医院间的数据交换与共享，为医疗卫生服务活动的信息化管理规范化、标准化和连续性提供依据，有利于提高医疗卫生服务质量和降低医疗卫生服务成本。建立独立于公立医院的医疗仪器检查共享部，打破不同医院间为了创收，对患者的重复检查、过度检查等。建立健全公立医院财务一体数字信息化管理平台。

社会医疗保险费是符合税收理论中的受益原则的税。将社会医疗保险由缴费改成医保税是一种社会进步，使税务局征收做到名副其实，改变人们对税务局既征税又收费的印象。以税收形式征收社会医保费有利于政府宏观管理，也便于同其他国家的国际比较。医保税能将公民的基本医疗福利得到稳定性的经费保障，同时也不会增加纳税人的负担。

第七章　新医改中公立医院治理结构与财政投入改革案例

第一节　北京市公立医院治理结构与财政投入改革值得肯定的地方与不足

北京市按照党中央、国务院部署，把深化医药卫生体制改革作为保障和改善民生的重要举措，发布了《北京市城市公立医院综合改革实施方案》（京政发〔2016〕10号）。

该方案在公立医院的“公益性”、政府办医责任、医药分家、分级诊疗模式、互联网+医疗等许多方面值得肯定，下面从四个方面重点展开分析。

一、北京市公立医院治理结构与财政投入改革值得肯定的地方

（一）充分发挥公立医院公益性质和主体作用，切实落实政府办医责任

笔者观点：基于医疗服务的特异性，公立医院提供医疗服务领域存在的强市场失灵，公立医院治理结构和财政投入制度改革目标就是真正让公立医院实现“公益性”。通过公立医院治理结构改革和合理的财政预算投入制度安排，消除公立医院、医生是靠多用药、用贵药和虚高药价、靠多检查和重复检查、靠多用耗材、靠分解手术等潜规则进行创收盈利。“公益性”公立医院治理结构应保持公有产权不变、建立健全以政府主导的公立医院管理制度。政府不能把公立医院推向市场，让公立医院成为一个以营利为目标的医院。政府应确实承担起对公立医院的财政投入和运作管理职责。在公立医院治理结构与财政投入制度改革中，只能强化而不能削弱政府的职能作用，切实落实政府办医责任。

北京市在公立医院改革中，发挥公立医院公益性质和主体作用，落实政府办医责任是符合医疗卫生事业发展规律的。

（二）基层首诊、双向转诊、急慢分治、上下联动的分级诊疗模式

笔者观点：在全民社会医疗保障制度下，不必要的医疗需求也会得到鼓励，患者不论什么病情常常选择到大医院就医，导致大医院人满为患，医生不堪重负。因此，患者到医院就医，对获得医疗服务需求必须有恰当的制度安排。应当建立起有效的“守门人”转诊制，即建立患者→初级医疗卫生服务组织（守门人）→专科医疗服务组织。要建立健全秩序井然有效的医疗服务制度安排，目的是既让患者的医疗卫生需求得到有效满足，又能使医院规范有序提供医疗服务。

北京市在公立医院治理结构改革中，推行基层首诊、双向转诊分级诊疗模式符合医疗卫生客观规律。

（三）加快推进首都医疗信息化建设、推广应用“互联网＋”

笔者观点：建立健全医疗数字信息化系统是实现公立医院“公益性”的重要手段。公立医院医疗信息化系统就是医院在提供医疗服务过程中的人流、物流和资金流，通过现代网络通信技术等即刻收集生成、存储成医疗数字化信息。满足医院、政府行政管理部门、患者等的需要。北京市推进首都医疗信息化建设、推广应用“互联网＋”的改革措施，能够提升公立医院管理水平、提高医疗服务效率、节约医疗卫生成本，使社会和公众能够很方便地了解医院、医生提供医疗卫生服务的状况，也有利于社会监督等，同时还能实现远程诊断和治疗。

（四）北京市强化对公立医院收支预算管理，推进公立医院成本核算和成本控制

笔者观点：基于医疗服务的特异性，“公益性”公立医院不能以利润或创收为目标。因此，公立医院治理结构改革要建立健全以成本和质量控制为中心的医院治理结构管理新模式。公立医院之间可以通过成本与质量的比较在公立医院间评先进和找差距，从而打破现实中存在的公立医院间比创收的潜规则。财政要对公立医院建立统一账户，通过集中收付制度对公立医院建立健全收支两条线预算管理制度。北京市公立医院改革中，加强对公立医院收支预算管理，推进公立医院成本核算和成本控制是值得肯定的。在公立医院收支预算管理上，课题组推荐两种方式：一是收缴分离；二是专户储存、统一预算。

二、北京市公立医院治理结构与财政投入改革不足与完善

（一）要制定更为详尽的以“公益性”为核心的公立医院治理结构绩效考核指标体系

北京市公立医院改革中也强调充分发挥公立医院的公益性质和主体作用，落

实政府办医责任。但是，要让公立医院真正成为“公益性”公立医院，还需要制定更为详尽的以“公益性”为核心的公立医院治理结构绩效考核指标体系。

笔者建议，可以从以下方面设计指标体系：一是“公益性”公立医院治理结构完善性考核指标。重点考察公立医院治理结构的内部管理与外部监管两方面的完善程度。二是“公益性”公立医院执行力度考核。主要考核公立医院在公共卫生服务、医院在提供医疗服务方面是否存在创收等潜规则，财政预算和医保政策执行情况，医院在急救和急诊医疗卫生服务、突发性事件引发的医疗卫生服务、重大医疗卫生服务保障、基本医疗服务公平性保障措施和完成政府下达的对口支援等指令性计划任务完成率等。三是“公益性”公立医院社会满意度考核。四是“公益性”公立医院量化指标设计。通过量化评价指标分析比较，对公立医院、医生的服务水平、行为规范等内容得出量化结论。通过定性和定量分析相结合对医院进行等级评定，并同财政预算投入额建立关联。

（二）建立健全“因素法”和按一类、二类公共产品的公立医院财政投入制度

北京市公立医院改革提出，各医院举办主体要建立新型财政补偿机制，强化财政补助与绩效考核结果挂钩。课题组认为，北京市要制定更为详尽的科学合理、切实可行的公立医院财政投入制度。

笔者建议，北京市要建立健全“因素法”和按一类、二类公共产品的公立医院财政投入制度。公立医院是由公共资金投入和公共部门管理和运作的医院。本课题中的公立医院也是包含了公立医务所（室）等。

首先对公立医院进行以“公益性”为核心的治理结构绩效考核指标体系评价公立医院“公益性”程度；因素法中除了考虑公益性指标外，还需对当地人口、医疗服务所覆盖的人数、发病率、入院率、住院率等因素综合计算。建立健全一类、二类公共产品的公立医院财政投入制度。一类公共产品属性的初级基本医疗卫生服务；二类是准公共产品属性的专科医疗服务。对于一类公共产品属性的初级基本医疗卫生服务的财政投入制度改革与完善，重点是运用蒂布特模型的基本原理。为了提高初级医疗卫生服务组织的财政投入效率，对初级医疗卫生服务组织或“守门人”的运作和评价可以利用蒂布特模型。把蒂布特模型引入到一类公共产品属性的初级医疗卫生服务组织的运作中，就是让一定区域内的公民在一定时期重新选择初级医疗卫生服务组织。通过“用脚投票”的原理，可以显示出初级医疗卫生服务组织提供的医疗卫生服务状况，并且根据重新选择的人数同财政对初级医疗卫生服务组织的拨款额建立一定关联。财政拨款额的多少取

决于初级医疗卫生服务组织覆盖的人群数量、质量，尤其是所服务人群的满意度评价等。

二类准公共产品属性的专科医疗服务的财政投入制度改革与完善，首先是公立医院提供医疗服务不再与医疗（药）费和医生的收入挂钩，利益诱因不在于推高患者医疗（药）成本来提高其自身收入。患者接受专科公立医院服务，首先需要通过初级医疗卫生服务组织的医生诊断（急诊等特殊情况除外）。患者按照一定比例自付的医疗（药）费直接进入财政、医保专户，不涉及和不经过医护人员和医院之手，实行收支两条线，以避免医院趋利动机。采用总额预算制或因素法或两者相结合的方法合理计算确定财政对公立医院投入额。

第二节　深圳市公立医院治理结构与财政投入改革值得肯定的地方与不足

深圳市根据中国新医改大思路和国务院、卫计委近年来县级公立医院综合改革的通知，发布了《深圳市人民政府办公厅关于印发深圳市公立医院管理体制改革方案的通知》（深府办〔2012〕50号）。

一、深圳市公立医院治理结构与财政投入改革值得肯定的地方

（一）关于组建公立医院管理理事会

基于医疗服务特异性，医疗卫生服务不是普通商品，存在较强的市场失灵。“公益性”公立医院不能以营利为目标向社会公众提供医疗卫生服务。“公益性”的本质属性就是公共性。为了保证公立医院的“公益性”，就需要把公立医院的工作业绩和预算收支透明化。因此，公开与监督是保证“公益性”公立医院的关键环节。

深圳市组建公立医院管理理事会就是对公立医院监督的有效方式，体现了“公益性”公立医院接受社会监督和公开、透明的必然要求。但是，具体到公立医院管理理事会成员组成、如何更好地体现民意、如何有效运作等问题还需要商榷，这些问题在深圳市公立医院改革不足与完善中再展开讨论。

（二）以“公益性”为核心的公立医院绩效考核体系，符合医疗卫生发展的基本规律

基于医疗服务特异性，在医疗领域，由于医疗服务存在着强信息不完全和信

息不对称，医疗卫生服务具有天然垄断性。若按市场机制提供医疗卫生服务，为了经济利益，医院、医生很容易诱导医疗需求。在许多情况下，医疗服务具有不可预见性，难以像市场上普通商品那样通过供需双方讨价还价的谈判形成双方满意的价格，医疗卫生服务的垄断性和特殊性导致严重的价格机制失灵。用高价药、小病大治、多做检查等导致医药费虚高是必然的结果，最终损害患者和社会的整体利益。更为恶劣的是课题组在调研中发现一些民营医院在手术台上给患者加价，也就是用低价宣传把患者哄上手术台，然后中途再提出加钱，在患者身不由己的情况下，患者家属不得不妥协。因此，深圳市建立以“公益性”为核心的公立医院绩效考核体系，符合医疗卫生发展的基本规律。

（三）实施医药分开、破除“以药补医”机制

药品加成、以药补医运行机制，必然导致医院鼓励医生用高价药和推动药价虚高。公立医院经费补偿转变为服务收费和财政补助两个渠道，这就需要适度增加财政对公立医院的补贴。

（四）构建现代医院管理制度

深圳市推进法人治理结构改革。健全医院院长负责制。在医院提供医疗服务模式上，建立全科门诊与专科门诊相对分离制度，病人就医时先到全科门诊，有需要的病人再转至专科门诊。做实公立医院理事会，推动公立医院综合改革。

（五）出台多项便民、惠民和规范医疗服务措施

首先，以便民、惠民和规范医疗服务措施为出发点，建立医疗卫生服务数据中心。医疗卫生服务数据中心，对居民建立了标准化的健康档案，建立了居民基本健康卡，以规范医疗服务诊疗流程，为居民就医提供便利。其次，对于新毕业的医学院学生进入医疗卫生领域，首先要带薪再培训，先去社区服务，再进医院工作，这一政策为深圳市培养了一批规范化的全科医师。最后，借鉴国外模式，在深圳市福田区试点家庭医生服务制度，规定每个全科医生与几个家庭建立契约式服务，全科医生可帮助患者预约专科医生，凡参加家庭医生服务每月每人可补助 800 元，通过这样一种获取医疗服务合理的制度安排，有效地节省了医疗资源。

二、深圳市公立医院治理结构与财政投入改革不足与完善

（一）医院管理中心为市政府直属事业单位缺乏权威性

笔者观点：深圳市公立医院改革方案中，深圳市医院管理中心是一个事业单位。存在的问题是：行政部门有行政许可等法律，而一个事业单位又依据什么法

律去监管呢？深圳市委托一个事业单位去监管公立医院的人、财、物，那么政府医疗卫生行政部门又去做什么呢？这里有必要再提一下，为什么需要一个政府。需要政府主要是因为公共产品和外部效应的存在导致市场失灵，所以需要政府提供公共产品和外部效应导致市场失灵的公共服务等。政府代表人民对公立医院人、财、物监管是政府的职责，而不要因为公立医院改革组建一个事业单位去监管。通过公立医院改革是要让公立医院按照“公益性”要求运作，缓解公众看病难、看病贵。党的十八届三中全会提出，使市场在资源配置中起决定性作用，主要是强调政府不能代替市场配置资源，并不是否定政府的作用。政府的作用主要是弥补市场失灵。基于医疗服务的特异性，医疗服务领域存在着较强的市场失灵，政府在其中必须发挥非常重要的作用。深圳市组建一个事业单位（即医管中心）去监管公立医院，缺乏政府行政执法的权威性和严肃性，对于庞大的公立医院资产的监管及运营，深圳市政府应不负人民重托，以人民利益为中心，切实肩负起管理的责任。

（二）公立医院管理理事会要有广泛代表性

笔者观点：在防止市场机制提供医疗卫生服务产生失灵时，也要避免公立医院管理中的内部人寻租行为。公立医院的本质属性就是公共性，为了让公立医院充分体现其公共性，公立医院治理需要建立健全以政府主导的专业化、社会化、信息化管理制度。公立医院管理理事会的目标是在一定的医疗卫生资源约束下，使公立医院实现其“公益性”。而要实现“公益性”就要充分体现民意，公立医院管理理事会成员要有广泛的代表性。理事会成员要代表民意，就要有责任感、敢于面对问题、敢于提出质疑。因此，公立医院管理理事会成员构成还要有不同阶层代表，其产生还要有一定比例通过区域内民众选举的代表为佳，把社会监督和行业自律结合起来。

深圳市组建公立医院管理理事会可以借鉴英国的做法。如前文所述，在英国的医疗卫生体制中，政府发挥了绝对主导性的作用。社区或地段监督卫生委员会成员可以根据所属区域人口数按照一定的百分比选举产生。监督卫生委员会成员四年为一届，每隔四年重新选举，最多可以连任两届。

（三）对公立医院监管要内部监管与外部监管相结合

笔者认为，要使公立医院按照“公益性”运作，那么建立健全公立医院治理结构就要从内部监管与外部监管两方面完善。建立健全公立医院财务会计信息披露制度，公立医院医疗服务信息披露制度等。高度透明的公立医院信息披露制度是“公益性”公立医院外部治理模式的特色，也是财政资金取之于民、用之于民的具体体现。建立并公开医务人员管理信息系统，包括医务人员基本信息、各年度考核以及违规信息等；在医院的医疗（药）适宜性技术和用药等方面是以医疗专家为主，在医院管理、科室管理方面要注重专家与民主管理相结合，涉及医疗（药）方面的问题要以专家为主。

第三节　广东省等公立医院治理结构与财政投入改革案例点评及建议

2013 年 6 月，广东县级公立医院综合改革试点增至 38 个，分别是：汕头南澳县，韶关南雄市、始兴县、仁化县，河源东源县、紫金县，梅州梅县、蕉岭县、平远县，惠州博罗县，汕尾陆河县，江门鹤山市，阳江阳春市，湛江吴川市、徐闻县，茂名化州市，肇庆德庆县、封开县，清远阳山县、连山县，揭阳惠来县，云浮罗定市。其他省市也相继进行公立医院综合改革。

广东省等公立医院综合改革试点工作取得了一系列成效。公立医院治理结构得到优化，医务人员积极性得到调动，人民群众到医院看病得到了实惠。此外，公立医院综合改革也存在一些问题和不足，接下来的案例主要是对现实中和调研中发现的一些共性问题和不足进行点评。为了讨论问题方便和突出重点，具体医院此处模糊处理。

一、公立医院治理结构与财政投入改革案例点评

专栏一：

住院患者越多越好吗?

某县人民医院率先把公立医院改制为股份制医院，也属于市非营利医疗机构。改制后三年来，该医院患者住院业务量平均每年上升约 6.5%，该医院门急诊业务量平均每年上升约 13%，出院业务量平均每年上升约 7.9%。由此可见，该医院把公立医院改制为股份制医院后，成绩显著。

笔者点评：公立医院改革评价不能以门急诊业务量平均每年上升、患者入院业务量平均每年上升作为改革成绩，而应紧紧围绕“公益性”指标作为公立医

院改革成绩评价。

作为一个行政区域的医疗卫生成绩评价来讲，要把疾病预防作为首要评价指标，而不是病人越多越好。

作为“公益性”公立医院或公立医疗机构，要通过建立健全三级医疗卫生网络，首先是以疾病预防为主，其次是疾病治疗。

对一个盈利和创收的医院来讲，当然是病人越多，医院收入越多越好。作为一个行政区域来讲，病人越来越多，说明这个区域公众的健康状况出现了恶化，这并不是一个好事。

专栏二：

医院越大越好吗?

某市某区公立人民医院率先把公立医院改制为股份制医院，也属于市非营利医疗机构。改制后三年来，该医院患者住院业务量平均每年上升约6.5%，该医院门急诊业务量平均每年上升约13%，出院业务量平均每年上升约7.9%。该院把公立医院改制为股份制医院后成效显著，规模越来越大，医疗设备越来越先进，医疗技术水平越来越高，从原来的区属医院一跃成为三甲大型医院。

笔者点评：在公立医院改革过程中，不能一哄而起地向大而全的大型医院靠拢。这样就会出现医疗装备竞赛，向大而全医院发展的结果是医疗卫生费用越来越贵。

在德国设立医院要符合政府的区域医疗卫生规划，政府根据区域的人口、地域位置等因素确定医院建设地址和医院规模大小，并由政府直接进行基本建设投资和医疗设备投资等。一般每一个区域有四级医院服务体系，在一个行政区域的四级医院服务体系中，有一个综合性的大型医院、两个中心服务医院、大约20所的跨社区医院和8所左右社区医院。发达国家都有类似的做法。

中国的县（市、区）级公立医院是公益二类事业单位，主要还是应该从当地实际情况来考察，而不是只要成为一个大型医院或省级医院就合理。

专栏三：

理事会领导下的院长负责制治理结构

某市人民医院，在新医改中实行政府主导的理事会领导下的院长负责制治理模式，先行先试公立医院法人治理结构。政府主导的理事会成员由慈善人士、行业专家、公共代表等人员组成。政府主导的理事会对医院的重大事件和发展战略规划进行把关、决策。同时，人民医院还将建立医疗发展和救助基金会，主要通过政府投入和社会募捐，来扩展医院医疗服务项目和帮扶贫困患者。

笔者点评：这样的改革方向是正确的，尤其是理事会成员由慈善人士、行业专家、公共代表等人员组成，这是值得肯定的。这里就是要注意两点：一是理事会成员构成中一定要有医德高尚、医术精湛的专家和代表患者利益的代表等成员；二是人民医院的政府主导的理事会领导下的院长负责制治理模式要有明确的目标管理。课题组认为，公立医院法人治理结构的首要目标就是让医院成为真正的“公益性”医院。为此，就要有一系列“公益性”公立医院考核指标。

专栏四：

非营利性民营医院应该如何治理和运作?

某医院是一家非营利性民营医院，院领导在医院经营发展过程中，通过广告等手段加大宣传医院聘名医和医院先进医疗设备的力度；医院内部行政、财务管理主要采用董事长领导下的内部人管理。医院的患者就医人数逐年增加，医院收入保持高增长，医院取得了可喜的成绩。

笔者点评：某医院通过广告等手段加大宣传医院聘名医和医院先进医疗设备的力度，这是目前民营医院采用的普遍做法。医院、医生与患者间存在强信息不对称。在此条件下，医院、医生很容易实现诱导医疗需求的情况发生。通过聘名医和医疗先进医疗设备的宣传，本意就是为了吸引患者。在调研中发现，有的民营医院用低价宣传和承诺哄患者上了手术台，手术开始后，才给患者家属提要求“加钱”，此时患者及家属已经没有重新选择的权力，只能交钱。这样的事，在民营医院中发生较多。在这种情况发生后，一些人更多的是责怪政府监管不力。事实上，政府监管只是问题的一方面。更为重要的是，医疗服务具有其特异性，医疗服务领域存在着较强的市场失灵。医院主要是通过非市场价格决策机制，医疗服务在很多情况下具有不可预见性，医院和医生不像市场上普通商品的提供者，要求医院、医生在治疗前给出像市场上那样通过供给与需求形成的价格是不可能的，医生工作是个良心活。加拿大的私营医院主要是慈善组织所拥有。如果我国的非营利性民营医院是被想获取盈利的人拥有，这样的民营医院只能是经济利益最大化者。而要实现经济利益最大化，一方面，医院必然会通过广告等手段加大宣传名医和医院先进医疗设备，甚至夸大医疗效果等，吸收患者。魏则西事件就是一个典型的例证。另一方面，通过内部人的控制，达到把非营利性医院的盈利转变为医院投入者个人所有。这里需要再次强调什么是非营利性医院，根据非营利性医院的定义，其最重要的一点就是医院的盈利所得的处理，医院投入者不能将盈利用于分红，投入人对投入非营利性医院的财产不保留任何财产权利，非营利性医院取得的收入全部用于章程规定的公益性或非营利性事业。这是非营利性医院和营利性医院的重要区别。

笔者认为，为了让非营利性民营医院真正做到“非营利性”。非营利性民营医院应该实行总会计师制度，要设立统一账户，政府应该向非营利性民营医院派驻总会计师，加强监督。基于医疗服务特异性，非营利性民营医院内部的管理不能实行家族式管理，要使非营利性民营医院真正做到非营利性。切实让有爱心搞慈善的先富裕起来的人办非营利性民营医院。

二、进一步改革与完善建议

本书针对广东省等公立医院综合改革试点中公立医院存在一些问题和调研中发现的一些共性问题，进一步提出改革与完善建议。

（一）持续推进公立医院合理布局、有序就诊和增加财政投入改革

根据中国的实际情况，对于非急诊病人，城市就医的患者转诊制是：患者→社区卫生院（所）→二级或三级医院；对于非急诊病人，在农村就医的患者转诊制是：患者→乡镇卫生院（村卫生所）→县人民医院等。在实际操作中，对于非急诊病人未能按照转诊制顺序就医，就要提高医疗费的自负比例等措施。其目标既让公众的医疗（药）需求得到合理的安排，又能使医院有序提供医疗

服务。

政府要对医院进行科学规划、合理布局，各级政府对医院管理分工明确。英国建立的国家健康服务系统使综合医院、专科医院和门诊服务相互协调。德国政府对医院实行联邦、州、区三级政府管理，联邦政府主要制定医院管理的法律法规等。

Panagiotis Mitropoulos 等（2006）在医院和保健中心选址规划的一个双向的目标模型中提出了医院和初级保健中心的选择地址问题。患者在就医时优先选择的是当地的综合医院，而不是保健中心。这就需要努力提高初级卫生保健中心的位置，尽量减少病人和初级保健中心之间的距离，使综合医院和保健中心之间形成相互依存关系，达到医院和保健中心之间形成良性互动①。中国的政府分为中央政府和地方政府，地方政府又分为省、市、县（区）、乡镇（街道）四级，应使不同类型的医院和社区医疗服务中心或乡镇（村）卫生院所相互协调，实现患者就医路径明确而有序。

公立医院改革中，在医院取消药品加成后，这就需要增加财政投入来弥补公立医院收入水平的下降。按照广义财政口径，需要增加的财政投入，可以从以下几个方面考虑：一是从每年正常增加的民生财政投入中，增加公立医院投入；二是社会医保费中，公立医院药品按照零差价销售后，社会医保费中报销的药品费用所占比重必然下降，可以把下降部分转移到公立医院运行经费中。

（二）公立医院治理结构改革要实现“公益性”和积极性的统一

公立医院如何既实现“公益性”又调动医护人员的积极性，这是长期困扰公立医院改革的难点所在。首先是各级政府要高度重视对社会公众的基本公共服务的提供，加大财政支持力度。当公共服务被纳入地方政府绩效并形成有效考核指标，激励制度会促使地方政府提高对公共服务的财政支出力度，使地方政府在公共服务提供上的缺位和失位能够得到有效的补充②。因此，需要把公立医院实现“公益性”的程度纳入各级政府的考核指标中。其次是需要公立医院建立健全富有活力的医院内部运行机制。同时在收入分配激励机制下，能够把真正有事业心和责任感的医护人员留在公立医院。最后是设立公立医院医德医风管理“高压线”。对于收受患者红包和拿医药代表回扣的医生，要加大处罚力度。凡是涉嫌以给回扣营销的药品，永久不得进入医院等。总之，公立医院必须剔除以业务

① Panagiotis Mitropoulos, Ioannis Mitropoulos, Ioannis Giannikos, Aris Sissouras. A Biobjective Model for the Locational Planning of Hospitals and Health Centers［J］. Health Care and Manage Sci, 2006（9）.

② 徐鹏庆，杨晓雯，郑延冰．政治激励下地方政府职能异化研究［J］．财政研究，2016（5）．

收入来衡量绩效的做法，需要把医疗技术水平、学术水平、服务水平、执行医保和财政相关政策情况和患者满意度等公益性目标作为考量科室和医护人员绩效的指标，从根本上鼓励医护人员和医院及科室在实现社会价值的过程中，追求个人自我价值。在这样的过程中，也就实现了公立医院的“公益性”和医护人员的积极性的统一。

（三）建立独立于公立医院的医疗仪器检查共享部

把像超声检查、放射检查等需要进行医疗仪器检查的科组建成独立于医院的医疗仪器检查共享部。相关工作人员应当符合法定要求或具备法定资格，医疗仪器设备和相关工作人员隶属于区域卫生局，工作人员属于技术性质的公务员。打破不同医院间为了创收，对患者的重复检查、过度检查等。医疗仪器检查共享部统筹管理患者检查的数据，各医院间医疗仪器检查数据信息共享。

第四节　小结

本章主要是对新医改中近年来公立医院治理结构与财政投入改革案例进行分析。对北京市、深圳市和广东省等部分公立医院治理结构与财政投入改革案例进行了分析和点评。北京市、深圳市根据中央新医改大思路和国务院、卫计委近年来公立医院综合改革的通知，积极推进公立医院管理体制改革。北京市公立医院治理结构与财政投入改革值得肯定的地方是，充分发挥了公立医院公益性质和主体作用，切实落实政府办医责任；加强对公立医院收支预算管理，推进公立医院成本核算和成本控制。深圳市公立医院治理结构与财政投入改革值得肯定的地方是，深圳市组建公立医院管理理事会是对公立医院监督的有效方式，体现了“公益性”公立医院接受社会监督和公开、透明的必然要求。基于医疗服务特异性，在医疗领域，由于医疗服务存在着强信息不完全和信息不对称，医疗卫生服务具有天然垄断性。深圳市建立以“公益性”为核心的公立医院绩效考核体系，符合医疗卫生发展的基本规律。深圳市推进公立医院法人治理结构改革，构建现代医院管理制度。在医院提供医疗服务模式上，建立全科门诊与专科门诊相对分离制度，病人就医时先到全科门诊，有需要的病人再转至专科门诊。

本章在肯定北京市和深圳市公立医院治理结构与财政投入改革成绩的同时，也提出了不足以及进一步完善的地方。一是要制定更为详尽的以“公益性”为核心的公立医院治理结构绩效考核指标体系；二是要建立健全“因素法”和按一类、二类公共产品的公立医院财政投入制度等。本书认为，基于医疗服务的特异性，医疗服务领域存在着较强的市场失灵，政府在其中必须发挥主导作用。深圳市组建一个事业单位（即医管中心）去监管公立医院，缺乏政府行政执法的权威性和严肃性，对于庞大的公立医院资产的监管及运营，深圳市政府应不负人民重托，以人民利益为中心，切实肩负起公立医院管理的责任。在防止市场机制提供医疗卫生服务产生失灵时，也要避免公立医院管理中的内部人寻租行为。为了让公立医院充分体现其公共性，公立医院治理需要建立健全以政府主导的专业化、社会化、信息化管理制度。因此，公立医院管理理事会要有广泛代表性。要使公立医院按照“公益性”运作，那么建立健全公立医院治理结构就要从内部监管与外部监管两方面完善。

本章还对广东省等公立医院改革调研中发现的一些共性问题进行了点评。一是公立医院改革评价不能以门急诊业务量上升、患者入院业务量上升作为改革的成绩，而应紧紧围绕“公益性”指标对公立医院改革成绩评价指标。二是在公立医院改革过程中，不能一哄而起地向大而全的大型医院靠拢，这样就会出现医疗装备竞赛，向大而全医院发展的结果是医疗卫生费用越来越贵。三是非营利性民营医院需要真正做到“非营利性”，政府应该对非营利性民营医院加强监督。四是要持续推进公立医院合理布局、患者有序就诊以及增加财政投入的改革措施。在实际操作中，对于非急诊病人未能按照转诊制顺序就医的，就要提高医疗费的自负比例等措施。其目的是既让公众的医疗（药）需求得到合理的安排，又能使医院有序提供医疗服务。五是为了打破不同医院间为了创收，对患者的重复检查、过度检查以及医疗卫生信息不能共享等，应建立独立于公立医院的医疗仪器检查共享部。相关工作人员应当符合法定要求或具备法定资格，工作人员属于技术性质的公务员等。

附录　本书中基本概念和术语内涵及界定

1. 医疗服务特异性

指医疗服务的消费具有不同于普通消费品的特异性。医院和医生与患者间存在强信息不对称，医疗供给方诱导医疗需求，医疗服务存在着较强的价格机制缺陷及医院间的市场竞争导致医疗装备竞赛和医疗（药）费越来越贵等。医疗服务是不能实行“三包”，医疗市场存在契约失灵。医院主要是通过非市场价格决策机制，医疗服务在很多情况下具有不可预见性。因此，通过市场竞争机制提供医疗服务会产生严重的市场失灵。

2. 公立医院

是指由公共资金投入和公共部门管理和运作的医院，这里的公共资金主要是财政资金，公共部门主要是政府。公立医院是纳入国家财政预算管理的医院。按行政区划和公立医院所在地大致划分为三个层级：一是社区（乡、村）公立医院（所）；二是县级（区）公立医院；三是市级公立医院。此处对公立医院的界定是重点从医院的投入和运行资金的公共性来考察。所以，公立医院也是指公立医疗机构，自然也包含了公立医务所（室）等。

3. 公立医院“公益性”和公立医院“公共性”

“公益性”英语中与此相对应的英文词汇是 public benefit 和 public welfare。什么是公益性呢？课题组结合医疗卫生服务的特点考究，公益性就是提供服务的一方对接受服务的一方没有经济利益追求的企图。或者说供给方不图从需求方获取直接的经济报酬。医院、医生给患者看病不是为了直接从患者处赚钱，否则医生就会小病大治、多做检查等，医院就会把患病的穷人拒之门外，医院也会通过对医生的经济效益考核指标引导医生从病人处尽量多赚钱等。公益性一般应具有以下特点：①非营利性。公益性事业单位提供的产品和服务首先具有非营利性，不能以利润最大化或创收作为对单位和职工的评价，非营利性医院的投资者不能对医院的利润进行分红。②社会福利性。公益性事业单位提供的产品和服务具有社会福利性质。③社会共享性。公益性事业单位提供的产品和服务是由全体公民共享，不能因公民经济状况差而得不到基本的公益性服务。联系到公立医院和医疗卫生中的"公益性"，一个最基本的要求就是，现代社会每个公民都应当得到基本的医疗卫生服务，提供医疗卫生服务方不是为了直接从患者处赚钱。

公立医院"公共性"。所谓"公共性"，从需求方面考察，就是社会共同需要。社会共同需要是人们在生产、生活和工作中共同的需要。公共卫生服务是共同需要；基本医疗服务作为准公共产品，也是人们在生产、生活和工作中共同的需要，是社会共同需要的重要组成部分。公立医院"公共性"主要表现在提供此类医疗卫生服务时要优先满足其需要。财政也要保障公共卫生和基本医疗服务所需费用投入。

公立医院"公益性"和"公共性"之间的关系是：在《现代汉语词典》中，公益被解释为公共的利益。由此可见，公益性和公共性是密切相关的两个概念。公共卫生服务和基本医疗服务是人们的共同需要，满足公共性的要求。公立医院在提供公共卫生和基本医疗服务时，一方面要优先满足人们的此类需求，另一方面还要按照公立医院"公益性"要求进行提供。

4. 公立医院治理结构

治理与管理的重要差异就是治理更着重于制衡，有效的制衡是组织内、外纵横交错的相互制约系统。完整的公立医院治理结构应包括外部治理结构与公立医院内部治理结构。基于医疗服务特异性的公立医院治理结构与现代公司治理结构的构建有很大差异。

公立医院治理结构包括宏观层面、中观层面、微观层面三个层次。公立医院治理结构也可以从广义和狭义两方面来考察。广义的公立医院治理结构是国家有关公立医院的法规和制度的安排，这些安排决定了公立医院的目标、公立医院的社会化监管以及公立医院在全社会的布局，包括公立医院与中央和地方政府间、公立医院与患者间，尤其是信息技术时代医院间医疗信息的共享、医院在社会中的职责和作用、医院和医生的经费工资保障等法规和制度的安排。从狭义上而言，公立医院治理结构就是公立医院内部组织结构的激励与约束机制以及医院、医生与患者间的制度规则安排等。

5. 财政预算收支主要内容

新修订的《中华人民共和国预算法》规定，中国的财政预算分为一般公共预算、政府性基金预算、国有资本经营预算和社会保险基金预算。其中社会医疗保险基金是社会保险基金的主要内容之一，社会医疗保险基金由统筹基金和个人账户两部分构成。

6. 公立医院财政投入和公立医院财政投入制度

首先对投资和财政投入进行区分。投资是特定经济主体为了获得收益或是资金增值，一般来讲，投资是为了获取经济收益。财政投入的目的不是资金增值，也不是主要从获取经济收益方面考虑，而主要是从社会利益出发而进行的财政支出。公立医院财政投入是专门指财政对公立医院所进行的投入。

而财政对公立医院投入的方法、规则和程序则构成公立医院财政投入制度。财政对公立医院投入的方法、规则和程序中包括了公立医院财政投入的路径。财政对公立医院投入不同的方法、规则和程序制约和影响着公立医院财政投入规模。因此，本书中对公立医院财政投入研究内容主要是包括公立医院财政投入制度和政策，也必然会涉及公立医院财政投入规模和路径等方面的内容。

7. 医疗卫生的外部效应

医疗卫生的外部效应指通过医疗卫生方面的预防、治疗和宣传等，使人们的健康得到保障的同时健康水平、劳动者素质和健康知识等得到提升。良好的健康→精力旺盛→激励更多的创新。因此，健康作为人力资本的重要组成部分对社会经济发展有重要影响。医疗卫生的外部效应问题本课题中重点讨论了外部效应引起的公共卫生问题。

8. 公共卫生、公共产品性质的公共卫生、外部效应公共卫生

从公共财政理论和经济学视角分析公共卫生内涵。公共卫生可分为公共产品性质的公共卫生项目和外部效应公共卫生项目。公共卫生服务从供给方看，就是供给方或者说医疗卫生机构等相关部门对人们所提供的关于健康预防等公共卫生方面的服务。公共卫生是保持人们身体健康的第一道防线。现代社会负外部效应愈演愈烈，原来狭义的公共卫生含义及其以此所制定的一系列公共卫生政策已经不适应工业化、城市化发展的需要。因此，应该以公民的健康为本拓宽公共卫生

的含义，才能使人民的健康依托在坚实的基石上。为此，本书拓展了公共卫生的内涵，提出了广义公共卫生的概念，它具体包含了直接的公共卫生和间接的公共卫生。同时，本书对于公共卫生内涵的界定，并没有完全按照西方经济学中公共产品定义。本书从公共财政理论和经济学对公共卫生内涵分析包括两方面：一是公共产品性质的公共卫生；二是外部效应公共卫生。其中，公共产品性质的公共卫生包括纯公共产品性质的公共卫生和不能归类于外部效应公共卫生项目，但是这些公共卫生项目是社会正常存在与发展所必需的、具有社会性的准公共产品性质的公共卫生项目。之所以专门讨论外部效应公共卫生，是因为当今社会负外部效应已经严重危害到人类的生存和发展。

公共产品性质的公共卫生

前面已经谈到，如果细分公共产品性质的公共卫生，可以进一步分为纯公共产品性质的公共卫生和准公共产品性质的公共卫生。准公共产品性质的公共卫生又可分为两类，一类是外部效应公共卫生，二类是不能归于外部效应公共卫生项目。由于现代社会外部效应公共卫生对于人类社会影响很大，所以，单独对外部效应公共卫生进行了分析。

纯公共产品性质的公共卫生

纯公共产品性质的公共卫生就是一个社会所共同需要的共用产品。比如，前面提到的：真实可靠的公共医疗卫生信息、绿色健康消费、良好的环境卫生和空气质量、良好的生态环境、传染病防治等。一个社会具有真实可靠的医疗卫生信息，则这个社会的任何人都可以使用和受益；良好的环境卫生、空气质量和生态环境是同样的道理。传染病防治也是同理，要是一个社会能够有效地对传染病进行防治，则人人可以生活在这样优良的环境中。因此，它们具备了“非排他性”与“非竞争性”纯公共产品的这两个基本属性。

准公共产品性质的公共卫生

此处准公共产品性质的公共卫生是指不能归类于外部效应公共卫生项目，但是这些公共卫生项目是社会正常存在与发展所必需的、具有社会性的公共卫生项目。比如，常见病与多发病的预防，营养干预，小儿麻痹项目的糖丸，正式名称叫脊髓灰质炎减毒活疫苗，等等。这些社会正常存在与发展所必需的、具有社会性的公共卫生项目对人们的健康水平提升作用非常重要。

外部效应公共卫生

外部效应公共卫生就是外部效应对人们身体健康或者说在医疗卫生领域产生的问题。当一个企业或个人，也可以概括为一个实体的活动以市场机制之外的某种方式影响到他人的健康时，这种影响就是在医疗卫生领域的外部效应。换言之，外部效应就是指某些个人或厂商的行为影响了其他人的健康状况，却没有为之承担应有的成本费用或没有获得应有的报酬的现象。

9. 医疗卫生、医疗服务、基本医疗服务和公共卫生内涵、区别及联系

医疗卫生包括医疗和卫生两个方面。医疗一般是指疾病的治疗，卫生是防止疾病即健康预防。本书把医疗分为基本医疗和非基本医疗，卫生也分为公共卫生和私人卫生。本书中的卫生主要是指公共卫生。医疗服务从供给方看，就是指医疗机构，比如医院等对患者所提供的疾病治疗服务。同理，基本医疗服务从供给方看，就是指医疗机构所提供的基本医疗方面的治疗服务，包括急诊病人、婴儿接生、妇幼疾病、营养不良症以及医疗效果确切的日常病、地方病、多发病的治疗等。基本医疗服务项目不是固定不变的，它根据国家的财力和社会经济的发展需不断调整保障范围和保障标准。卫生服务一般是指医疗卫生机构对公众所提供的健康预防等方面的服务。人们要保持健康，一般有两道防线：第一道防线是健康预防，主要是公共卫生；第二道防线是疾病的治疗，医疗和卫生的内涵常常纵横交错难以截然分开。预防是基础，健康预防失败后，才是第二道防线即疾病的治疗。从健康保障的顺序来讲，应当首先是卫生，其次才是医疗。因此，应当是讲卫生医疗才符合健康保障的顺序。但是，在社会的现实中，已经习惯于说医疗卫生。所以本书也遵循习惯性说法，使用医疗卫生。

在医疗服务领域，尤其是到医院看病治疗具备了竞争性和排他性的私人产品的特点。因此，有观点认为医疗服务包括基本医疗服务属于个人消费品，可以按市场交易规则提供，但这种观点是错误的。虽然基本医疗服务具有竞争性和排他性的普通商品的特点，但基本医疗服务还具有不同于普通商品的显著特点，即医疗服务特异性。基本医疗服务不能作为私人产品按照普通商品主要通过市场买卖的方式提供。基本医疗服务是社会正常存在与发展所必需的、具有社会性的服务。本课题也正是基于医疗服务特异性和从公共财政视角把基本医疗服务界定为准公共产品。

非基本医疗服务是私人产品性质的医疗服务，指超出基本医疗服务的那部分医疗服务，它属于私人产品性质的个人消费品，比如疗效不确切的疾病治疗、美容整容、高级护理和高级医疗服务等。非基本医疗服务和基本医疗服务是相对而言的，没有明确的界限。非基本医疗服务也不完全满足普通商品的特征，普通商品消费可以实行“三包”，任何一项医疗服务都是无法实行“三包”服务的，非

基本医疗服务也是契约失灵的领域。非基本医疗服务更存在强信息不对称和信息不完全等医疗服务所具有的特异性。所以，即使非基本医疗服务也不应按普通商品看待，不能完全遵照普通商品的市场交易规则提供。非基本医疗服务也必须处于政府的严格监管之下，提供非基本医疗服务的医疗单位必须要具备更高的资格要求，同时要提升提供非基本医疗服务管理人员和医护人员等的职业道德。

本书中的医疗卫生涵盖了医疗和卫生两方面，卫生主要是指公共卫生。在本书的研究内容中，有的地方讲医疗卫生服务，有的地方讲医疗服务，在此处特别说明其中的异同，以免引起误解。

参考文献

[1] Ana Xavier. Hospital Competition, GP Fundholders and Waiting Times in the UK Internal Market: The Case of Elective Surgery [J]. International Journal of Health Care Finance and Economics, 2003 (3).

[2] Bernard Friedman, Neeraj Sood, Kelly Engstrom, Diane Mckenzie. New Evidence on Hospital Profitability by Payer Group and the Effects of Payer Generosity [J]. International Journal of Health Care Finance and Economics, 2004 (4).

[3] Diamond, P. and J. Mirrlees. Optimal Taxation and Public Production Ⅰ: Production Efficiency [J]. American Economic Review, 1971 (61).

[4] J. E. Everett. A Decision Support Simulation Model for the Management of an Elective Surgery Waiting System [J]. Health Care Management Science, 2002 (5).

[5] Klim Mcpherson. International Difference in Medical Care Practices [J]. Health Care Financing Review, Annual Supplement, 1989 (12).

[6] Martin Gorsky. The British National Health Service 1948 – 2008: A Review of the Historiography Social History of Medicine, 2008, 21 (3).

[7] Ian Greener and Martin Powell. The Changing Governance of the NHS: Reform in a Post – Keynesian Health Service [J]. Human Relations, 2008, 61 (5).

[8] Panagiotis Mitropoulos, Ioannis Mitropoulos, Ioannis Giannikos, Aris Sissouras. A Biobjective Model for the Locational Planning of Hospitals and Health Centers [J]. Health Care and Manage, 2006 (9).

[9] Paul Krugman. Why Markets can't Cure Healthcare [EB/OL]. Krugman. Blogs. Nytimes. com, 2009 – 07 – 25.

[10] Samuelson, P. A. The Pure Theory of Public Expenditure [J]. Review of Economics and Statistics, 1954 (36).

[11] Sherman Folland, Allen C. Goodman, Miron Stano. The Economics of

Health and Health Care（Sixth Edition）［M］. 北京：中国人民大学出版社，2011.

［12］Vivian Y. Wu. Hospital Cost Shifting Revisited：New Evidence from the Balanced Budget Act of 1997［J］. Int J Health Care Finance Econ，2010（10）.

［13］World Health Organization. World Health Statistics 2005［R］. Geneva：World Health Organization，2005.

［14］柴会群. 公立医院创收潜规则［N］. 南方周末，2014－02－21.

［15］蔡江南. 再论中国医改的两种主张［N］. 医药经济报，2013－08－05.

［16］蔡江南博客［EB/OL］. http：//blog. 163. com/. 2013－08－09，2013－09－04.

［17］蔡江南. 我国公立医院治理结构改革的基本理论［J］. 中国卫生政策研究，2011（10）.

［18］曹普. 中共党史资料［EB/OL］. 凤凰网，2013－11－20.

［19］陈共. 财政学（第六版）［M］. 北京：中国人民大学出版社，2009.

［20］陈共. 财政学（第七版）［M］. 北京：中国人民大学出版社，2012.

［21］陈共，财政学（第八版）［M］. 北京：中国人民大学出版社，2015.

［22］陈共. 财政学（第九版）［M］. 北京：中国人民大学出版社，2017.

［23］陈飞，张自宽，昌鸿恩. 赤脚医生来龙去脉［N］. 健康报（第5版），2007－11－09.

［24］陈小爱，张洁平. 中国医疗卫生体制改革的路径实质是对经济体制改革路径的依赖——以新制度主义为视角［J］. 法制与社会，2010（5）.

［25］钟南山. 五年医改没有明显突破［N］. 中国青年报，2014－03－06.

［26］葛延风. 反思中国医疗卫生体制［J］. 新华文摘，2005（16）.

［27］龚向光. 从公共卫生内涵看我国公共卫生走向［J］. 卫生经济研究，2003（9）.

［28］顾泳，杨立群. 美国专家提出忠告：中国医卫改革应免蹈美国覆辙［N］. 解放日报，2004－03－02.

［29］顾昕. 财政转型与政府卫生筹资责任的回归［J］. 中国社会科学，2010（2）.

［30］黄建始. 什么是公共卫生［J］. 中国健康教育，2005（1）.

［31］黄涛，颜涛. 医疗信任商品的信号博弈分析［J］. 经济研究，2009

（8）.

［32］胡琳琳，胡鞍钢．从不公平到更加公平的卫生发展：中国城乡疾病模式差距分析与建设［J］．管理世界，2003（1）.

［33］杨辉，王斌．《中国农村卫生服务筹资和农村医生报酬机制研究》系列报告之一　问题的提出和研究背景［J］．中国初级卫生保健，2000（7）.

［34］贾康，刘尚希．财政与公共危机［M］．北京：中国财政经济出版社，2004.

［35］［美］雷克斯福特·E. 桑特勒（Rexford E. Santerre），史蒂芬·P. 纽恩（Stephen P. Neun）．卫生经济学：理论、案例和产业研究（第三版）［M］．程晓明等译．北京：北京大学出版社，2006.

［36］刘诗白．产权新论［M］．成都：西南财经大学出版社，1995.

［37］刘宇飞．当代西方财政学［M］．北京：北京大学出版社，2000.

［38］李玲．关于公立医院改革的几个问题［EB/OL］．http：//blog. sina. com. cn/pkull，2010 －09 －17.

［39］李玲，江宇．关于公立医院改革的几个问题［J］．国家行政学院学报，2010（4）.

［40］李玲．公立医院改革是医改重中之重［EB/OL］．网易财经，2009 －02 －27.

［41］李玲．江苏宿迁医改调研报告［N］．中国青年报，2006 －06 －22.

［42］清华报告：宿迁市医疗改革基本成功［EB/OL］．http：//news. sohu. com/20061207/n246864905. shtml.

［43］李杨，张晓晶．"新常态"：经济发展的逻辑与前景［J］．经济研究，2015（5）.

［44］马克思．资本论（中文第二版）［M］．中共中央马克思恩格斯列宁斯大林著作编译局译．北京：人民出版社，2004（1）.

［45］农村卫生驶上高速路［EB/OL］．新华网，http：//news. xinhuanet. com/health/2018 －10/31/c_ 1123639198. htm.

［46］［美］保罗·萨缪尔森（Paul A. Samuelson），威廉·诺德豪斯（William D. Nordhaus）．经济学（第十四版）［M］．胡代光等译．北京：北京经济学院出版社，1996.

［47］［美］保罗·萨缪尔森（Paul A. Samuelson），威廉·诺德豪斯（William D. Nordhaus）．经济学（第十六版）［M］．萧琛等译．北京：华夏出版社，

2002.

［48］［美］哈维·S. 罗森（Harvey S. Rosen）. 财政学（第六版）［M］. 赵志耘译. 北京：中国人民大学出版社，2003.

［49］［美］哈维·S. 罗森（Harvey S. Rosen），特德·盖亚（Ted Gayer）. 财政学（第八版）［M］. 郭庆旺，赵志耘译. 北京：中国人民大学出版社，2009.

［50］［美］舍曼·富兰德（Sherman Folland），艾伦·C. 古德曼（Allen C. Goodman），迈伦·斯坦诺（Miron Stano）. 卫生经济学（第三版）［M］. 王健，孟庆跃译. 北京：中国人民大学出版社，2004.

［51］［美］约瑟夫·E. 斯蒂格利茨（Joseph E. Stiglitz）. 公共部门经济学［M］. 郭庆旺等译. 北京：中国人民大学出版社，2008.

［52］［美］大卫·N. 海曼（David N. Hyman）. 财政：现代理论在政策中的应用（ 第六版）［M］. 章彤译. 北京：中国财政经济出版社，2001.

［53］［美］大卫·N. 海曼（David N. Hyman）. 财政学理论在政策中的当代应用（第八版）［M］. 张进昌译. 北京：北京大学出版社，2006.

［54］邱鸿钟. 新编卫生经济学［M］. 广州：华南理工大学出版社，2002.

［55］桑贾伊·普拉丹（Sanjay Pradhan）. 公共支出分析的基本方法［M］. 蒋洪等译. 北京：中国财政经济出版社，2000.

［56］尚丽岩. 中国农村合作医疗制度［D］. 辽宁大学，2008.

［57］吴仪. 努力开创公共卫生工作的新局面［EB/OL］. 新华网，2003 - 07 - 29.

［58］王建华，李录堂. 信息不对称的激励功能研究［J］. 当代财经，2009（9）.

［59］王斌全，赵晓云. 基督教对护理的影响［J］. 护理研究，2006，20（5A）.

［60］王培英，余澐，孙晓明，封岩，陈玉铭. 加拿大医院总额管理制度［J］. 中国卫生资源，2006，9（3）.

［61］王绍光. 政策导向、汲取能力与卫生公平［J］. 中国社会科学，2005（6）.

［62］王绍光. 学习机制与适应能力：中国农村合作医疗体制变迁的启示［J］. 中国社会科学，2008（6）.

［63］中国卫生统计年鉴［EB/OL］. 国家卫生健康委员会网站，http://

zs. kaipayun. cn/s.

［64］卫生部统计信息中心．第二次国家卫生服务调查主要结果的初步报告［J］．中国卫生质量管理，1999（1）．

［65］习近平．在莫斯科国际关系学院的演讲［EB/OL］．http：//news. xinhuanet. com，2013－03－24.

［66］习近平会见世界卫生组织总干事陈冯富珍［N］．人民日报，2013－08－21.

［67］解垩．与收入相关的健康及医疗服务利用不平等研究［J］．经济研究，2009（2）．

［68］徐鹏庆，杨晓雯，郑延冰．政治激励下地方政府职能异化研究［J］．财政研究，2016（5）．

［69］张仲芳．财政分权、卫生改革与地方政府卫生支出效率［J］．财贸经济，2013（9）．

［70］张文鸿．宿迁医改之路［J］．中国卫生产业，2006（9）．

［71］张璐晶，胡跃．复苏的经济世界经济论坛授权本刊发布《2013—2014年全球竞争力报告》［J］．中国经济周刊，2013（35）．

［72］中共中央宣传部．习近平总书记系列重要讲话读本（2016 年版）［M］．北京：学习出版社，人民出版社，2016.

［73］中共中央　国务院印发《“健康中国 2030”规划纲要》［EB/OL］．http：//www. gov. cn/zhengce/2016－10/25/content－5124174. htm.

［74］庄一强．三问公立医院改革：“信息孤岛”能否消除？［EB/OL］．人民网－健康卫生频道，http：//healeh. people. com. cn/n/2013/1014/c 14739－23192507. html.

后　记

自人类诞生以来，疾病风险就一直伴随并威胁着每个人。疾病给患者造成的折磨和痛苦、惊恐和危害无法用言语来表达。一个国家的公民身体健康状况既是社会经济发展的基础，也是社会经济发展的重要目标。因此，医疗卫生成为人类社会永不消失的社会经济热点问题。我从 2005 年对医疗卫生与财政这一课题开始研究，到现在已有十余载。在研究这一问题的过程中，我国的公立医院与财政改革问题一直困扰着我，常常带着许多疑问辗转反侧，从理论到现实反复推敲思索，并利用一切可利用的机会进行调研和采访。现在呈现出的这本著作，得到了国家社会科学基金项目的支持。

本书是国家社会科学基金项目“基于医疗服务特异性的公立医院治理结构与财政投入研究”（项目编号：14BJY155）的研究成果。本书在研究过程中，参阅引用了许多参考文献，也参考引用了我前期相关研究成果。感谢王廷惠、姚凤民、马耀斌、贺巧知、华金秋对本课题研究进行的指导和支持。广东财经大学研究生王蓓、刘英英和宗彩霞等在课题研究中参与了调研和资料收集，王蓓写作了财务管理等部分内容。

感谢国家社科办和广东省社科办，感谢国家社会科学基金项目匿名评审专家的公正无私奉献。感谢广东财经大学为课题研究提供的一切便利，在美丽的校园和珠江江畔散步时，我产生过一个个灵感，随之进入对问题的逻辑推理和深深的忘我思索之中……感谢经济管理出版社的郭丽娟老师为本书的出版所做的大量工作。感谢广东财经大学财政税务学院和科研处在这一课题研究和出版过程中所提供的一切便利和大力支持。感谢我的家人为我的研究工作做出的忍耐与无怨的大力支持。

最后，我要感谢我所参考和引用文献的所有作者们，以及在研究过程中所有帮助过我的人。

由于公立医院问题涉及经济学、医疗卫生学、管理学、社会学、政治学等学科，该问题本身的复杂性是不言而喻的。加之我在理论修养、知识积累和研究方法上的局限，本书成果尚有诸多不足，希望专家学者批评指正。

王根贤

2021 年 11 月